通院してもちっとも治らない

アレルギー性鼻炎を本気で治す！

最新治療から費用・期間までスッキリ分かる

医師・医学博士・耳鼻咽喉科専門医
浦長瀬昌宏 URANAGASE, Atsuhiro

時事通信社

はじめに

私は、病院の耳鼻咽喉科で診療をしている、ふつうの耳鼻科医です。

アレルギー性鼻炎の診療について疑問に思っていることがありました。

それは、これだけアレルギー性鼻炎の患者さんが多いのに、医療機関がどのように検査して、どれくらいの治療ができるかについて、意外と知られていないことです。

インターネットや本をいろいろ探してみましたが、分かりやすいものは見つかりませんでした。

アレルギー性鼻炎という病気には落とし穴があります。

まず、鼻の病気を軽く考えてしまうということ。鼻の病気は、鼻水や鼻づまりといった症状で集中力を低下させるだけではなく、肺の病気や睡眠障害の原因になります。

また、アレルギー性鼻炎と思い込んで、それ以外の鼻の病気を見逃していることもよくあります。

ですから、しっかりと診療を受けたほうがいいです。

「診察を受けたって、薬を処方されるだけじゃないの？」と思っているあなた。

アレルギー性鼻炎の治療は、いまどんどん進化しています。いろいろな種類の薬が開発されているので、どのような薬を使うのかには工夫が必要です。また、手術治療やアレルゲン免疫療法といった治療は、以前からもありましたが、方法が改良されて、楽に行えるようになっています。

私はアレルギー性鼻炎の研究者ではないので、医療の現場で行われていない最先端の情報はお伝えできません。

この本は、アレルギー性鼻炎で医療機関を受診すると、実際にどのような診療が行われるのかをできるだけ分かりやすい言葉で説明しています。ふつうの勤務医だからこそ、医療機関でふつうに行われている診療を、患者さん目線で説明できるのではないかと思います。

この本を読んで、ぜひアレルギー性鼻炎をしっかり治療してくださいね。

二〇一七年三月

医師・医学博士・耳鼻咽喉科専門医
神鋼記念病院耳鼻咽喉科科長
浦長瀬昌宏

目次

通院してもちっとも治らない
アレルギー性鼻炎を本気で治す!
最新治療から費用・期間までスッキリ分かる

第2章　つらい症状の原因と検査を知ろう

第3章　アレルギー性鼻炎の治療法

第4章 アレルギー性鼻炎とまちがえやすい鼻の病気

第5章　病院に行く前にこれだけは知っておこう

第1章

症状が進むとこんなに怖い

病気を知る前に

1分診療が続いているあなたへ

耳鼻科を受診しても消えない疑問や不安は……

アレルギー性鼻炎のつらい症状から解放されたいと耳鼻科へ通っている、あるいは長い間通っていたけれどちっともよくならないから通院をやめてしまった……。そんな皆さんにお聞きします。

耳鼻科を受診するたびに「モヤモヤ」してはいませんか？

- **ちょっと医師と話して、薬をもらうだけの「1分診療」が延々と続いている。その診察のために、2時間くらい待つことだってざらにある。**
- **何度も受診しているけれど、自分の鼻の中がどうなっているか知らない。**
- **アレルギー性鼻炎と聞いているけれど、本当はどんな病気にかかっているのか分からない。**

こんな「モヤモヤ」、すなわち疑問や不安を抱え

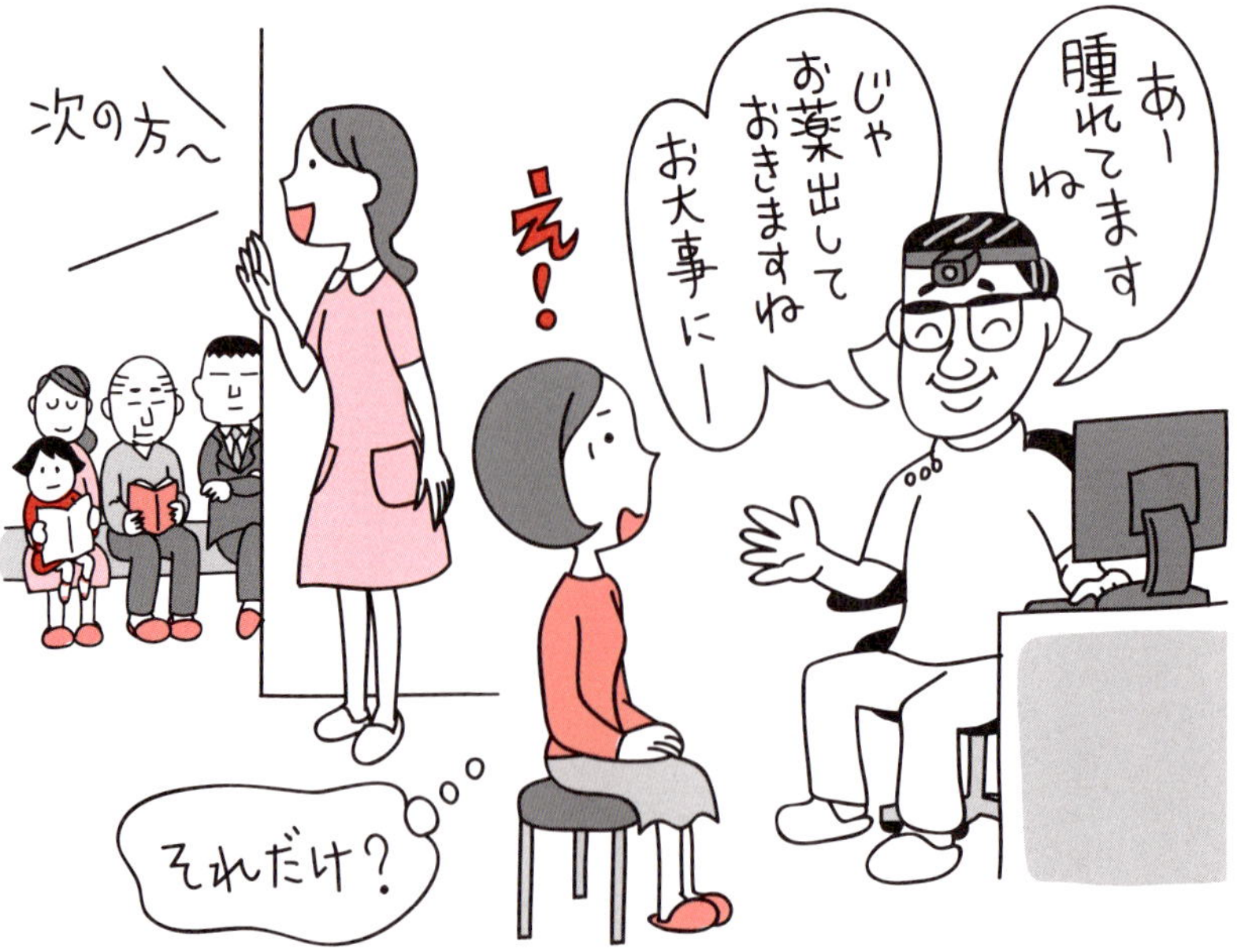
あー 腫れてます ね
じゃ お薬出して おきますね
お大事に ー
え！
次の方へ
それだけ？

ている人たちはけっこう大勢いるのです。

こんなふうに考えていたら、本当にこのアレルギー性鼻炎は治るのか、いつになったら病院に通わなくて済むようになるのかと不安にもなりますよね。また、このような状況では、医師との間に信頼関係を築くことも難しいのではと心配にもなります。

やはり、あなたの病気はあなた自身がしっかりと理解したほうがいい。少しでも自分の病気のことを知ることができれば、医師の診察の目的や処方される薬の意味などが分かってきます。そしてそれは、あなた自身の安心につながっていくのです。

「じゃあ、どうすればいい？」

待合室で待つ大勢の患者さんたちを見てしまうと、長時間医師に質問するのは気が引けます。そもそも医師が話す言葉の意味がよく分からないし、インターネットで調べてもしっくりとこない……。

そんなときにこの本が役立ちます。

まずは、アレルギー性鼻炎で耳鼻科に通院している人が抱きがちな代表的な五つの「モヤモヤ」（疑問や不安）について、できるだけかみ砕いて説明していきましょう。

まとめ

●耳鼻科を受診しても残る疑問や不安は、アレルギー性鼻炎という病気を知ることで軽減することができる。

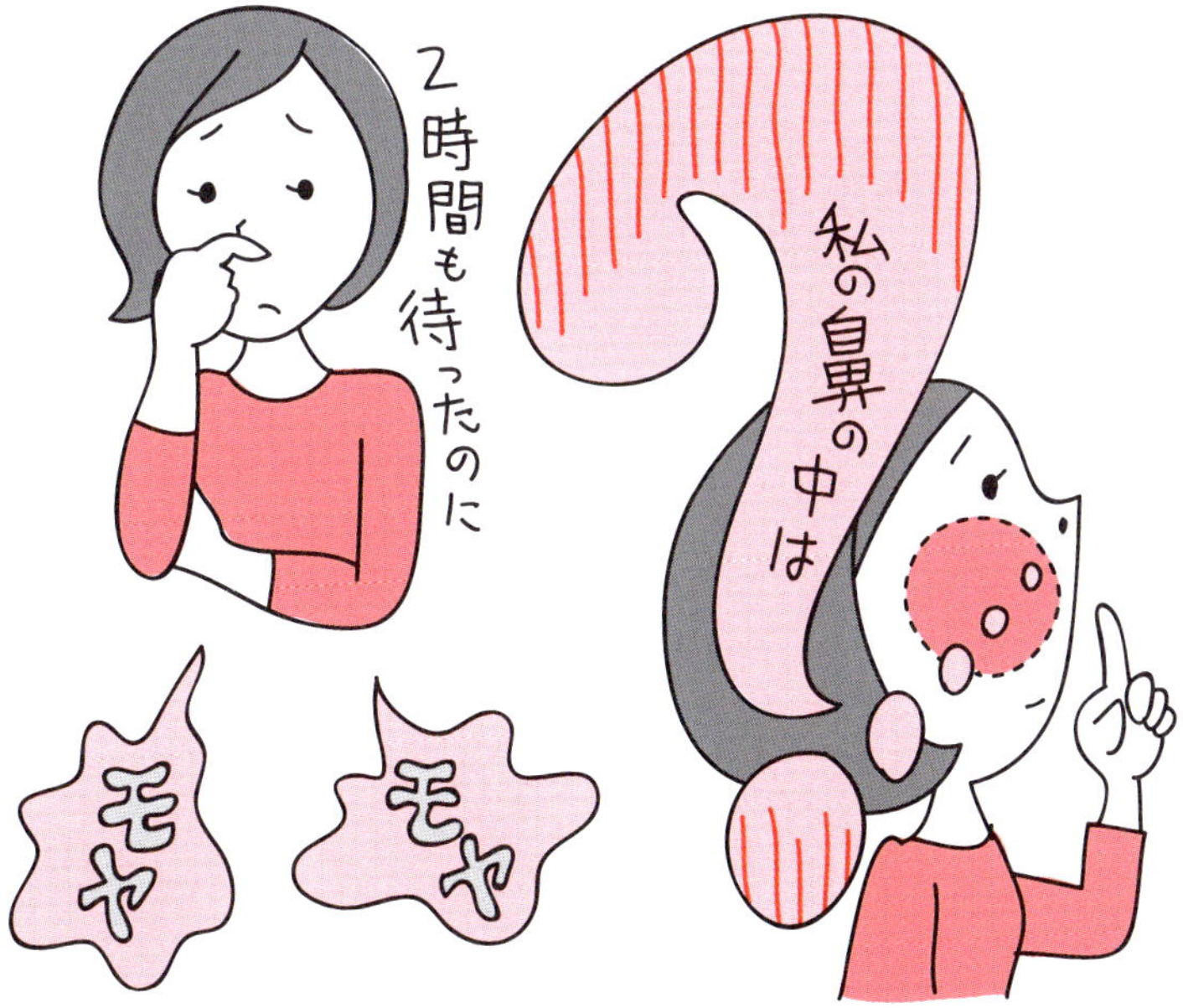

診療で感じる疑問と不安①

鼻の中で何が起こっているの？

鼻の構造を知ることは病気を知る第一歩

鼻の中は外から見えません。

でも、あなたがアレルギー性鼻炎なら、鼻の中がどうなっているのか、鼻の中で何が起こっているのかを知りたいですよね。

ここでは、アレルギー性鼻炎にかかったときに、鼻の中がどうなっているのかを説明します。

アレルギー性鼻炎にかかったら、どうして鼻がつまるのでしょうか。理由は二つあります。

①鼻汁が鼻腔にたまるから
②下鼻甲介が腫れるから

いきなり専門用語では分からないですよね。簡単に説明しましょう。

鼻には二つの「あな」が空いています。正しくはあなというより、呼吸をするための空気の通り道。薄い骨と軟骨に膜が張った「鼻中隔」によって左右に分けられています。

「鼻のあな」では締まりがないので、専門用語で「鼻腔」と呼んでいます。

「鼻汁《びじゅう》」というのは、いわゆる「鼻水」のことです。「鼻水が出る」という意味で「鼻漏《びろう》」という言葉も使います。

「鼻のあな」＝「鼻腔」に、「鼻汁」＝「鼻水」がたまると、空気の通り道がつまるので、鼻で息がしにくくなります。

これが①の意味です。

そしてこの「鼻腔」、ただの「あな」ではありません。鼻腔は表面が出っ張っています。表面積を広げることで、そこを通る空気にほどよい湿気と温度をあたえているのです。

鼻腔のこの出っ張りを「鼻甲介《びこうかい》」といいます。鼻甲介は三つあり、下から順に下鼻甲介《かびこうかい》、中鼻甲介《ちゅうびこうかい》、

鼻の構造

右鼻腔側面

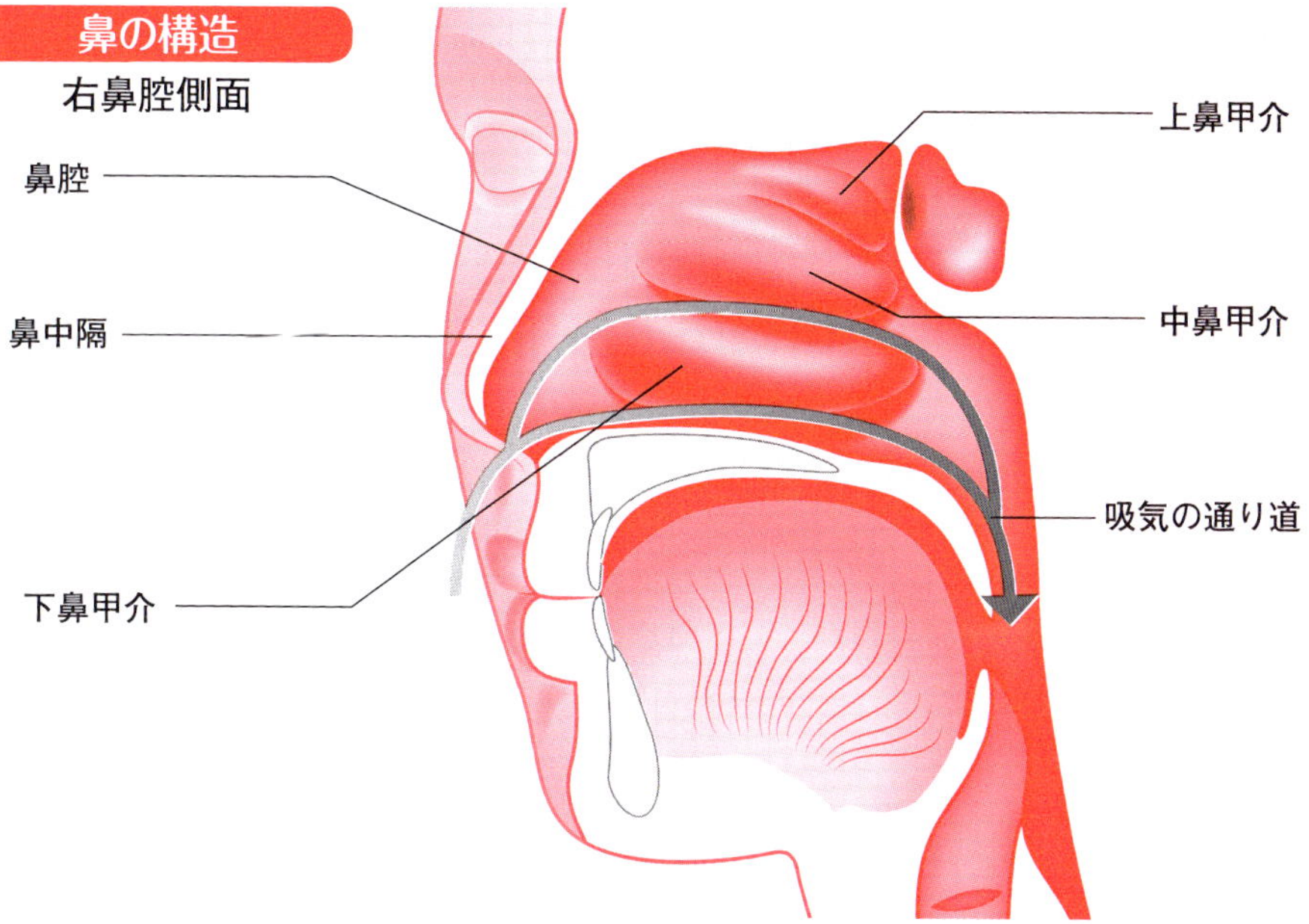

上《じょう》鼻《び》甲介《こうかい》と呼びます。

この中でもっとも重要なのが下鼻甲介です。なぜなら下鼻甲介は、三つの鼻甲介の中でもっとも大きく、空気の通り道にあるからです。

アレルギー性鼻炎になると、この下鼻甲介が腫れてしまいます。下鼻甲介が腫れると空気の通り道がふさがってしまい、鼻で息がしにくくなるのです。

これで②の意味が分かったでしょうか。

鼻の構造はとても複雑ですが、アレルギー性鼻炎で知っておきたいのは次の二つです。

一つは鼻腔が二つあり、薄い骨と軟骨に膜が張った鼻中隔で分けられていること。もう一つは、鼻腔の中には下鼻甲介という出っ張りがあることです。

これだけは覚えておいてください。

まとめ

❶アレルギー性鼻炎で鼻がつまるのは、①鼻腔に鼻水がたまるから、②下鼻甲介が腫れるから。

❷鼻の構造で覚えておきたいのは、①鼻腔は鼻中隔で二つに分けられている、②鼻腔の中に下鼻甲介という出っ張りがある。

診療で感じる疑問と不安②

症状の重症度はどう決めるの？

アレルギー性鼻炎の重症度は患者自身が決める……？

患者さんが診察に来られて、

「私のアレルギー性鼻炎は、どれだけ悪いですか？」

と、いきなり尋ねられることがあります。

けれども、それに対する答えは、こうです。

「ごめんなさい。分かりません」

私たち耳鼻咽喉科専門医でもそう答えるしかありません。

もちろん、鼻の中を診ればある程度の病状は推測はできます。しかし、診察だけではアレルギー性鼻炎がどれだけ悪いかは分からないのです。

症状がどれだけひどいかは、患者さん自身が一番よく知っています。なぜなら、アレルギー性鼻炎の重症度は、「あなたの症状しだい」だからです。

問診票には、次のような質問が並びます。

●1日にくしゃみはどのくらいしますか？
●1日に平均してどのくらい鼻をかみますか？
その鼻水はサラサラですか、ネバネバですか？
●鼻づまりの症状はどのくらいありますか？
●日常生活にどのくらい支障がありますか？

このように、一日に何回鼻をかむのか、鼻づまりがどの程度なのかで、アレルギー性鼻炎がどれだけ悪いかは決まるのです。

ちなみに、医療機関を受診する人のほとんどが中等症以上で、本気でどうにかしたいと思っている人のほとんどが重症以上です。

では、あなたのアレルギー性鼻炎が「どれだけひどいか」を左のチェック表で確認してみましょう。

まとめ

●アレルギー性鼻炎の重症度は、患者自身が感じている症状で決まる。

あなたの重症度チェック

◆1日に平均何回くしゃみ発作が起きますか？

- □ 21回以上（レベル5）
- □ 20～11回（レベル4）
- □ 10～6回（レベル3）
- □ 5～1回（レベル2）
- □ 1回未満（レベル1）

◆1日に平均何回鼻をかみますか？

- □ 21回以上（レベル5）
- □ 20～11回（レベル4）
- □ 10～6回（レベル3）
- □ 5～1回（レベル2）
- □ 1回未満（レベル1）

「くしゃみ発作または鼻をかむ」のレベルの決め方

「くしゃみ発作」と「鼻をかむ」のレベルが高いほうを選びます。たとえば、「くしゃみ発作」がレベル2、「鼻をかむ」がレベル4なら、レベルが高いほうの「レベル4」を選択します。

◆鼻づまりの程度はどのくらいですか？

- □ 1日中完全につまっている（レベル5）
- □ 鼻づまりが非常に強く、口呼吸が1日のうち、かなりの時間ある（レベル4）
- □ 鼻づまりが強く、口呼吸が1日のうち、時々ある（レベル3）
- □ 口呼吸はまったくないが、鼻づまりがある（レベル2）
- □ レベル2未満（レベル1）

重症度分類

程度および重症度		くしゃみ発作または鼻をかむ				
		レベル5	レベル4	レベル3	レベル2	レベル1
鼻づまり	レベル5	最重症	最重症	最重症	最重症	最重症
	レベル4	最重症	重症	重症	重症	重症
	レベル3	最重症	重症	中等症	中等症	中等症
	レベル2	最重症	重症	中等症	軽症	軽症
	レベル1	最重症	重症	中等症	軽症	無症状

くしゃみ・鼻漏型　鼻閉型　充全型

鼻アレルギー診療ガイドライン2016年版を改変

診療で感じる疑問と不安③

治っているか、治っていないのか分からない

アレルギー性鼻炎の治療は がん治療より難しい!?

アレルギー性鼻炎で長く通院していると、「治るのか治らないのか、はっきりしてくれ！」と言いたくなりませんか。

もしあなたがそう思っているとしたら、アレルギー性鼻炎という病気を勘違いしています。アレルギー性鼻炎を、がんと同じように考えてしまっているのです。

がんの治療は分かりやすいです。がんが治ったかどうかは、体からがん細胞がなくなったか、なくならないかの二択しかありません。つまり、白黒はっきりしています。

がんを体から完全に取り除けたら万々歳。しかし、がんが体に残り続けてしまって打つ手がなくなると、痛みを抑えるなどの緩和ケアしかできません。

加えてがんの治療は、ガイドラインがしっかり定められていてその通りにすればいいし、治療後にすることも決まっています。だから、がん治療の説明はすごく楽なのです。もちろん治療するのは大変ですが……。

しかし、アレルギー性鼻炎はこのようにはいきません。がんは体にとって完全に悪者です。それに対して鼻水が出たり鼻がつまったりするのは、必ずしも体にとって悪いことではないのです。

たとえば花粉症のシーズン、鼻水が出れば花粉を鼻の外に排出できますし、鼻がつまると花粉が鼻の中に入りにくくなります。つまりアレルギー性鼻炎は、体にとって悪いものを外へ出すという正常な働きを、「働きすぎ」にしてしまう病気なのです。

アレルギー性鼻炎の治療は、がんのように「治るか治らないか」「がん細胞がなくなったか、まだ残っているか」というような単純な二択ではありません。

悪いところを治す（退治する）という治療ではなく、鼻の機能がしっかりコントロールされ、正常な働きができるようになることが、アレルギー性鼻炎の治療なのです。

アレルギー性鼻炎の治療は弱気な性格を直すようなもの

鼻腔の表面は粘膜で覆われています。粘膜が正常な状態であれば、快適に生活できます。

ところが、アレルギー性鼻炎にかかると、鼻腔の粘膜から過剰な鼻水が分泌されてしまいます。また、鼻腔の粘膜が腫れて呼吸がしにくくなります。

このようにアレルギー性鼻炎は、鼻腔の粘膜の調子をおかしくしてしまうのです。アレルギー性鼻炎を治すためには、鼻腔の粘膜を正常に戻さなくてはなりません。

アレルギー性鼻炎の治療とは、

①鼻腔の粘膜から、ちょうどいい量の鼻水が分泌されるようにすること

②鼻腔の粘膜が腫れないようにして、鼻腔をちょうどいい広さにすること

なのです。

アレルギー性鼻炎は、「弱気な性格」みたいなものです。弱気な性格にもいいところはあります。弱気だからこそ慎重にものごとを考えたり、物腰が柔らかくなったりするのですから。

でも、弱気すぎたら人生損をしてしまいますよね。好きな人に告白できなかったり、意見が通らなくなったり……。

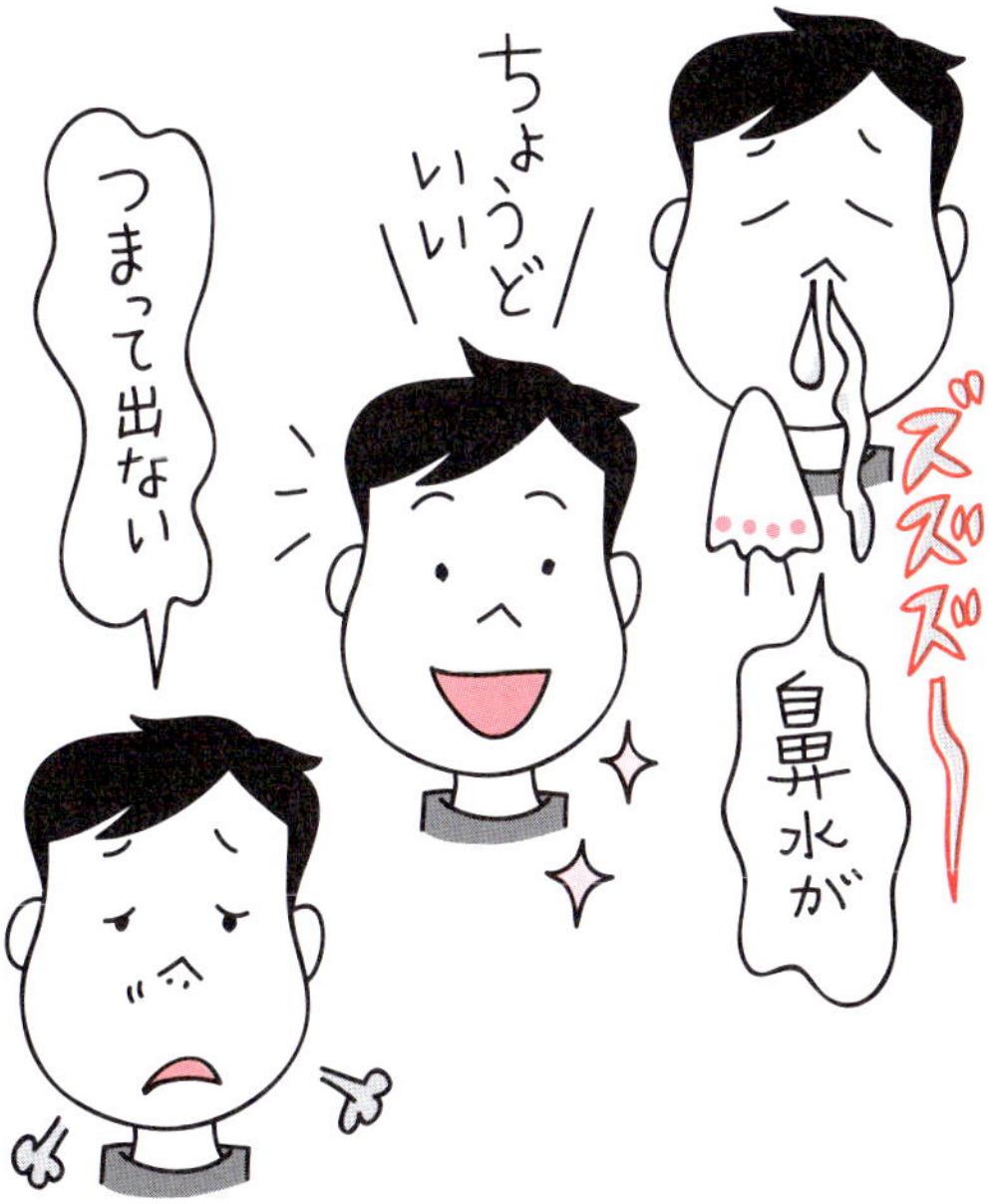

その弱気な性格でうまく世の中を渡っていくには、弱気になったら困る場面で、弱気になりすぎないようにすることが大切です。

それとアレルギー性鼻炎の治療は似ています。

鼻水が出たり、鼻がつまったりすること自体は悪いことではありません。花粉のようなアレルギーを引き起こす原因物質を外に排出したり、体内に入れにくくしたりするわけですから。でも、アレルギー性鼻炎になって、それが行きすぎると人生損をしてしまうということです。そうならないように、鼻の働きを調節することが肝心なのです。

ガイドラインどおりの治療でもうまくいかないことがある

現在の医療では、アレルギー体質を完全に改善させる治療法はありません。ですから、できるだけ体に負担をかけないよう、症状をコントロールすることが大事なのです。

アレルギー性鼻炎の治療が、白黒はっきりしない理由はほかにもあります。

がんの進行具合は、ＣＴやＭＲＩといった画像の検査で、どれくらいの大きさか、がんが転移していないかで決まります。つまり、がんの重症度（ステージ）は、客観的な検査の結果ではっきりと決められます。

それに対してアレルギー性鼻炎の重症度は、鼻を何回かむか、鼻づまりがどれだけひどいかで決まります。つまり、患者さんの感じ方しだいになってしまうということです。

そのため、アレルギー性鼻炎は、ガイドライン（41ページ参照）で決められたとおりに治療をしてもうまくいかないことがしばしばあるのです。

でも「治療は意味がない」と思わないでください。あいまいな症状をしっかりコントロールするのが、医師の腕の見せどころなのですから。

まとめ

❶アレルギー性鼻炎の治療は「治るか、治らないか」の二択ではない。

❷アレルギー体質を完全に改善する方法はなく、症状をコントロールすることが治療のポイント。

診療で感じる疑問と不安④

いま受けているのがベストな治療法？

薬物療法は効果があって副作用の少ない薬を選ぶ

アレルギー性鼻炎の症状が悪化すると、いつもの耳鼻科へ行き、いつものネブライザー（吸入器）をして、いつもと同じ薬をもらい……。耳鼻科の受診は、同じパターンのくり返しが続きます。

「いつまでこれが続くのだろう？」

と疑問を抱くのも当たり前だと思いますが、それに対して「ずっと続きます」と答えざるを得ません。

アレルギー性鼻炎の薬は、アレルギー体質を根本から改善する薬ではありません。薬は一時的に鼻水を減らしたり、鼻づまりをなくしたりするだけ。だからずっと使い続けないといけないのです。

それなら、体にやさしい薬を使いたいと思いますよね。数多くの新しい薬が出てきているのですから。

アレルギー性鼻炎に効果がある薬はたくさんあるのに、一般的にはあまりよく知られていません。

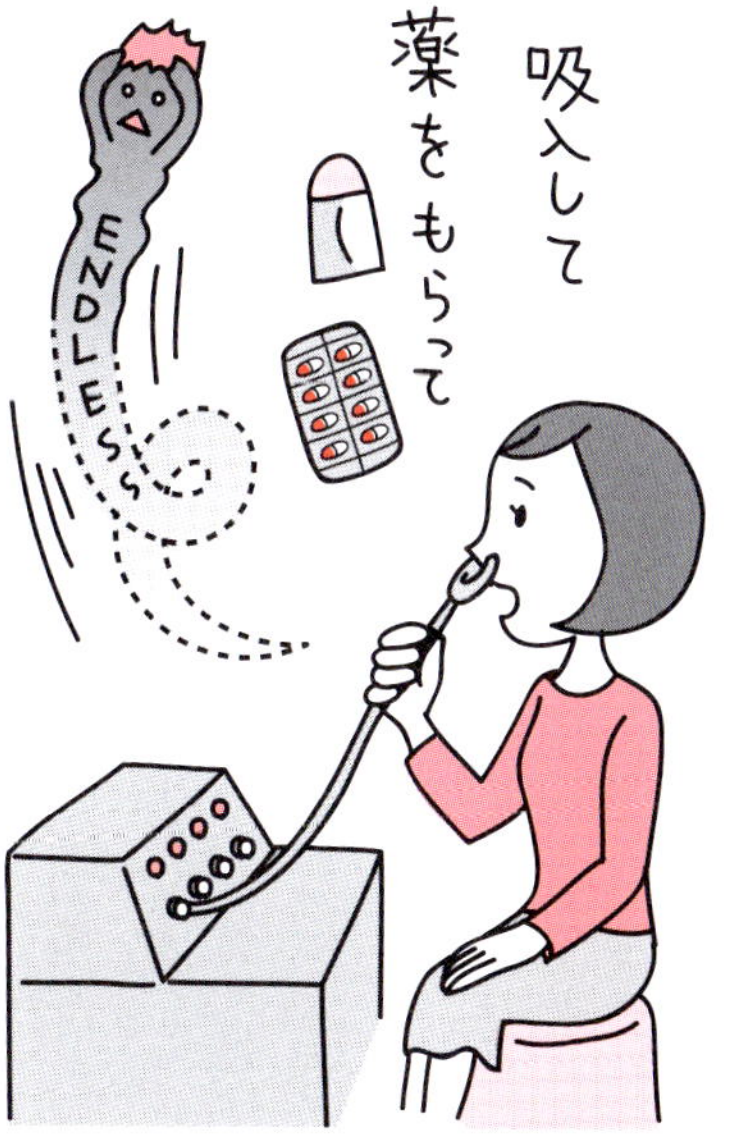

この本では薬について種類はもちろん、効果や副作用など、できるだけ細かくたくさん説明をしています。アレルギー性鼻炎の薬は長期間飲み続けなければいけないのですから、効果があって副作用が少ない薬を最小限使うのが正解です。

これが、アレルギー性鼻炎の治療法の柱となる**「薬物療法」**を選択する際の注意点です。

「免疫療法」や「手術療法」にも注目を

一方、薬を飲んで「症状がある程度よくなっているから満足している」という人もいるかもしれません。でも、それもまた損をしています。

アレルギー性鼻炎の治療は近年どんどん進化していて、いろいろな方法があります。あなたに合う治療法がほかにあるかもしれません。

まずは**「アレルゲン免疫療法」**です。

これはアレルギーを引き起こしている原因物質を体に入れて、反応を弱めていく治療法です。免疫療法は、手間はかかるけれどもアレルギー体質そのものを改善できます。

アレルギー性鼻炎の免疫療法はがんの免疫療法と違って公的保険適用です。つまり国のお墨付きの治療法ですから、安心です。

なかでも、最近よく耳にするようになった「舌下免疫療法」（１１０ページ参照）は痛みもなく、楽に続けることができます。

そして、より改良が進んでいる治療法が**「手術療法」**（１１４ページ参照）です。

手術療法は、症状を抑える効果がもっとも高い治療法といえます。薬で十分な効果が得られないなら考えるべき治療方法です。

治療の基本は、鼻に花粉などの抗原が入らないようにする**「抗原の除去と回避」**（１３０ページ参照）です。しかし、どのような療法をとってもこれを完壁にシャットアウトするのは難しいものです。

かといって、昼間から眼鏡やマスクをして、ナイロンてかてか黒光りの服を着るのは、まちがってはいませんが、このいでたちでは不審者そのものです。

毎日のことだから、できるだけ手間をかけずに鼻に抗原が入らないようにしたいものです。鼻に抗原を入れない方法はいろいろあるので、できることから実行してください。

まとめ

❶薬物療法では、効果があって副作用が少ない薬を最小限使うこと。
❷アレルゲン免疫療法は、アレルギー体質そのものを改善できる。
❸手術療法は、近年改良が進んでいる分野。積極的に考えてもいいのでは。

診療で感じる疑問と不安⑤

アレルギー性鼻炎にまちがいない？

アレルギー性鼻炎の症状に似たほかの病気もある

あなたの「アレルギー性鼻炎」は、本当にアレルギー性鼻炎なのでしょうか。

「透明な鼻水は出るし、薬を飲んだらよくなるから、そうじゃないの？」

と思っているかもしれませんが、アレルギー性鼻炎の薬はアレルギー性鼻炎以外で起こる鼻水や鼻づまりも改善してくれます。薬を飲んでちょっと症状がよくなったからといって、アレルギー性鼻炎とは限らないのです。ですから患者さんが、

「（ほかの医師に）アレルギー性鼻炎と言われていて、ずっと薬を飲んでいる」

などと言って来院されると、私は医師の本能で本当にそうなのか確認したくなります。

本当にアレルギー性鼻炎かどうかを診断するためには、鼻水や血液を採取する検査が必要です。ところが、実際には患者さんの話を聞くだけで、検査をしないで薬が処方されていることがけっこうあります。患者さんがアレルギー性鼻炎だと思っていても、検査をしてみるとそうでないこともあるのです。

特にまちがえやすい代表的な病気は**「血管運動性鼻炎」**です。

血管運動性鼻炎は、鼻水の分泌を調整する自律神経の機能が弱くなってしまう病気です。この病気になると、まわりの環境に合わせた鼻水の分泌がうまくできなくなります。

「朝起きたときだけ多量の鼻水が出る」

「ラーメンなどの温かいものを食べたときに、多量の鼻水が出る」

血管運動性鼻炎では、このような症状が起こります。

血管運動性鼻炎はアレルギー性鼻炎と症状は同じ

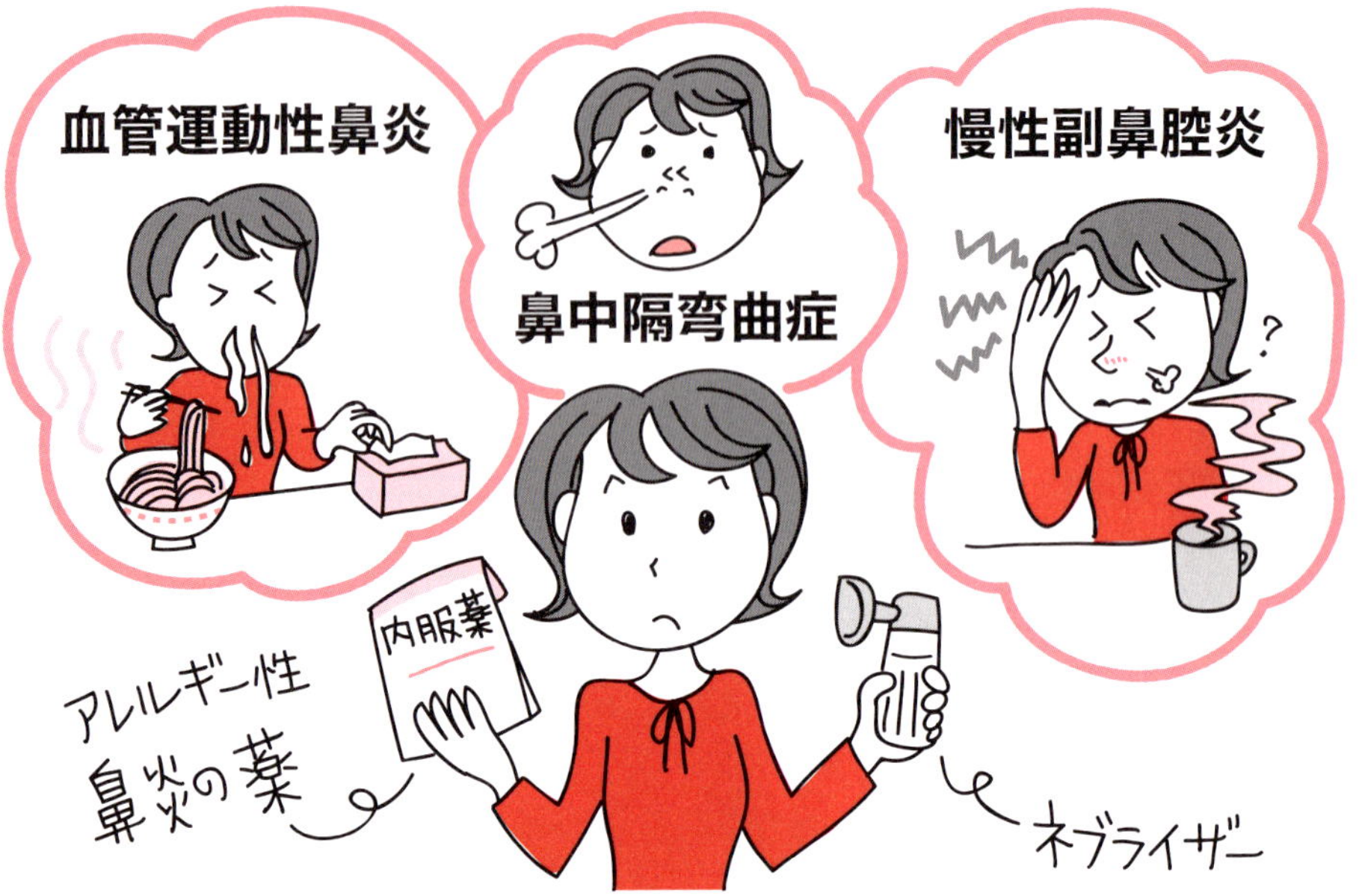

なのに、検査をするとアレルギー物質を特定できないのです。ということは、アレルギー性鼻炎でもないのに、そのための薬を飲んでいるということもあるわけです。

ほかにも、アレルギー性鼻炎以外の病気が関係していることもあります。

片鼻だけがずっとつまっているのなら、鼻中隔が曲がっている**「鼻中隔弯曲症《びちゅうかくわんきょくしょう》」**かもしれません。また、ひどいアレルギー性鼻炎は、昔は「ちくのう症」と呼ばれていた**「慢性副鼻腔炎《まんせいふくびくうえん》」**も引き起こします。

このような病気があるのに放ったらかしにしていると、治るのも治らないままになってしまいます。これらの病気もしっかりと治して、症状をコントロールしましょう。詳しくは、第4章で解説します。

まとめ

❶血管運動性鼻炎はアレルギー性鼻炎と症状は似ているが、アレルゲンが特定されない。
❷鼻中隔弯曲症や慢性副鼻腔炎も、アレルギー性鼻炎と似た症状を引き起こす。

放っておいてはいけない理由①

アレルギー性鼻炎を治さないと損をする

鼻づまりは日常生活に大きな支障を与える

アレルギー性鼻炎に悩んでいる人ならだれもが分かると思いますが、アレルギー性鼻炎は日々の生活の多くのシーンに影響を与えます。

たかが鼻の病気です。少しくらい異常があっても、大丈夫そうに思えます。しかし、〝たかが〟などと思っていると痛い目にあいます。

ほとんどの患者さんが経験されているように、鼻がつまると集中力がなくなり、仕事が手につかなくなります。アレルギー性鼻炎がひどくなると、3割くらい作業効率が下がるといわれています。それだけでも人生にとって大きなマイナスです。

また、鼻がつまるとにおいや味がしにくくなります。においは鼻で感じますが、鼻全体で感じているわけではありません。鼻の中でにおいを感じるところはごく一部だけ。「嗅裂部《きゅうれつぶ》」という鼻腔の上にある部分です。

ここまでにおい分子が届かないと、においを感じることはありません。だからアレルギー性鼻炎で下鼻甲介が腫れると、におい分子が嗅裂部に届かなくなってにおいがしにくくなります。

においが分かりにくくなると、味も分かりにくくなってしまいます。味はその食べ物の香りや味わい、つまり風味が大事ですが、においを感じにくくなると風味が分かりにくくなるのです。

さらに、鼻がつまると声の質が悪くなります。鼻は空気の通り道なので、声を響かせる役割があります。鼻がつまると声がうまく共鳴しなくなるので、張りのない声になってしまうのです。

このように鼻がつまると、あなた本来の能力が十分に出し切れなくなってしまうのです。

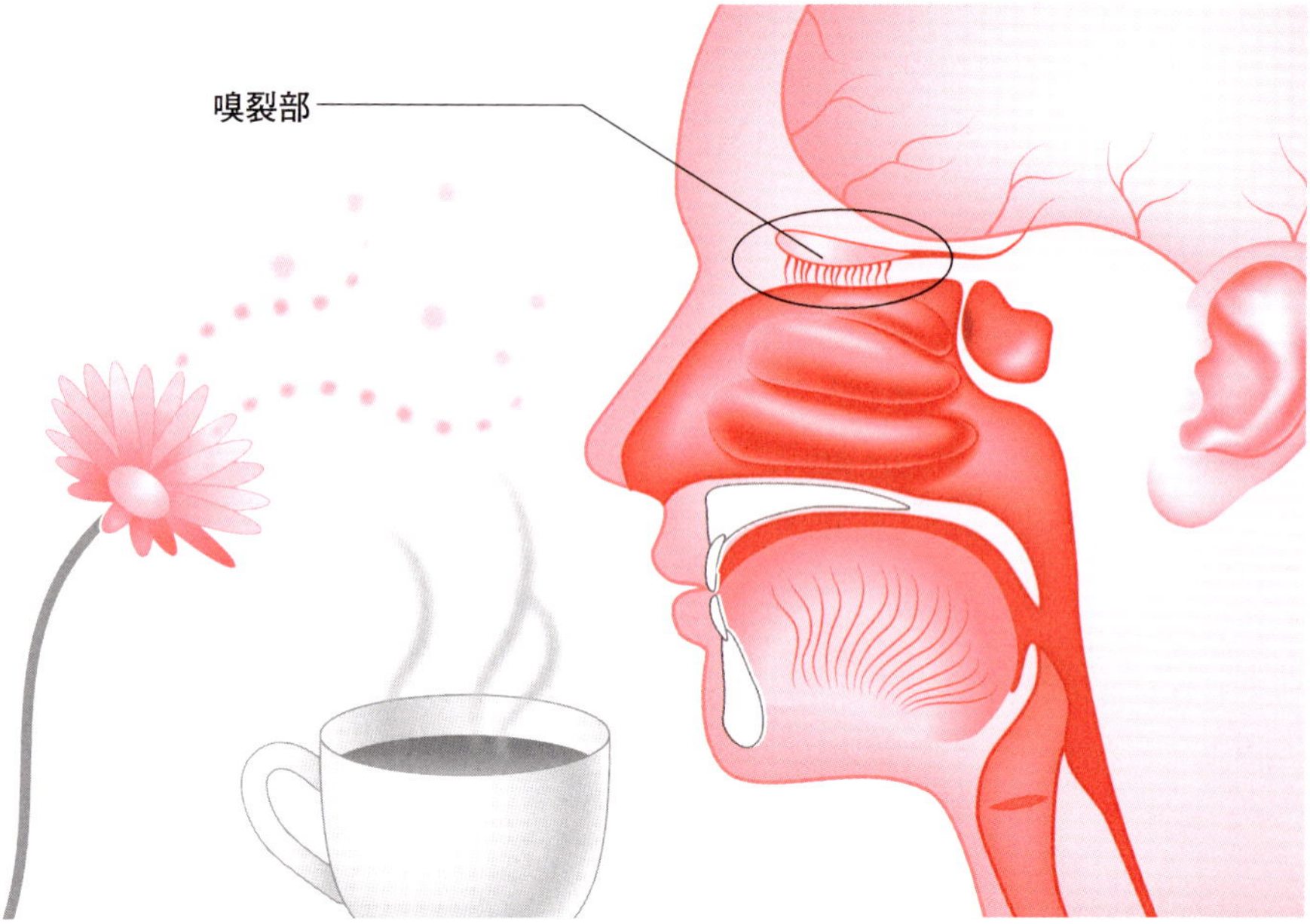

鼻づまりによる口呼吸は大問題

鼻がつまると、口で呼吸をしないといけなくなります。それはかなり大きな問題です。

鼻で息ができないから口が開いてしまう。そうなると顔にしまりがなくなります。顔は人の印象を決める大事なパーツですから、しまりがないのはかなりマイナスになります。

また、口呼吸が続くと口の中が乾いてしまいます。口が乾いたら息が臭くなるし、虫歯にもなりやすくなります。

それだけではありません。口の中が乾くと、風邪もひきやすくなってしまいます。

口やのどの粘膜は、湿っているときはきっちりと機能しますが、乾燥すると細菌やウイルスに感染しやすくなってしまうのです。

ですから、常に鼻で呼吸できるようにすることは大切なことなのです。

鼻がつまった状態で眠っていると口呼吸になり、**「睡眠時無呼吸症候群《すいみんじむこきゅうしょうこうぐん》」**の危険性も高まります。

睡眠時無呼吸症候群は眠っている間に呼吸がうま

くできなくなる病気で、いびきはこの病気の主な症状の一つです。

眠っている間に鼻呼吸がうまくできないと、口で呼吸するしかありません。そうなると舌の根元がのどに落ち込んで、空気の通り道をふさいでしまいます。そのためにいびきをかいてしまうのです。

いびきは、単純に周りの人に迷惑をかけますが、実はそれ以上に健康にとても悪い症状です。なぜなら、いびきをかくと睡眠時に酸素をうまく体に取り入れられなくなるからです。

いびきをかいても、窒息してしまうことはありません。しかし、夜間にうまく呼吸ができないということは、体内にうまく酸素が回らなくなるということ。すると、眠っている間でも心臓や肺が一生懸命働かないといけなくなるわけです。

心臓や肺に負担がかかったうえに肥満になると、高血圧や糖尿病といった生活習慣病を発症しやすくなります。

このような生活習慣病にかかると、薬をずっと内服して、血圧や血糖値をコントロールし続けなくてはなりません。また、生活習慣病は心筋梗塞や脳血管障害の重大なリスクにもなります。

たかがいびきと考えず、しっかりとした対処が必要なのです。

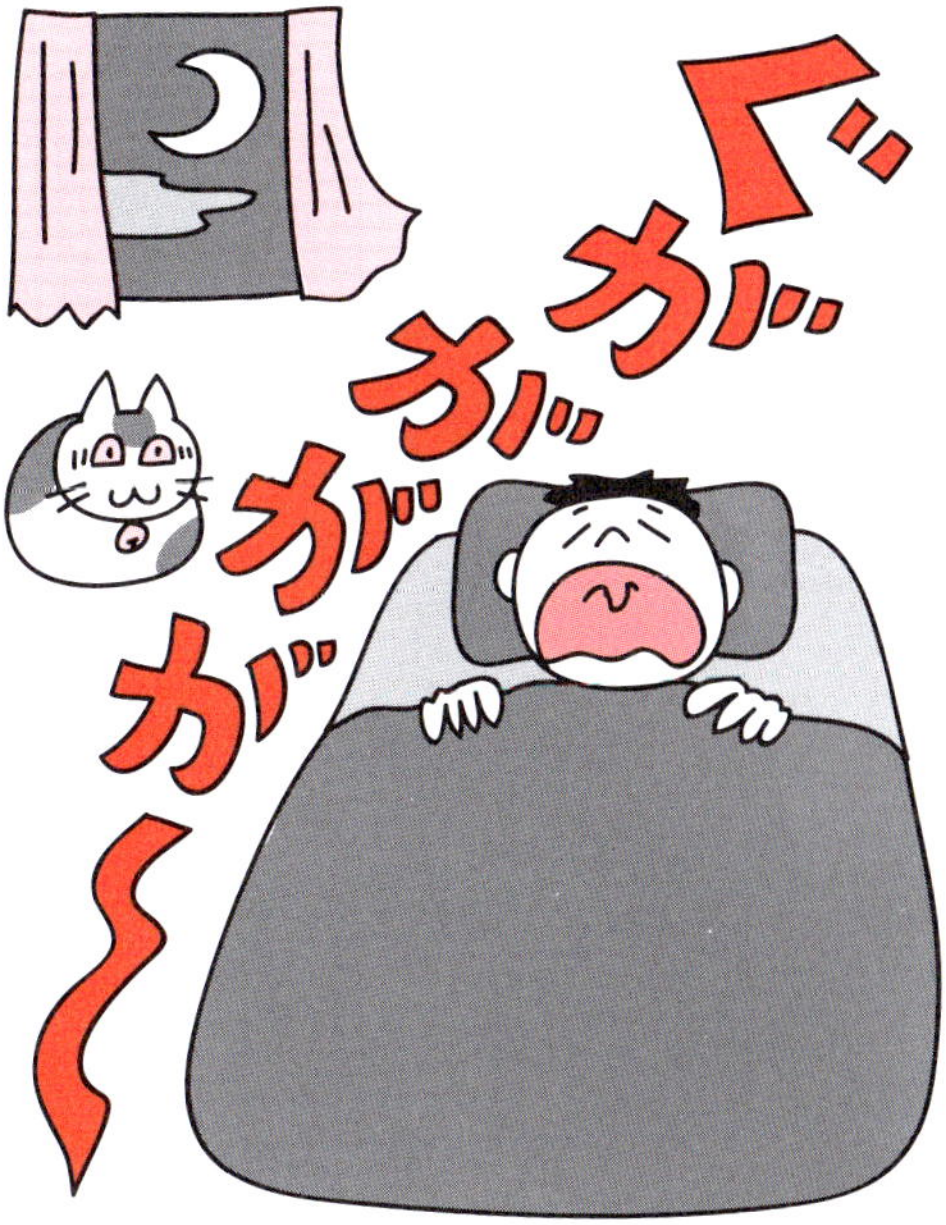

まとめ

❶鼻づまりは集中力をなくし、食べ物の味を感じにくくさせ、声質も悪化させる。
❷いびきは周囲に迷惑なだけでなく、自分自身の健康をも損ねる。

放っておいてはいけない理由②

その不調は耳鼻科でなければ治らない!?

原因不明の咳は鼻の病気を疑おう

咳、頭痛、耳の不調……。このような症状は鼻の病気とは関係ないように考えがちです。

しかし、鼻は人体にとってとても重要な場所にあります。ですから、アレルギー性鼻炎にかかるといろいろな問題が起こってしまいます。

「咳が止まらないから、内科に診てもらおう」

咳が続いたら、普通は内科に行きますね。内科は肺に問題がないかを診る診療科です。したがってレントゲンやCTなどの胸部の画像で病気がないかを判断します。異常が見つかったら診断をつけて治療を始めますが、実際は何もないことが多いのです。

そんなとき内科医は、咳ぜんそくなど、ぜんそく系の病気と診断します。その診断が正しく、吸入薬などの治療で改善すればいいのですが、うまく治療できなければ、適当な薬を処方するだけの診療になってしまいます。そうして原因も分からないまま、ずっと通院が続くことになったりするのです。

そのようなときは耳鼻咽喉科で鼻を調べてみることをおすすめします。咳の原因が、アレルギー性鼻炎や慢性副鼻腔炎にあるかもしれないのです。

なぜ鼻の異常と咳が関係あるのか？

それは鼻水が肺に流れ込むからです。

鼻から吸った空気は、**鼻腔→のど→気管→肺**と流れ込みます。同じ経路で、鼻水も気管に少しずつ入ってしまうのです。そうすると、気管支や肺に異常をきたします。咳が長い間続いているのだったら、鼻もしっかり治療しないといけません。

鼻がつまることで、頭や耳にも異常が起きる

「頭が痛いから、脳神経外科に診てもらおう」

頭痛がしたら、たいていの人は脳神経外科や神経内科を受診します。しかし、そこでMRIを撮影しても、はっきりとした病変が写っていることはほとんどありません。

その原因も、鼻の異常かもしれません。アレルギー性鼻炎や副鼻腔炎は頭痛の原因になるのです。

鼻は、頭を適度に冷やす役割を果たしています。鼻がつまると頭を冷やしにくくなって、頭が痛くなることがあるのです。

脳神経外科でMRIを撮影すれば、副鼻腔炎はすぐ分かります。しかし、アレルギー性鼻炎は画像ではよく分かりません。だからアレルギー性鼻炎が原因で起こる頭痛を、耳鼻咽喉科以外で指摘されることはまずありません。

原因がはっきり分からない頭痛が続くときは、鼻に異常がないかどうかを調べる必要があるのです。

鼻に異常があると、耳にも問題が起こりやすくなります。鼻の奥と耳は「耳管」という管でつながっているからです。

鼻腔の奥と鼓膜の内側をつなげている耳管は、鼓膜の内と外で気圧の差が出ないようにする働きをしています。鼻がつまると、この耳管がうまく機能しなくなります。そうなると耳が聞こえにくくなる、耳がつまるといった症状が現れます。

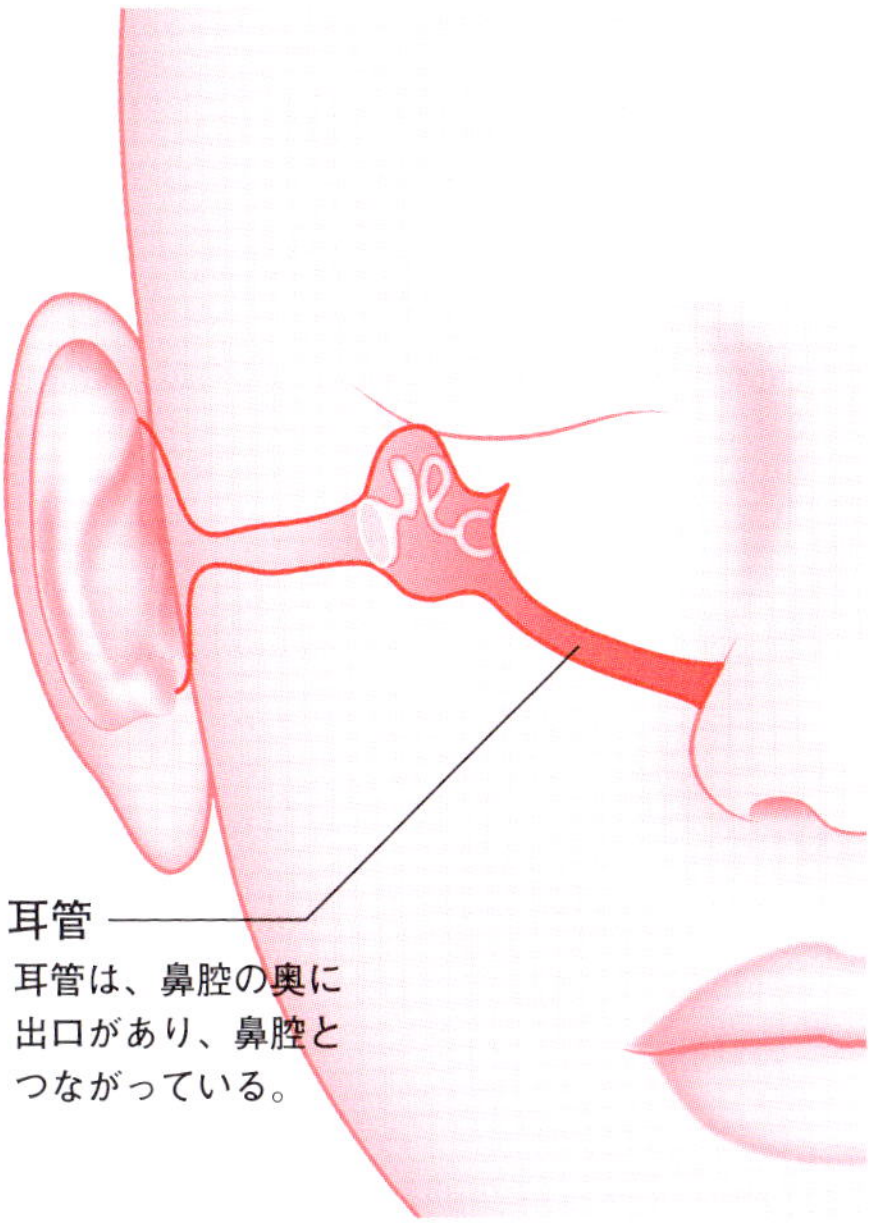

耳管は、鼻腔の奥に出口があり、鼻腔とつながっている。

まとめ

❶原因不明の咳が続くときは、アレルギー性鼻炎や慢性副鼻腔炎に原因があるかもしれない。
❷鼻の病気は頭痛を引き起こしたり、耳を聞こえにくくさせたりする。

放っておいてはいけない理由③

患者に負担をかけない鼻の手術法が主流

鼻の手術方法は、近年大きく進化している

アレルギー性鼻炎が引き起こすさまざまな不調、そしてアレルギー性鼻炎を放っておいてはいけない理由について分かっていただけたでしょうか。

アレルギー性鼻炎を診療するのは耳鼻科ですが、耳鼻科は昔とは大きく変わっています。

耳鼻科というと、「診療所」というイメージが強いようです。そのため、耳鼻科医は外来しか診ていないと思われていることもあります。

とある患者さんに「手術をしましょうか？」と提案すると「外科に紹介されるのですか？」と聞かれました。耳鼻科では、手術はしないものと思われていたのですね。

しかし、たいていの病院の耳鼻科でたくさんの手術が行われています。また、手術が受けられる診療所も少しずつ増えています。

鼻の手術は、以前と比べて大幅に進化しています。

鼻の手術と聞くと、こんなイメージはありませんか？

「トンカチとノミで鼻の骨を削る」
「骨を削っている音が聞こえる」
「顔が腫れる」
「鼻にたくさんのガーゼを詰められて痛い」

昔はこんなことをよく言っていました。

かつては副鼻腔を手術する場合、ちゃんと手術をする視野を確保するために歯ぐきの上を切り開き、頬から鼻の中を手術しました。この方法だと、顔が腫れますし、頬に痛みが残ることもありました。当然、前述したようなイメージになります。

いまは違います。

いまの手術は昔に比べるとはるかに楽になり、患者さんの負担も少なくなっています。

なぜ楽になっているのかというと、ほとんどの鼻の手術が、内視鏡を使って行われるようになってきているからです。

内視鏡とは下の写真のような道具です。金属の棒の先を鼻の中に入れ、テレビモニターで鼻の中を拡大して見ることができます。

鼻の中は狭い場所ですから、鼻腔からはきちんと手術を行っている部分（術野）を見ることができません。内視鏡がない時代は目で見てしか手術ができませんでしたが、内視鏡の登場によって鼻の中を拡大して見ることができるようになり、鼻の中を大きく傷つけずに細かい操作も楽にできるようになったのです。

内視鏡の登場・発達により、アレルギー性鼻炎の手術方法も大きく変わりました。

以前は鼻の通りをよくするため、「鼻腔の粘膜を切り取る」という単純な方法が行われていました。最近は、内視鏡を使って鼻の中の細い神経を切断し、鼻水を抑えることができるようになっています。

もちろん、アレルギー性鼻炎の手術をしても顔が腫れたり、鼻の中にガーゼを詰めたりすることはありません。

患者さんが不快に思うようなことは限りなく少なくなっています。内視鏡がない時代に手術を受けた人の話はほとんどあてにならないと思ってください。

手術で使う内視鏡

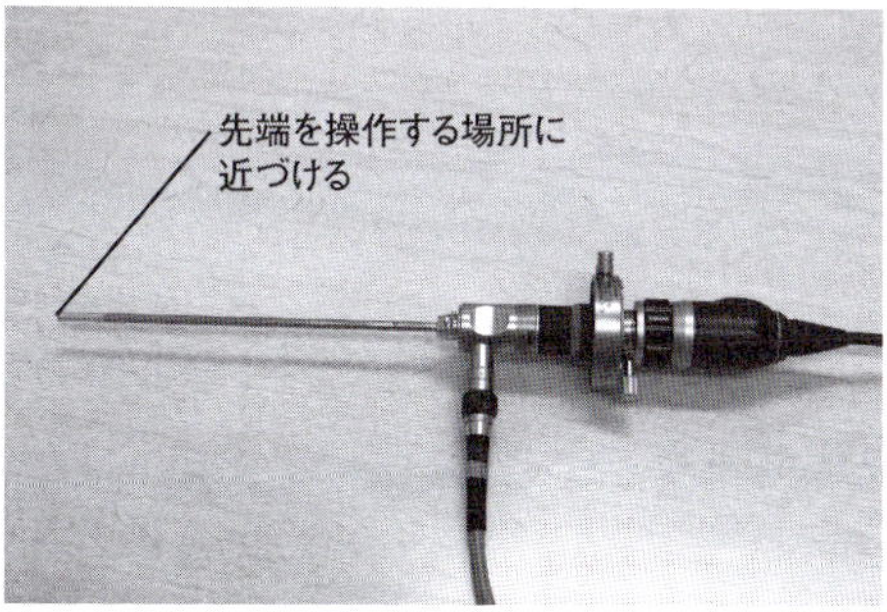

内視鏡の先端を鼻腔に入れて、鼻の中から細かく手術を行っている。

まとめ

❶アレルギー性鼻炎は耳鼻咽喉科でさまざまな方法の治療が行われている。

❷内視鏡の発達で鼻の手術方法が大きく進化し、患者の負担は減っている。

ネブライザーについて

ネブライザーとは鼻粘膜の腫れを抑える薬を細かい霧状にして鼻腔の中に吸入させる機器です。診療所で鼻の診察した後に、たいてい行う治療です。

ネブライザー治療を行う意味は、二つあります。

①鼻腔を加湿する

鼻腔に適度な湿気を与えると鼻の調子が良くなります。

②薬で症状を改善させる

アレルギー性鼻炎の治療用には、ステロイドや抗ヒスタミン薬や遊離抑制薬が含まれています（医療機関によって、違いがあります）。これらの薬には、鼻水や鼻づまりを抑える効果があります。

もちろん、ふつうの薬物治療ですから、効果は一時的で、ネブライザー治療を続けてもアレルギーそのものが治るわけではありません。

アレルギー性鼻炎と副鼻腔炎では、吸入する薬が違います。副鼻腔炎の場合は、抗生物質が主で、それにステロイドが含まれていることが多いです。ネブライザー治療の慢性副鼻腔炎への効果は、研究は行われているものの、まだ立証されていません。

「頼んでもないのにどうしてするの？」と、自動的にネブライザー治療をすることに不信感を持つ患者さんがたまにいます。

しかし、ネブライザー治療は、症状を改善させる効果が期待でき、副作用がほとんどないのに加え、費用は3割負担で40円くらいなので、それほど目くじらを立てるほどのことではないと思います。

ネブライザー治療をしたくなければ、「ネブライザーをすると鼻がかゆくなる」などと言えば回避できます。

ネブライザー治療は、定期的な鼻の処置と一緒に行われます。ですから、ネブライザーの機器は診療所には必ずありますが、そのような治療を行わない病院にはないことが多いです。

第2章
つらい症状の原因と検査を知ろう

アレルギー性鼻炎の基本①

そもそもアレルギー性鼻炎とは？

治療の前に重症度と原因物質をよく調べる

　アレルギー性鼻炎は、くしゃみ・鼻水・鼻づまりを症状とするアレルギーの病気です。この病気は非常に患者数が多く、いまや日本人の約４割がかかっている国民病です。

　現代の日本人はアレルギー体質になりやすいようで、アレルギー性鼻炎の患者はどんどん増えています。１９９８年から２００８年の10年で約３割も患者数が増えていて、いまも増加しているのです。

　最近のアレルギー性鼻炎は患者が若年化しており、年齢を重ねるとともに症状がひどくなる傾向があります。

　アレルギー性鼻炎が増えた理由には、清潔な環境で生活するようになったことや、日々の生活にストレスがかかるようになったことなどが挙げられます。

アレルギー性鼻炎患者の有病率

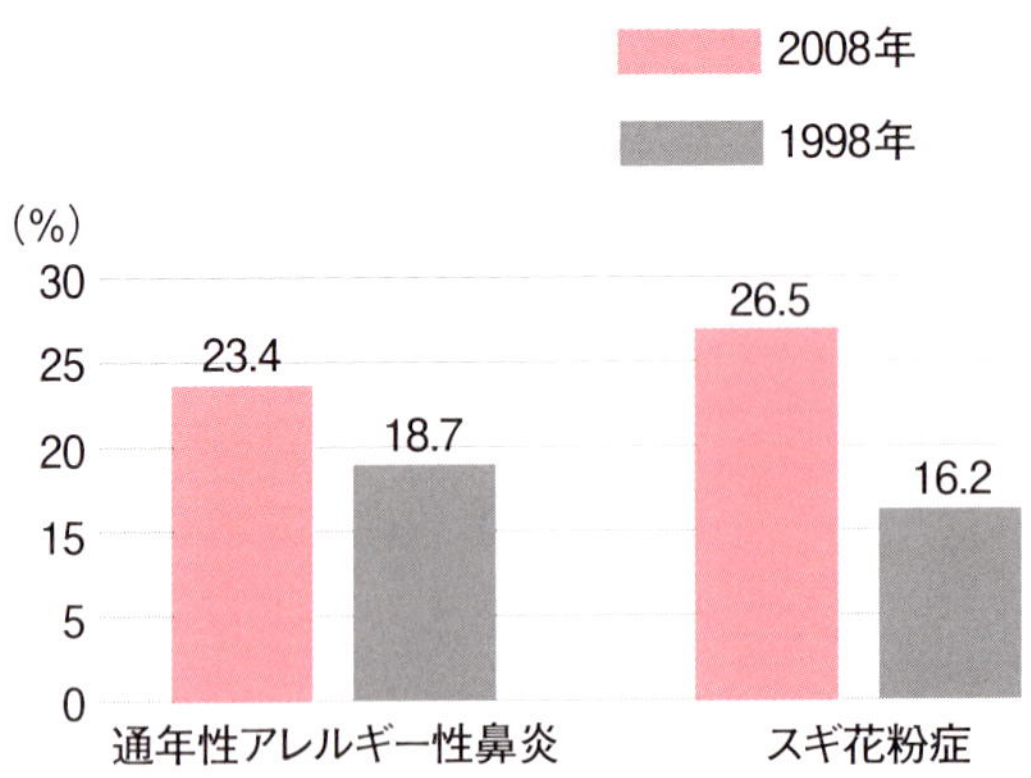

鼻アレルギー診療ガイドライン2016年版を改変

　しかし、それらは推測でしかなく、はっきりとしたことは分かっていません。

　アレルギー性鼻炎になったら、環境を改善するだけでなく、いろいろな方法で対処しなくてはなりません。もちろん医療機関を受診することになるわけですが、何もせずいきなり治療を開始するわけではありません。

治療に取りかかる前に、医師が絶対に調べなければいけないことが二つあります。

一つは、患者さんの症状や重症度を確認することです。

年齢層別の有病率

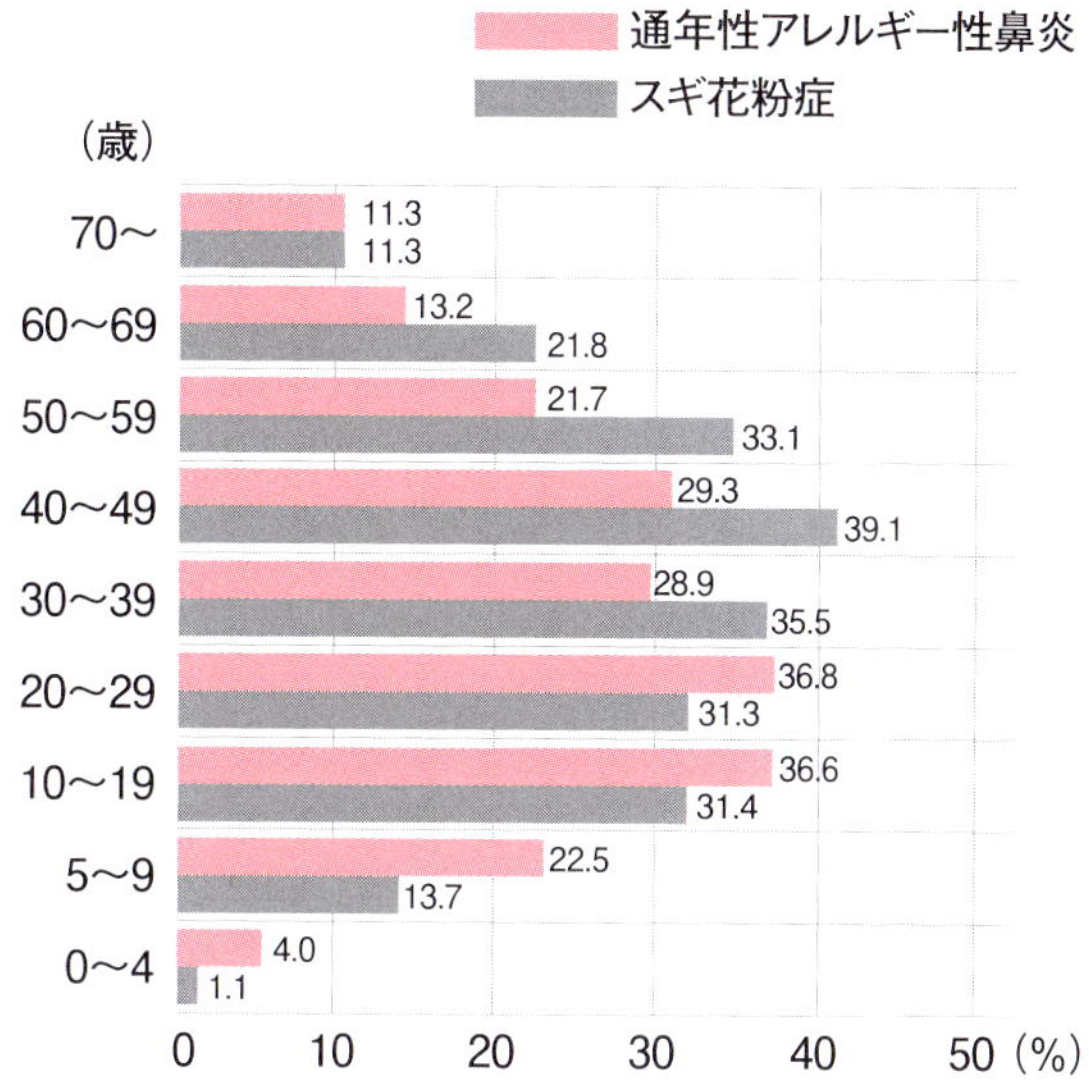

鼻アレルギー診療ガイドライン2016年版を改変

もう一つは、アレルギー性鼻炎かどうか、そして、アレルギー性鼻炎であればその原因物質が何かということです。

鼻水・くしゃみ・鼻づまりのどれかの症状が現れると、「自分はアレルギー性鼻炎だ」と決めつけてしまう人がよくいます。ところが、アレルギー性鼻炎ではないことがよくあるのです。

また、アレルギー性鼻炎にほかの病気も合併しているかもしれません。ですから、アレルギー性鼻炎以外の病気がないかを、しっかりと調べることが大切です。

アレルギー性鼻炎であれば、その原因が何かを検査で調べなくてはなりません。アレルギー性鼻炎の原因物質によって、どのような治療を行うかが違ってくるからです。

まとめ

❶治療前に、症状や重症度をよく確認する。
❷アレルギーの原因物質が何かをよく調べる。

アレルギー性鼻炎の基本②

季節性と通年性がある

アレルギー性鼻炎には二つのタイプがある

ここで知っておきたい用語を説明しておきます。「何に対してアレルギーがあるかを調べること」が大切と説明しました。しかし、アレルギーの原因物質はたくさんあります。そのためアレルギー性鼻炎は、原因物質によって二つのグループに分類されています。

「季節性」と**「通年性」**です。

「季節性アレルギー性鼻炎」は、限られた期間だけ鼻水や鼻づまりが現れるアレルギー性鼻炎。代表的な季節性アレルギー性鼻炎の原因物質には「花粉」があります。スギやヒノキの花粉が、花粉症を引き起こすのは有名ですね。

ちなみに花粉症は、目に対しての「アレルギー性結膜炎」、皮膚に対しての「アレルギー性皮膚炎」も含みます。ですから花粉症はアレルギー性鼻炎だけではなく、花粉が引き起こすアレルギー症状すべてを指します。

黄砂も飛んでくる季節はある程度決まっているので、季節性のアレルギー性鼻炎と言えるでしょう。

季節性アレルギー性鼻炎では、発症する季節が分かればどんな物質に対してアレルギーがあるのかをある程度推測することができます。

一方「通年性アレルギー性鼻炎」は、一年中鼻水や鼻づまりが現れるアレルギー性鼻炎です。ハウスダストアレルギーの主な原因物質である「ダニ」は通年性アレルギー性鼻炎の代表です。

ダニは一年中アレルギー症状を引き起こしますが、ダニは夏から秋にかけて増えやすいので、一年中同じ症状が現れるわけではありません。

通年性と季節性に分けることが、すごく重要かというとそうではありません。なぜなら通年性だろう

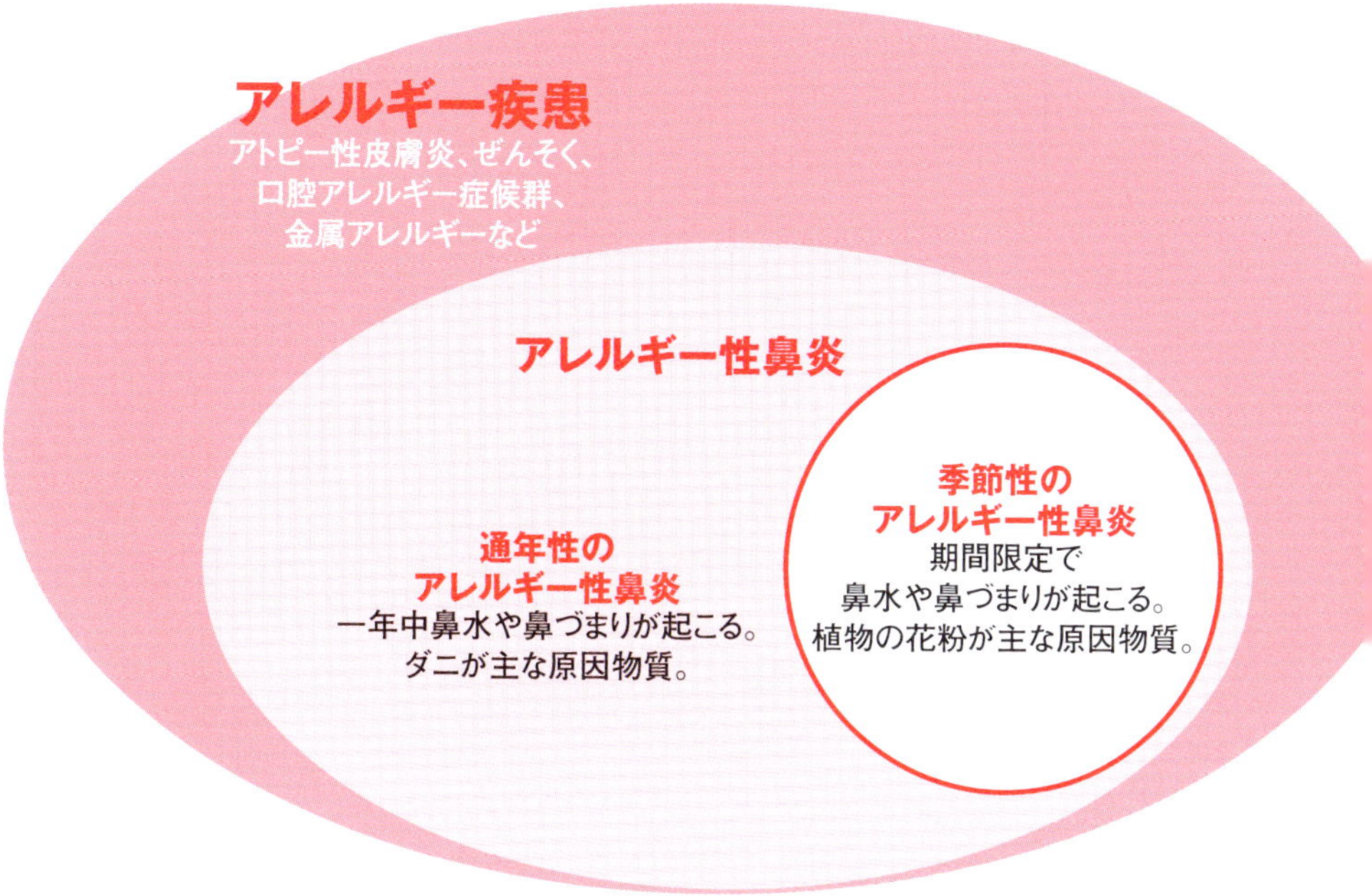
アレルギー疾患
アトピー性皮膚炎、ぜんそく、
口腔アレルギー症候群、
金属アレルギーなど
アレルギー性鼻炎
通年性の
アレルギー性鼻炎
一年中鼻水や鼻づまりが起こる。
ダニが主な原因物質。
季節性の
アレルギー性鼻炎
期間限定で
鼻水や鼻づまりが起こる。
植物の花粉が主な原因物質。

が季節性だろうが、治療が大きく変わるわけではないからです。

ただし、変わることが一点あります。

それは、季節性アレルギー性鼻炎は症状がひどくなる傾向があるということです。花粉は一時期に大量に飛散するため、通年性アレルギー性鼻炎に比べて症状がひどくなりやすいのです。

そのため、季節性アレルギー性鼻炎のほうが、しっかりと薬を投与したり、ひどくなる前に薬を使い始めたりしないといけないというわけです。

重要なことは、最初に説明したとおり、どんな物質にアレルギーがあるかをきちんと調べなければいけないということ。

「季節性」「通年性」は、言葉として知ってもらえるといいです。

まとめ

❶アレルギー性鼻炎には季節性と通年性がある。
❷どちらのアレルギー性鼻炎も、治療法はあまり変わらない。
❸季節性アレルギー性鼻炎のほうが、ひどい症状になりやすい。

アレルギー性鼻炎の基本③

なぜアレルギー反応が起こるのか

抗原を攻撃する抗体が過剰に反応している

アレルギー性鼻炎は、名前のとおり〝鼻の〟アレルギーです。つまり、鼻でアレルギー反応が起こっているわけです。

ここでは、アレルギー反応とはどんなものかを説明していきましょう。

人には、生まれながら自分の体を自分で守るしくみが備わっていて、このしくみを「免疫機能」といいます。アレルギーで知っておかなくてはいけないことは、アレルギーは免疫機能のなかでも重要な反応である「抗原抗体反応」だということです。

たとえばおたふくかぜに一度感染すると、再び感染することはほとんどありません。これは、おたふくかぜのウイルスに感染するとこのウイルスを攻撃対象である「抗原」と認識し、それを異物ととらえ

アレルギー反応とは

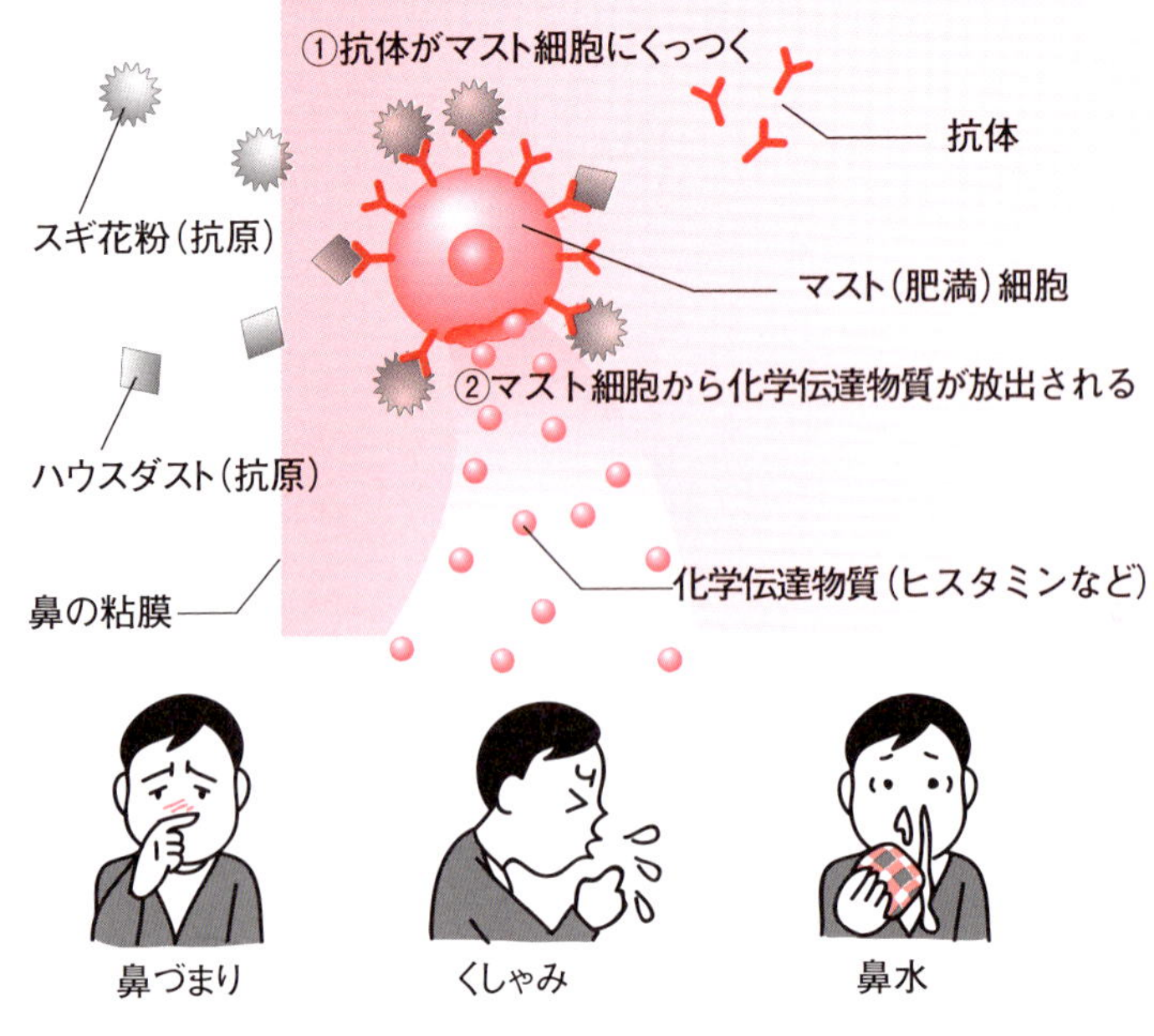

て攻撃する「抗体」ができるからです。この抗体は、おたふくかぜのウイルスが再び体の中に入ってくると、攻撃してやっつけて感染しないようにします。

同じように、スギ花粉やハウスダストが鼻の粘膜に付着すると、それらを敵である抗原と判断し、再び鼻の中にこれらの抗原が入ってきたときに備え、武器である抗体をつくっておきます。この抗体は、オーダーメイドスーツが人によって寸法が違うように、抗原に合わせて構造が少しずつ異なります。

再び抗原である異物が鼻の粘膜に付着すると、あらかじめ体内につくられていた抗体が反応して鼻の中から追い出そうとします。ところが、これが過剰に反応してしまうことがあります。これが「アレルギー反応」なのです。

抗体は化学伝達物質を放出させ、反応が起こる

では、抗体はどのように働くのでしょうか。

抗原が鼻の粘膜にくっつくと、抗体がマスト細胞（肥満細胞ともいい、血管の周りや鼻粘膜、気管支など、さまざまな組織に存在する細胞）に結合し、マスト細胞からヒスタミンなどの化学伝達物質が放出されます。化学伝達物質は、

●鼻の粘膜から鼻水を分泌させる
⬇過剰になると鼻水が出続ける
●急激な呼気を誘発して、異物を外へ出す
⬇くしゃみ
●鼻の粘膜を腫れさせて、異物が鼻の中に入らないようにする⬇過剰になると鼻づまり

などの反応を起こします。

この抗原抗体反応がきちんと働けば、異物を外に排出してくれるのですから体にとって有効なはずです。しかし、この反応をくり返すことで、抗原への反応が過剰になってしまうことがあるのです。すると鼻水が出る症状や鼻づまりが起こり、人にとって不利益になってしまいます。

まとめ

❶人は、抗原（＝スギ花粉、ハウスダストなど）に対して抗体をつくり、異物から体を守っている。
❷アレルギー性鼻炎は、本来必要な鼻の反応が過剰になって起こる病気。

アレルギー性鼻炎の基本④

発症する人しない人

体質や環境だけでなく多くの要因がある

外来診療していると、「私のアレルギー性鼻炎は子どもに遺伝するのか」とよく尋ねられます。

たしかに両親がアレルギー性鼻炎だった場合、その体質を引き継いで子どももアレルギー性鼻炎になることは多々あります。

しかし、両親がアレルギー性鼻炎でも、子どもがアレルギー性鼻炎になるとは限りません。

同じ遺伝子を持つ一卵性双生児でも、一人がアレルギー性鼻炎を発症し、もう一人はまったく発症しないということもあります。

つまりアレルギー性鼻炎は、体質によって発症のしやすさは変わりますが、体質だけで起こる病気ではないということです。

一方で、ハウスダストにアレルギーがあると説明すると、「部屋をきちんと掃除していない不潔な人と思われるのではないか」と不安がる人もいます。

また、子どもがハウスダストにアレルギーがあると、発症していない子と比較して罪を犯したように感じる親御さんもいます。

抗原に接しやすい環境にある人のほうが、アレルギー性鼻炎を発症しやすいのは確かです。しかし、同じ生活環境でもアレルギー性鼻炎をまったく発症しない人もいるのです。

つまり、部屋をきれいにしていてもアレルギー性鼻炎を発症することはよくあることなのです。医師はその点を十分理解しているので、ハウスダストにアレルギーがあるからといって、心配しすぎたり罪悪感を持ったりすることはありません。

アレルギー性疾患は、抗原がどれだけ鼻の中に入るかだけの問題ではありません。それら以外にもストレスや大気汚染といったいろいろな要素が重なっ

アレルギー体質をコップにたとえると……

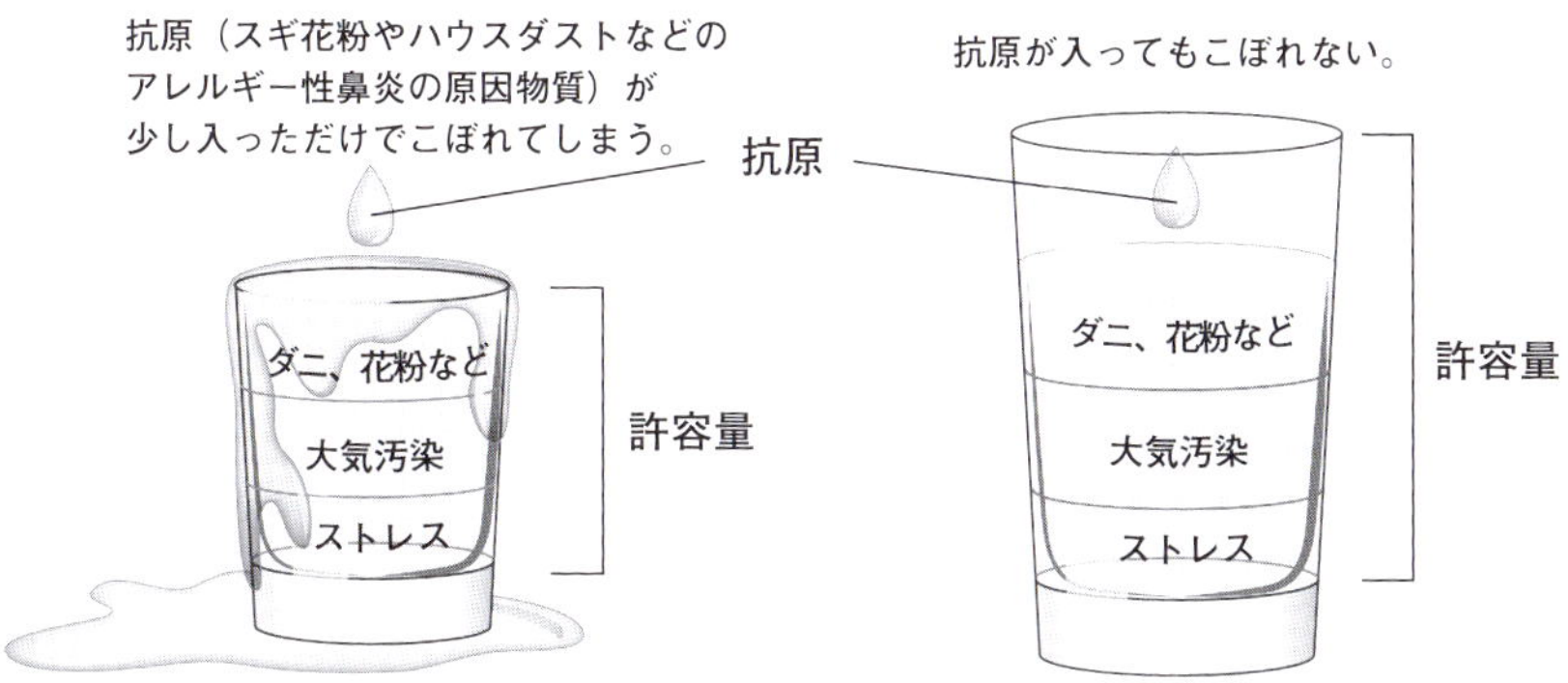
抗原（スギ花粉やハウスダストなどの
アレルギー性鼻炎の原因物質）が
少し入っただけでこぼれてしまう。
抗原
ダニ、花粉など
大気汚染
ストレス
許容量
抗原が入ってもこぼれない。
ダニ、花粉など
大気汚染
ストレス
許容量

アレルギーが起こる人
アレルギー体質の人は、コップの許容量が小さいため、抗原が少し入っただけでコップから抗原（スギ花粉やハウスダストなど）があふれてしまい、アレルギー症状が現れる。

アレルギーが起こらない人
アレルギーが起こらない人は、コップの許容量が大きいため、抗原が大量に入ってもこぼれない。しかし、あふれたときには、アレルギー症状が現れる。

て起こるのです。

では、アレルギーはどのようにして発症するのでしょうか。

アレルギー体質は、よく許容量を示すコップにたとえられます。

抗原曝露の量やストレスなどに耐えられる許容量は、人によって異なります。これは、その人がどれくらいの大きさのコップを体内に持っているかが違うということ。

コップが大きくて抗原に対する許容量が大きければ、いくら抗原が鼻の中に入っても鼻水が出たり、鼻がつまったりするアレルギー症状は起こりません。

しかし、コップが小さく抗原に対する許容量が小さいと、少しの抗原が鼻の中に入っただけでコップがあふれ、鼻水や鼻づまりなどの症状が現れてしまうのです。

まとめ

❶アレルギー性鼻炎は、体質と環境因子（抗原曝露量、ストレス、大気汚染など）が組み合わさって発症する病気である。
❷抗原に対する許容量は人によって違う。

アレルギー性鼻炎の症状①

アレルギー性鼻炎の症状はどのように起こるのか

神経を介する症状と介さない症状

アレルギー性鼻炎の**三大症状は、鼻水、くしゃみ、鼻づまり**です。これらがどのようにして起こるかを簡単に説明します。

まず、知っておいてほしいことは、「鼻水、くしゃみ」は、主に神経を介した反応で起こり、「鼻づまり」は主に神経を介さない粘膜の中だけの反応で起こる、ということです。もう少し詳しく説明しましょう。

アレルギーの症状はすべて鼻の粘膜で起こっています。そして、この粘膜には神経が張りめぐらされています。これがどのように症状に関係してくるのか、鼻水を例に説明します。

鼻水は、粘膜にある鼻腺から分泌されています。この鼻腺がどれくらい鼻水を分泌するかは、自律神経の命令によって決まります。

粘膜にアレルギー反応が起こると、刺激が知覚神経と中枢を通って自律神経に伝わります。すると、自律神経が「鼻水を分泌するように」と鼻腺に命令するのです。鼻水の約80％はこのような神経を介した反応で分泌されます。残りの20％は粘膜の中だけで起こる反応です。

くしゃみの場合は、その１００％が神経を介した反応です。

ですから鼻水・くしゃみは、主に神経を介した反応で起こると説明したのです。

一方、粘膜が腫れて鼻がつまる場合はどうでしょうか。鼻づまりはアレルギーが粘膜で起こり、そのまま粘膜が腫れることで起こります。

つまり、神経を介した反応とはあまり関係なく、通年性で10％、季節性で30％だけが神経を介した反応なのです。

なぜ、そんなことを知っておかないといけないのでしょうか？　それは、どの症状が現れているかで治療法が変わってくるからです。

『診療ガイドライン※』では、「鼻漏・くしゃみ型」と「鼻閉型」で薬の処方のしかたが違っています。薬によってどの反応を抑えるかが異なるからです。抗ヒスタミン薬は、神経を介する反応を抑えやすいので、鼻水やくしゃみに効きやすい薬です。

一方、抗ロイコトリエン薬は、粘膜内で起こる反応を抑えやすいので鼻づまりに効きやすいのです。

また、手術は「粘膜を変性させる手術」と「神経を切断する手術」の二つに分けられます。

この理屈からいえば、「粘膜を変性させる手術」は鼻づまりを抑える効果が高く、「神経を切断する手術」は、鼻水・くしゃみを抑える効果が高いといえるわけです。

※『診療ガイドライン』とは、鼻アレルギーの専門医たちで構成される鼻アレルギー診療ガイドライン作成委員会が1993年に作成した『鼻アレルギー診療ガイドライン――通年性鼻炎と花粉症〈2016年版（改訂第8版）〉』のことで、アレルギー性鼻炎の診療にあたる医師向けにつくられたものです。

まとめ

❶鼻水・くしゃみは神経を介する症状、鼻づまりは神経を介さない症状。
❷どちらの症状かで、薬の処方のしかたが変わる。
❸手術も、粘膜を変性させる手術と神経を切断する手術がある。

アレルギー性鼻炎で鼻水が出るしくみ

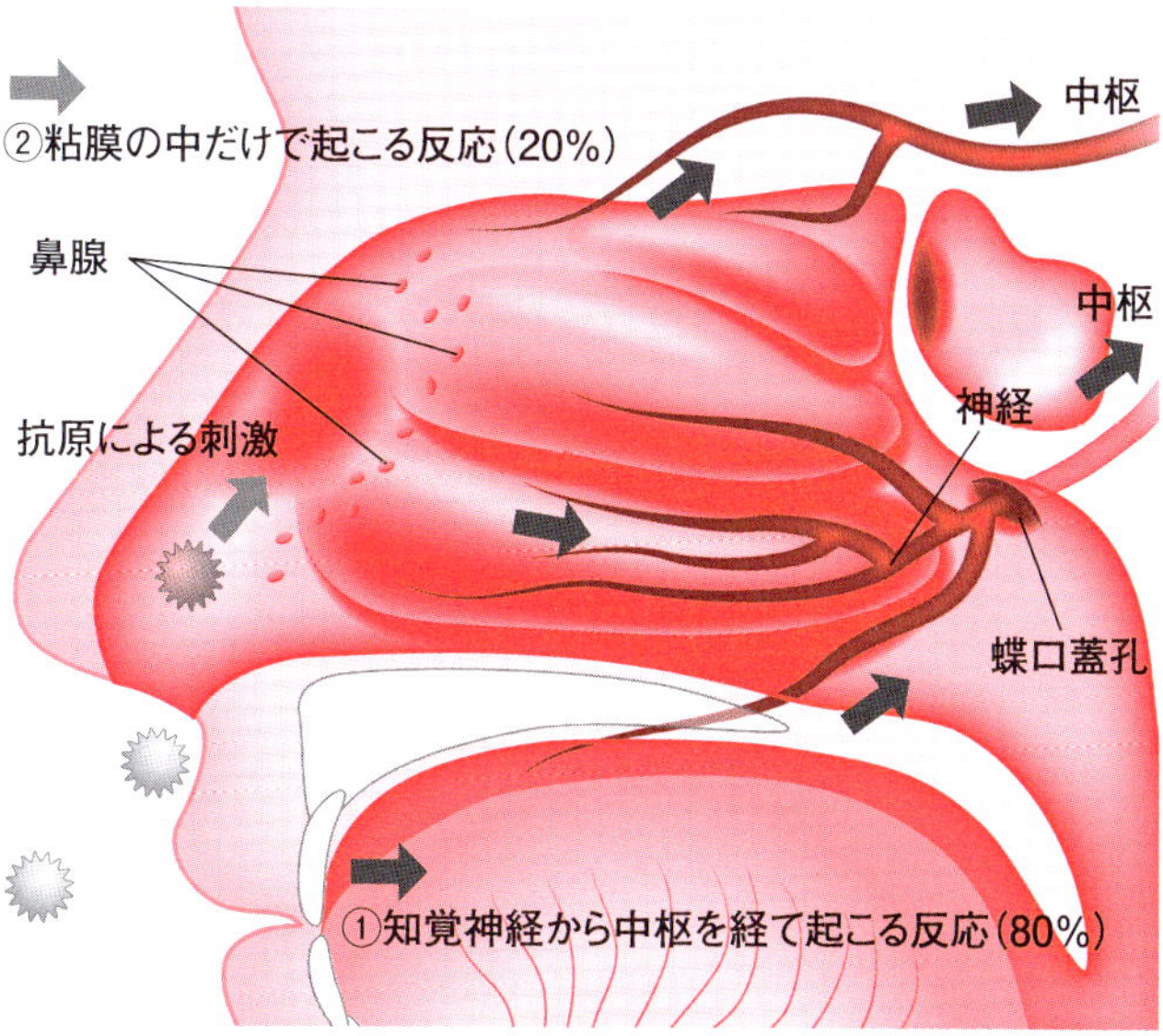

アレルギー性鼻炎の症状②

アレルギー反応で鼻水が過剰に分泌される

鼻の後ろからのどに流れる鼻水に要注意

鼻水は鼻腔の湿度を調整し、鼻腔に入った異物を洗い流す役割があります。正常であれば、一日に約1リットルの鼻水が分泌されています。

ところがアレルギー性鼻炎にかかると、アレルギー反応によって鼻水が分泌されすぎてしまいます。

アレルギー性鼻炎は抗原がどれだけ鼻の中に入るかで鼻水の量が変わりますから、季節や時間帯によって鼻水の量が大きく変化するのです。

アレルギー性鼻炎の鼻水には、血が混じることもあります。鼻水や鼻のかゆみで鼻を触ることが多くなり、粘膜から出血しやすくなるためです。特に子どもの場合、鼻血の回数が増えるとアレルギー性鼻炎を疑います。

鼻水の分泌が多くなりすぎると、鼻の穴から鼻水が流れ出てきてしまいます。これを専門用語で「鼻漏」といいますが、鼻水は必ずしも鼻の前側から流れ出るわけではありません。鼻の後ろからのどに向かって流れ出ることもあります。

このような症状を「後鼻漏《こうびろう》」といいます。

後鼻漏では鼻水がのどを通って気管に流れ込むため、のどや肺に悪影響を及ぼします。後鼻漏が起こるとのどの違和感や咳が続いたり、気管支ぜんそくを悪化させたりしてしまうので、早期に治療することをおすすめします。

鼻水が出るほかの病気もチェック

アレルギー性鼻炎以外にも鼻水が出る病気があります。どのようなものがあるか見ていきましょう。

まずは**「風邪」**です。風邪の場合はウイルスによる鼻炎なので、時間が経つにつれて、透明でさらさらのものから膿《うみ》のような鼻水に変化します。アレル

鼻水が過剰に出る病気は……

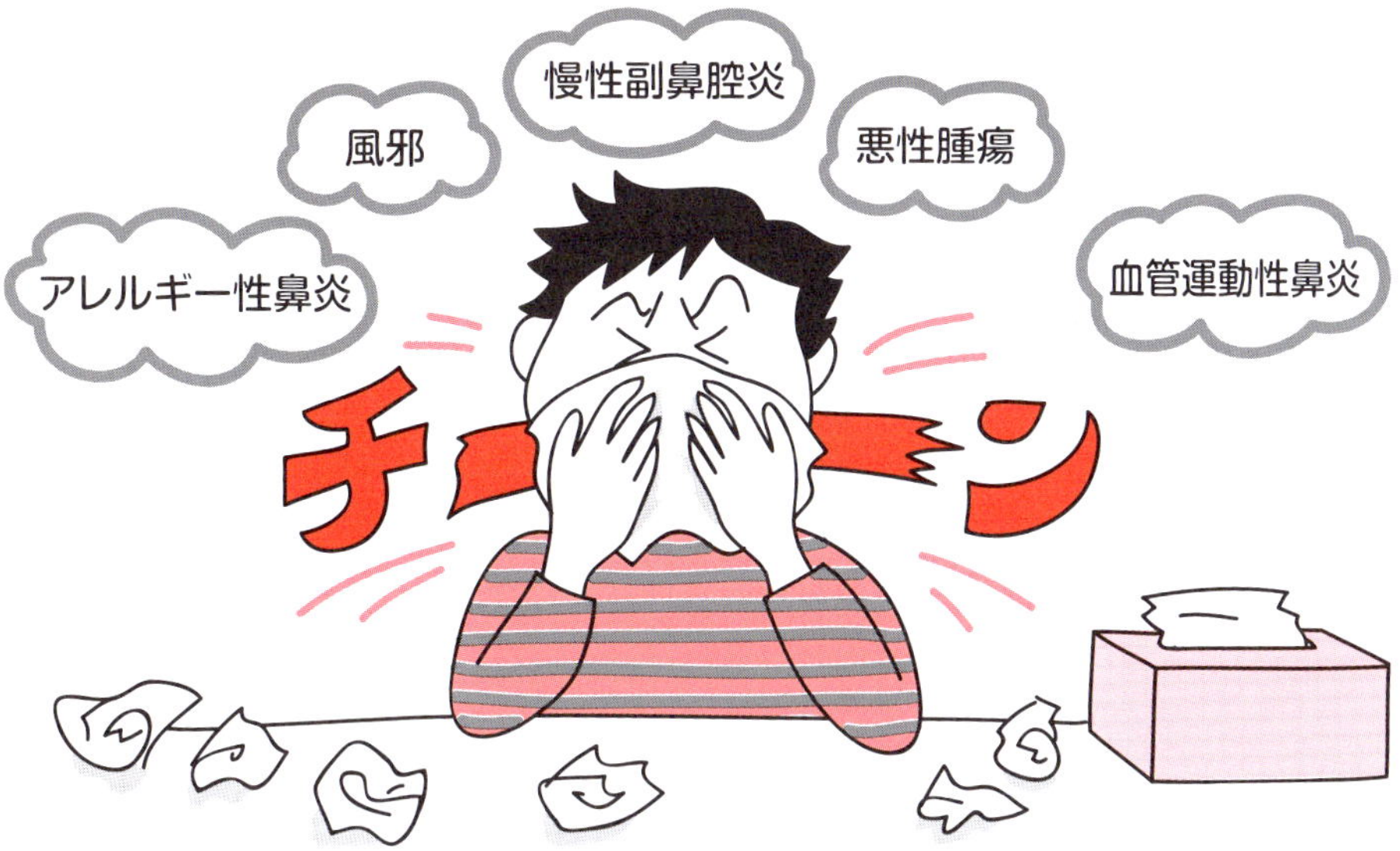
アレルギー性鼻炎
風邪
慢性副鼻腔炎
悪性腫瘍
血管運動性鼻炎
チーン

ギー性鼻炎と風邪の初期症状は似ており、なかなか区別できませんが、鼻水の質をよく観察することが大切です。

「慢性副鼻腔炎」でも鼻水が出ます。慢性副鼻腔炎は粘膜に細菌が感染して起こることが多いので、鼻水が膿を含んでいます。この場合の鼻水は白っぽい色から黄緑色になります。

「悪性腫瘍」の場合は、鼻水に血や膿が混じります。悪性腫瘍は急激に大きくなって組織が壊死するため、出血しやすくなります。また、壊死した組織は細菌感染を起こしやすいため、鼻水に膿が混じります。血性や膿性の鼻水が少しずつ増えてきた場合は、悪性腫瘍に注意しなくてはなりません。

「血管運動性鼻炎」ではアレルギー性鼻炎と同様に透明な鼻水が分泌されます。

まとめ

❶鼻水は鼻の前から出るだけでなく、後ろからのどに流れ出る後鼻漏もある。
❷後鼻漏はのどや肺に悪影響を及ぼす。
❸ほかの病気でも鼻水が出る。鼻水の質をよく観察することが大切。

アレルギー性鼻炎の症状③

アレルギー性鼻炎の鼻づまりはどうして起こるのか

不快な鼻づまりの原因について知っておこう

鼻づまりは、鼻の通りが悪くなると感じる症状です。この症状は、鼻腔が狭くなることで起こります。アレルギー性鼻炎では、次の二つの理由で鼻腔が狭くなります。

一つは下鼻甲介の粘膜が腫れるから。アレルギー性鼻炎にかかると、鼻の粘膜が腫れてしまいます。特に下鼻甲介が腫れると、空気の通り道が狭くなって鼻がつまってしまいます。

二つめは鼻水が鼻の中にたまるから。前に、鼻水については説明したので（42ページ参照）、ここでは粘膜が腫れた場合について説明します。

アレルギー性鼻炎の鼻づまりは、最初はつまったりつまらなかったりの状態です。なぜなら、アレルギー反応が起こったときは粘膜が腫れて鼻がつまりますが、反応が起こっていないときは粘膜が正常だからです。

ところがアレルギー反応が起こり続けると、ずっと鼻がつまるようになってしまいます。

この状態になると、粘膜の性質が変わってしまい、アレルギー反応が起こるかどうかに関係なく粘膜が腫れ続けるようになります。

そうなるとなかなか薬が効きにくくなってしまいます。ですから、アレルギー性鼻炎で鼻づまりになった場合は、早めに対処することが必要なのです。

鼻がつまったからといって、アレルギー性鼻炎とは限りません。アレルギー性鼻炎以外では、どんな病気にかかると鼻がつまるのでしょう。

まず、鼻腔にできものができる場合。

鼻腔に腫瘍やポリープができると、鼻がつまります。腫瘍とは、細胞が増えて一つのかたまりになったもの。ポリープは、正常な細胞が炎症を起こして腫れたものです。

また、鼻腔の奥にある上咽頭《じょういんとう》が狭くなっても鼻がつまります。

上咽頭にはアデノイドという扁桃組織があり、それが大きくなっている場合があります。アデノイドは6歳くらいでもっとも大きくなり、その後少しずつ小さくなります。

しかし、感染をくり返すと大人になっても大きいままのことがあります。また、上咽頭に腫瘍ができることもあります。

鼻中隔が左右どちらかに曲がる鼻中隔弯曲症では、片方の鼻だけがずっとつまり続けます。

鼻腔が広すぎても鼻づまりと感じる

鼻腔が狭くなると鼻がつまるのは当然です。しかし、鼻腔が広すぎても鼻がつまっていると感じる場合があります。

部屋の換気をするときを考えてみましょう。窓をわずかに開けた場合には、指先で空気の流れを感じることができます。しかし、窓を大きく開けた場合は空気が入ってくるのを感じにくくなります。

つまり、鼻腔は適度な広さになってはじめて、鼻づまりは改善します。

鼻腔が広がれば広がるほど、鼻づまりがなくなるのではないのです。

鼻づまりを改善する方法に、鼻翼にテープを貼って、外鼻をもち上げるものがあります。しかし、外鼻を広げるだけでは、ほとんどの場合、鼻づまりをなくすことはできません。なぜなら、鼻腔の前だけを広げても、鼻腔の後ろのつまりには効果がないからです。

まとめ

❶鼻づまりは、アレルギー性鼻炎による下鼻甲介の粘膜の腫れや鼻水がたまることで起こる。

❷腫瘍やポリープなどのできもの、鼻中隔弯曲症なども原因となる。

診断基準①

受診前に敵を知っておこう

患者が本気になることがいい治療につながる

「ほかの病院に行ったけれど、詳しい検査や説明がなかったのでこちらを受診した」という患者さんを診察することはよくあります。

　もちろん患者さんにそのような思いを抱かせたのは、患者さんの「本気度」を見抜けなかった医師・医療機関に問題があるでしょう。しかしそうなってしまったのは、医師に患者さん側の「本気さ」が伝わらなかったことも一因なのです。

　では本気かどうかは、どうしたら示すことができるのでしょう?

　まず、あなたの意見をしっかり伝えることです。

　アレルギー性鼻炎の診療では、患者さんのリクエストが通ることが多いのです。「診察を受けたら自動的に検査や治療方法が決まる」と思い込んでいる人がいますが、どのように診療してほしいかを医師に伝えることで、満足度の高い診療につながります。

　もし、病気ががんだとすれば、患者さんの意見で、治療法が決まることはほぼありません。なぜなら、がんの状況別の治療成績をもとにしたガイドラインによって、どの治療法を選択するかが決まっているからです。

　一方で、アレルギー性鼻炎の治療は、患者さんの希望で方法が変わってきます。

「患者の希望で治療が決まるとは何事か。症状をとことん止めたいに決まっているだろう」

　そう思うかもしれません。

　しかし、実際の診療では、「とことん」にはいきません。アレルギー性鼻炎の治療はバランスが大切だからです。

　完全に症状を抑えこもうとするのであれば、当然、薬の副作用や症状の押さえすぎが問題になります。

また、アレルギー性鼻炎の治療は長期にわたることが多いので、患者さんの状態に合わせることも重要です。つまり、とことんやりきる治療をするより、患者さんの希望も踏まえてちょうどいい治療を考えることが大切なのです。

たとえばある患者さんが、普段から多くの薬を飲んでいるとします。このとき患者さんが「これ以上あまり薬を飲みたくない」と考えているのであれば、点鼻薬を中心にしたりできるわけです。

アレルギー性鼻炎の治療のしかたは、患者さんの状況や考え方によって処方のしかたを変えることができます。耳鼻科を受診するときには、「どれくらいの治療をしたいか」について考えておくことが重要なのです。

患者が病気の知識を持つことが大切

もう一つは、ある程度予備知識を持っておくことです。もちろん完璧な知識は必要はありません。押さえるべきポイントさえしっかりつかんでおけば、医師との会話がかみ合います。

どんな病気でも、質の高い医療を受けるためには準備が大切です。特にアレルギー性鼻炎は、どんな診療が行われるかを知っているとよい治療が受けられます。

なぜなら、アレルギー性鼻炎にはいろいろな治療法があり、外来では簡単には説明し尽くせないからです。薬だけでも実にたくさんの種類があり、処方のバリエーションもすごく多いのです。患者さんがアレルギー性鼻炎の診療がどんな感じなのか、どんな薬があるのかを大ざっぱにでも知っていれば、医師に突っ込んだ質問ができます。

医師は、患者さんから積極的に尋ねてもらうほうがよい治療ができると考えています。でも質問をしたくても、何も知らないとちゃんとした質問はできません。患者さんが病気に対する知識を得ておくことは、質のいい治療の第一歩といえるのです。

まとめ

❶アレルギー性鼻炎の診療は、患者の希望でどこまで行うかが決まる。
❷病気の知識を学び、医師に質問することがいい治療につながる。

診断基準②

受診前にこれだけは準備しておこう

医療機関を受診する前にすべき三つのこと

医療機関を受診する前に、しっかりとまとめておいてほしいことが三つあります。

限られた時間の中でよりよい治療、よりよい薬を得るためには、ある程度の準備が必要です。診察中に何も言わないと医師におまかせになってしまい、希望に応えられないこともよくあります。

●これまでの治療歴

医師は必ず、これまでにアレルギー性鼻炎でどんな治療を行ってきたかを質問します。なぜなら、いままで効果がなかった治療をくり返さないようにするためです。

たとえば薬についてです。

薬の効果には個人差があり、同じ薬を処方すればだれでも同じように効果があるとは限りません。もし、以前に処方した薬にあまり効果がなかった場合、もう一度同じ薬を処方するのは無意味です。**以前使用していた薬は、名前をしっかり記録しておくこと**が大切です。

特にどの薬にどんな効果や副作用があったかを教えてもらえると、医師はすごく参考になります。

薬以外の治療を行った場合も、その治療に効果があったかどうかを確認しなくてはなりません。

たとえばレーザー治療でうまく症状が改善しなかった場合は、それ以上の治療が必要と分かるわけです。

診察を受ける前に、これまでどのような治療を受けてきたかを記録しておくことは、しっかりとした治療を受けるために必要なのです。

●どの症状への効果を重視するか

前項でも説明したように、どのような治療を望んでいるかを医師にしっかり伝えることが大切です。

薬を処方してもらうときに、鼻水やくしゃみを抑えたいのか、鼻づまりを抑えたいのか、両方を抑えたいのかを自分なりに考えておきましょう。患者さんが効果が高い薬を望むようなら、医師はそれに合わせて強めの薬を処方します。

重ねて言いますが、アレルギー性鼻炎の治療は患者さんの意見や希望を踏まえ、そのしかたをアレンジしていくものなのです。

●既往歴・内服歴

これまでにどんな病気にかかったかについて、まとめておくといいでしょう。

アレルギー性鼻炎の治療では、病気の既往歴があるために行えない治療があります。また、現在使用している薬は、受診時に記録を持っていくようにしましょう。

飲み合わせを考えないといけなかったり、治療している間はいま飲んでいる薬を中止しなければいけなかったりします。

問診時、医師の質問にスムーズに答えられると、治したいという患者さんの本気度が伝わります。

まとめ

❶受診する前には、①これまでの治療歴、②どの症状をいちばん抑えたいか、③既往歴・内服歴についてまとめておこう。

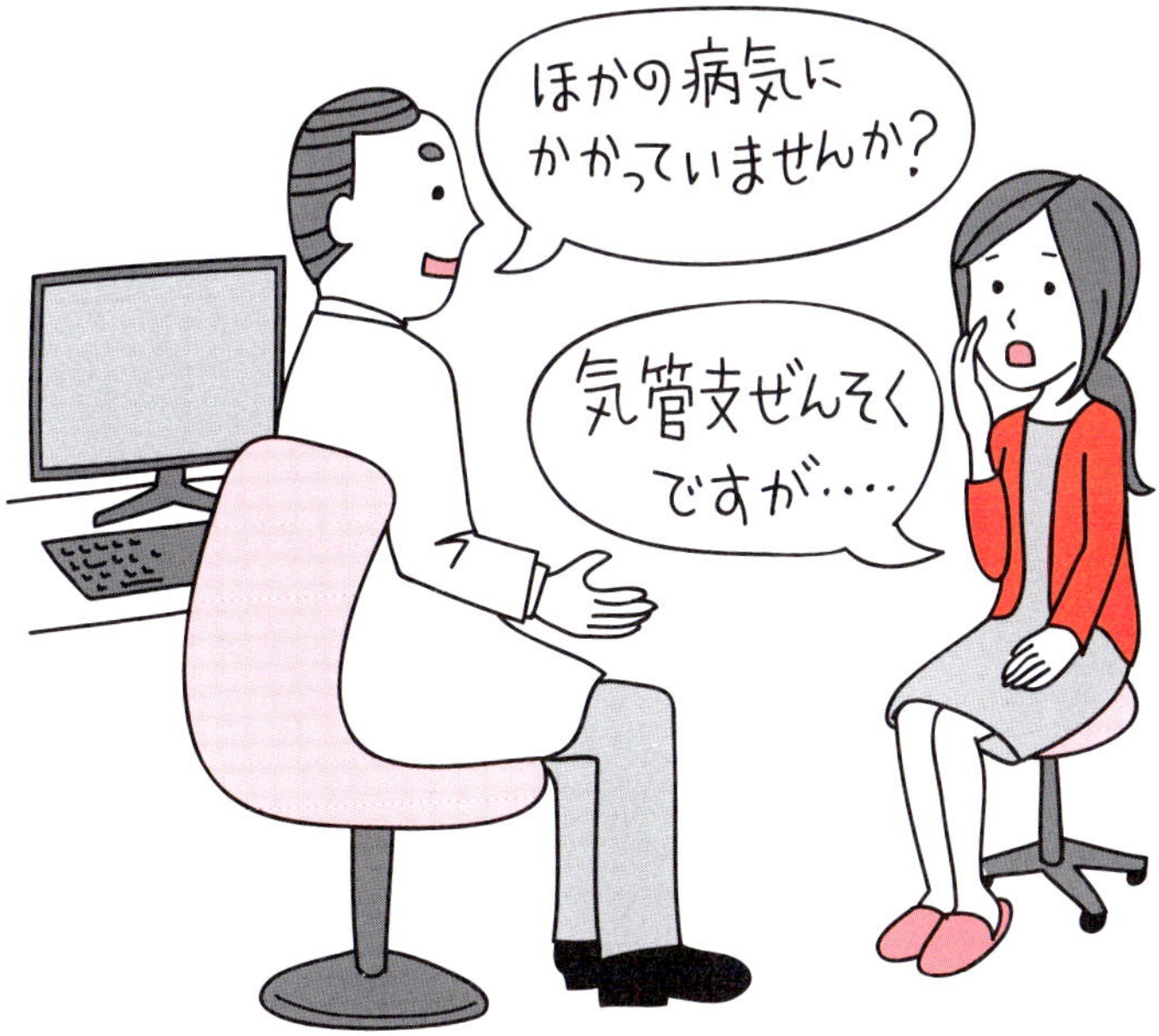
ほかの病気にかかっていませんか？
気管支ぜんそくですが….

診断基準③

問診で聞かれることは?

まずは自分の症状を正しく伝えよう

問診について見ていきましょう。

最初は症状について質問されます。患者さんは尋ねられたことに答えられればOKです。医師は患者さんの話からある程度病気を推測するだけで、はっきりした病気は検査できちんと診断します。

医師は、患者さんの話を聞きながら「アレルギー性鼻炎以外の病気の有無」を考えます。外来の患者さんは「自分はアレルギー性鼻炎」と思い込んでいることがよくありますが、違う病気であることも多いのです。

アレルギー性鼻炎の症状は、鼻水、くしゃみ、鼻づまり。花粉症であれば、鼻症状のほかにものどや皮膚がかゆくなったり、微熱を感じたりすることがあります。

世の中にはそれらの症状と似た病気があります。

まちがえやすい病気としては、まず「風邪」です。ウイルスに感染した状態で、症状が現れてすぐはアレルギー性鼻炎と見分けにくいのです。

風邪では鼻症状に加えてのどの痛み、発熱などの症状が現れます。しかし風邪ならこれらの症状は長くても1~2週間程度しか続きません。アレルギー性鼻炎に比べればかなり短い期間です。

また、風邪では目や皮膚の症状が現れないので、これらの症状がある場合は見分けやすくなります。

「慢性副鼻腔炎」「鼻中隔弯曲症」「血管運動性鼻炎」もまちがえやすい病気です。

詳しくは第4章で説明しますが、慢性副鼻腔炎は、副鼻腔という空洞に膿汁がたまる病気です。黄色や白色の鼻水が出る場合は、慢性副鼻腔炎を疑います。

鼻中隔弯曲症は鼻中隔がどちらかに曲がり、鼻腔のどちらかがつまってしまう病気です。ずっと片側の鼻がつまる場合には、鼻中隔弯曲症を疑います。

血管運動性鼻炎は、鼻水の分泌をコントロールしている自律神経がうまく働かなくなる病気です。

抗原を特定するための問診が続きます

アレルギー性鼻炎の可能性が高そうであれば、医師は次のような質問を追加します。

●いつごろから、どの時期に？

鼻水や鼻づまりが起こる時期で、アレルギー性鼻炎の原因である抗原（アレルゲン）がある程度分かります。

2月くらいならスギ花粉症、一年中ずっとならダニなどのハウスダストと推測できるのです。

●どのような症状？

「くしゃみ・鼻水がひどい」のか、「鼻づまりがひどい」のかで処方される薬が変わります。どの症状を抑えたいのかをしっかり伝えることが大切です。

●どこで起こるのか？

抗原が何かを推測するための質問です。外で起こるのなら花粉などを、家の中で起こるならハウスダストなどを疑います。

●どの程度？

重症度によって薬の処方のしかたが変わります。アレルギー性鼻炎は日によって症状が変わることが多いので、程度を決めるのは簡単ではありません。ですから、「こんな感じかな」程度でけっこうです。

診断の基本となる問診を終え、アレルギー性鼻炎が推測されるなら、次に検査を行っていきます。

まとめ

❶問診は、まず現在の症状について聞かれる。それによって医師は、アレルギー性鼻炎以外の病気かどうかを診断する。

❷アレルギー性鼻炎と推測されるなら、抗原を特定する質問が続く。

診断基準④

どんな検査で診断が確定するのか

鼻の粘膜の状態と抗原を探る代表的な検査

問診を終えたら検査に進みます。

なぜ検査が必要なのかというと、患者さんの訴えだけで判断すると、患者さんの感じ方しだいで重症度が変わってしまうからです。

鼻づまりひとつとっても、敏感な人は訴えが大きくなりますし、鈍感な人は感じないかもしれません。つまり、患者さんが訴える症状だけでは実際の状況がどうなっているかは分からないのです。そのため、患者さんの状態を客観的に調べる必要があります。

必要なのは、次の2ステップです。

①鼻の粘膜の状態を確認する

医師は、鼻の中を見てアレルギー性鼻炎があるかどうかを確認します。

鼻の粘膜の状態を確認する

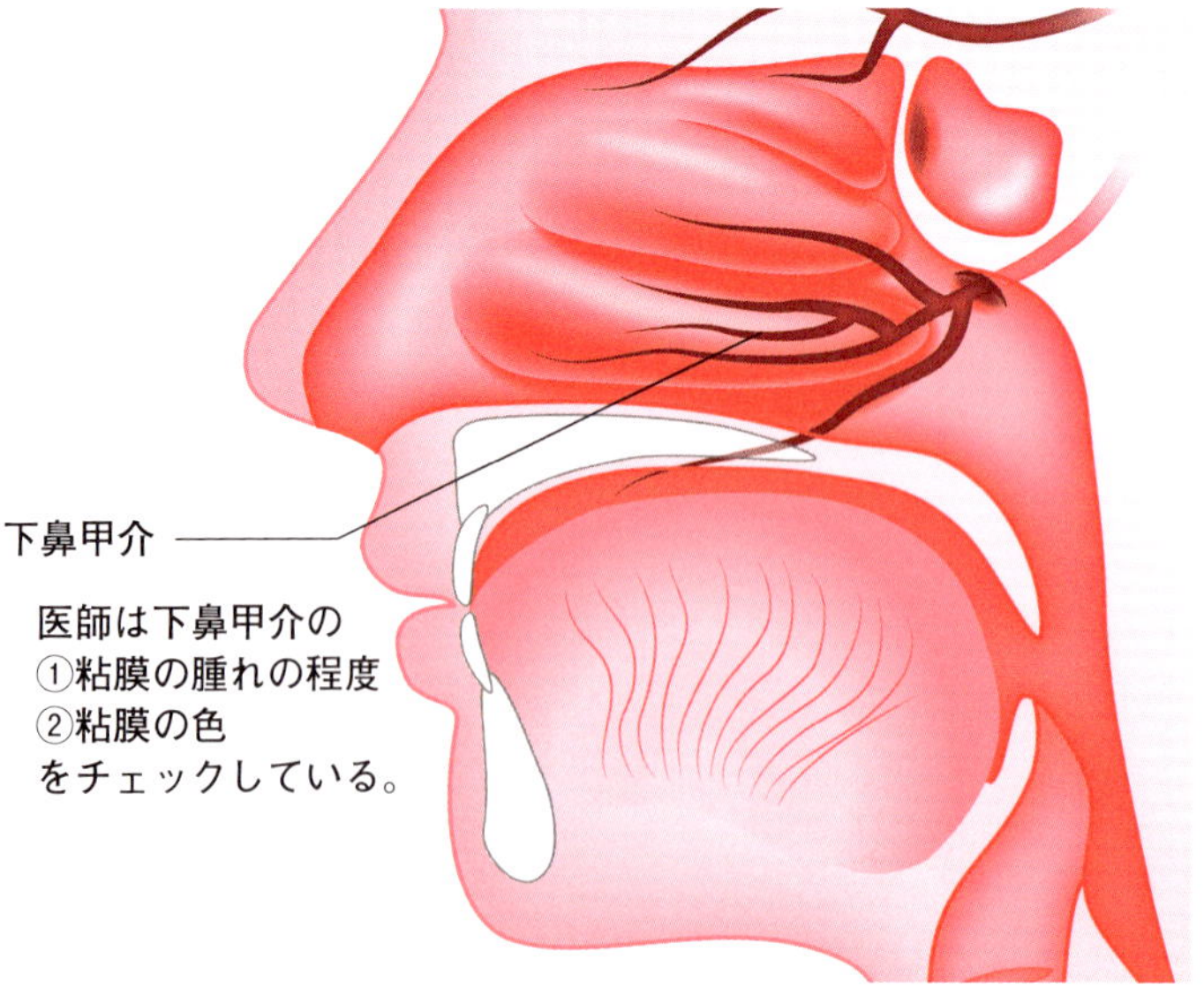
下鼻甲介
医師は下鼻甲介の
①粘膜の腫れの程度
②粘膜の色
をチェックしている。

では、医師は何を見ているのでしょうか。それは、「下鼻甲介」です。

下鼻甲介は、図のような鼻腔にある出っ張りです。この下鼻甲介は、鼻の穴から簡単に見ることができます。

アレルギー性鼻炎になると、下鼻甲介の粘膜に二つの変化が起こります。

一つは、粘膜の腫れです。

粘膜が腫れて、下鼻甲介が大きくなるのです。その腫れの程度で、どれくらいアレルギー性鼻炎がひどいかを判断します。

アレルギー性鼻炎は、抗原が鼻の中に入ったときに粘膜が腫れるので、時間帯によって腫れがひどくなったり、引いたりします。しかし、本当にひどい状態になると腫れっぱなしになってしまいます。

もう一つは、粘膜の色の変化です。

粘膜の色は悪くなるにつれて、赤から白っぽい色に変化していきます。

医師は、下鼻甲介の状態でアレルギー性鼻炎の重症度を推測するのです。

アレルギー性鼻炎になっても、鼻の中がどうなっているかを知らない人がほとんどです。

せっかくの機会なので、診察時にあなた自身で確認してみましょう。耳鼻咽喉科外来では、電子スコープが導入されている施設が多くあります。検査を受けたときに、あなたの鼻の中がどうなっているか見せてもらうといいでしょう。

②抗原が何かを調べる

アレルギー性鼻炎は名前のとおり「アレルギー」が原因なので、何に対してアレルギーがあるかを調べることが非常に重要です。それが分かれば、抗原を避ける方法が分かります。

抗原がダニであれば、布張りのものを避けたり、布団を掃除したりしなければなりません。スギ花粉であれば、2～4月に鼻の中に花粉が入らないようにしなくてはなりません。

アレルギー性鼻炎にかかると、一種類の抗原（スギ花粉、ハウスダストなど）に対応して、一種類の抗体が体の中につくられます。

アレルギー性鼻炎では、代表的な抗原を調べることができます。鼻の中に入ってくる抗原は、細かい粒子状のものに限られているからです。ピーナッツや卵などにアレルギーがあっても、それらは鼻の中に入らないので鼻炎の原因にはなりません。アレルギー性鼻炎の抗原は限られているのです。

検査では、この抗原に対応した抗体がどれくらい体の中にあるのかを調べます。

抗体を調べる方法は、血液検査と皮膚テストの２種類あります。たいてい行われるのは、血液検査です。皮膚テストは時間がかかるので、皮下免疫療法前の検査（１０８ページ参照）以外ではあまり行われません。

血液検査（特異的ＩｇＥ抗体検査。３割負担で４２９０円）では、体の中にある抗体の種類とその量を測定します。

抗体の量は０～６の段階に分けられており、０が陰性、１が偽陽性、２以上が陽性です。

血液検査の注意点は二つあります。

一つ目は、花粉が飛ぶ季節でなくても、その花粉の抗体は体の中にあるということです。スギ花粉の季節ではなくても、スギ花粉の抗体は体の中にあります。ですから、どの時期に採血をしても、スギ花粉の抗体を確認することができます。

もう一つは、抗体の量と鼻の症状は比例しないということです。抗体量が多いからといって、その分症状が重くなるわけではないのです。

たとえば抗体量が４だからといって、抗体量が２より症状が２倍重くなるというわけではないということです。採血結果で分かるのは、あくまでもアレルギーがあるかどうかなのです。

診察してすぐに結果が分かる簡易検査を行っている施設もあります。

血液検査は、採血結果が出るまで３～７日くらい必要です。何度も医療機関に通えない人は、その場ですぐ結果が分かる簡易検査が便利です。

簡易検査では、指先から少量の採血を行い、20分ほどで結果が分かります。ただし簡易検査は、血液検査と比べて調べられる抗体の数が少なく、正確性で劣ります。

鼻の状態を調べる検査はほかにもある

ほかにも次のような検査があります。

❶鼻汁好酸球検査（３割負担で４５０円）

鼻汁好酸球検査は、症状がアレルギーによって起きているという証拠をつかむ検査です。

アレルギー性鼻炎では、透明な鼻水が分泌されます。この鼻水の中には、好酸球という血球成分が多く含まれています。好酸球は血液に含まれる白血球の一種で、アレルギーに深く関わっています。そこでこの検査では、鼻水に含まれる好酸球の数を調べて、アレルギー性鼻炎かどうかを確認します。

鼻水の中に好酸球が多くあると、アレルギー性鼻炎の可能性が高いと判断できるわけです。

この検査には注意点があります。

それは、アレルギー性鼻炎によって分泌された鼻水がなければ検査をする意味がないということです。スギ花粉が飛散していない時期にスギ花粉症の人の鼻水を採取しても、好酸球は見つかりません。そのためこの検査は、スギ花粉症で鼻水がしっかり出ているときに行います。

またこの検査は、だれにでも行うわけではありません。

鼻汁好酸球検査を行うのは、アレルギー性鼻炎かどうか判断に迷うときです。たとえば透明な鼻水が出る病気に血管運動性鼻炎がありますが、それと区別するときに行います。

問診でアレルギー性鼻炎がはっきりしている場合は、この検査を省略します。

❷CT（３割負担で５２５０円※）、X線（３割負担で７１０円）

CTやX線は、外から見られない部分がどうなっているかを確認する検査です。

アレルギー性鼻炎は、鼻腔の粘膜が腫れる病気なので、外から見て確認することができます。しかし鼻水が出る、鼻がつまるといっても、それはアレルギー性鼻炎だけに起こる症状ではありません。特に副鼻腔の状態は外からは見られないので、CTやX線などの画像検査が役に立ちます。副鼻腔炎など、ほかの病気を否定するために画像検査が用いられます。

●アレルギー性鼻炎のCT所見

アレルギー性鼻炎では、炎症によって鼻腔の粘膜が腫れます。ですから、吸気の通り道である鼻腔が狭くなってしまいます。CTでは灰色に見える鼻腔の粘膜が大きくなり、黒く見える鼻腔はほとんどなくなります。

※　装置によって費用は異なります。

アレルギー性鼻炎のCT

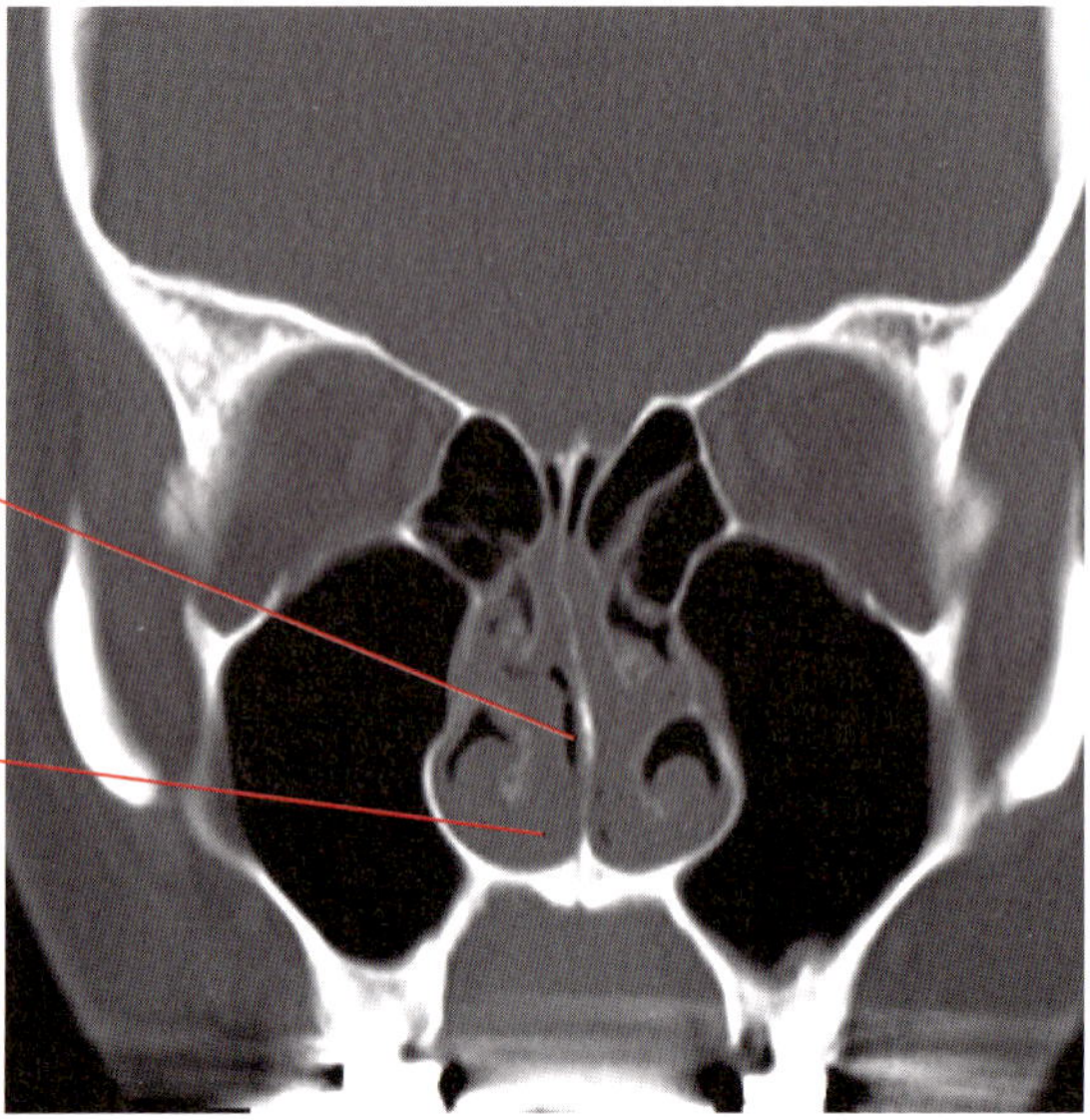
顔の右
顔の左
黒く見える鼻腔は狭くなっている
下鼻甲介が大きくなっている

※CTの見方は168ページを参照

❸鼻腔通気度検査（3割負担で900円）

鼻腔通気度検査は、鼻がどれくらい通るのかを客観的に調べる検査です。この検査では、左右の鼻腔どちらがつまっているか、左右両方でどれだけ空気が通っているかを数値化することができます。

一般的な診療ではこの検査はほとんど行いません。この検査は、手術の効果を客観的に評価するために行います。手術を行う前と後にこの検査を行い、手術で鼻の通りがよくなったかどうかを調べます。

このように問診と検査によって、病型と重症度の診断が行われます。病型は、「くしゃみ・鼻漏型」「鼻閉型」「充全型」に、重症度は症状の程度によって「軽症」「中等症」「重症・最重症」に分かれます。

いよいよ、次から本気で治すための治療法をお教えします。

まとめ

❶代表的なアレルギー性鼻炎の検査は、①鼻の粘膜の状態を電子スコープで確認、②血液検査などで抗原が何かを調べる、の二つ。

❷ほかに、鼻汁好酸球検査、CTやX線検査、鼻腔通気度検査がある。

第3章

アレルギー性鼻炎の治療法

治療の基本①

アレルギー性鼻炎の治療は四つある

アレルギー性鼻炎治療の「力加減」とは

アレルギー性鼻炎の治療は、ゴルフに似ています。

ゴルフは、ボールを遠くに飛ばせばそれでよいというスポーツではありません。１００ヤード先にカップがあるのに、２００ヤード打ってしまうとＯＢ、つまりコース外に出てしまいます。

もし１００ヤード先にカップがあるのなら、１００ヤードの距離に届くようにボールを打たなくてはいけません。つまり、ボールをカップに入れる程度の「力加減」が大切なのです。

アレルギー性鼻炎の治療もそれと同じで、症状を抑えればそれでよいわけではありません。どれくらい治すか、その加減が大切です。

治せないのもだめだし、治しすぎもよくない。症状がどれくらい悪いかを把握して、それに合わせて治療を考えなければならないのです。

外来をしていると、うまく治らなかった患者さんが来院することがよくあります。

「とにかく鼻水を止めて」

患者さんにとっては本当に切実な悩みです。もちろん医師としても、すぐにでもそれを解決してあげたいと思っています。

しかし、その「力加減」はなかなか難しいのです。

昔、アレルギー性鼻炎の治療のひとつに、ステロイドを注射する方法がありました。そうすれば鼻水、鼻づまりはピタリと抑えられます。しかし、その方法はステロイドの副作用が懸念されるため、現在は行われていません。

治療は、効果と副作用を考えなければなりません。アレルギー性鼻炎の治療の「力加減」とは、まさにこの効果と副作用を慎重に見極めることなのです。

アレルギー性鼻炎の治療の種類と概略

アレルギー性鼻炎の治療法には、

1 薬物療法

2 アレルゲン免疫療法

3 手術療法

4 抗原除去と回避

の4種類があります。

重症度や症状によって、どの治療にするかを決めていきます。もちろん、患者さんの希望も重要な要素です。

それぞれどのような治療法か、概略を説明しましょう。

治療1 薬物療法

薬を飲んだり、鼻の中にスプレーを噴霧したりする治療です。薬を使い続けてもアレルギー体質が改善するわけではないので、症状を改善するためには薬を飲み続けなくてはなりません。

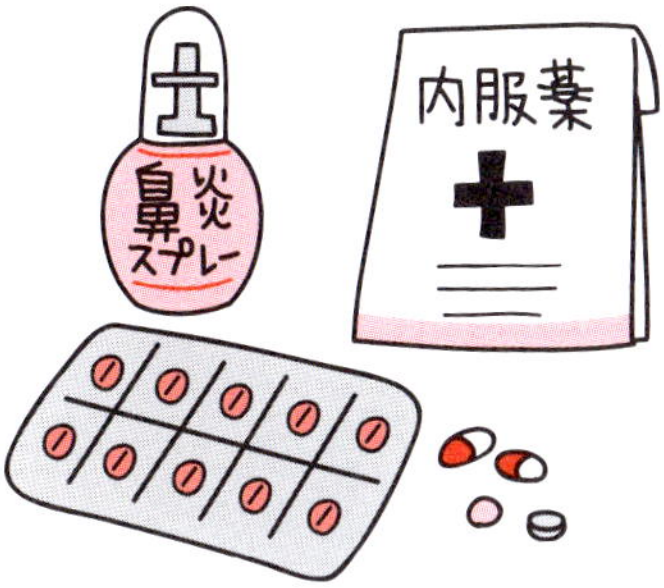

薬の種類が多いので、どのように使い分けるかが重要です。

治療2 アレルゲン免疫療法

抗原（アレルゲン）を体の中に入れて、アレルギー体質を改善する方法です。最初はごく少量の抗原から投与を開始し、徐々に投与量を増やします。最終的には、2～3年かけて一定量を投与し続けます。この期間は一カ月に1回程度の通院が必要になるため、それなりの根気が必要です。いつまで続けるかは決まっていないので、医師と相談して終了時期を決めるしかありません。

この方法は、アレルギー体質そのものを改善するため、治療が終わった後も効果が続きます。ただし、効果が薄れてくることもあります。

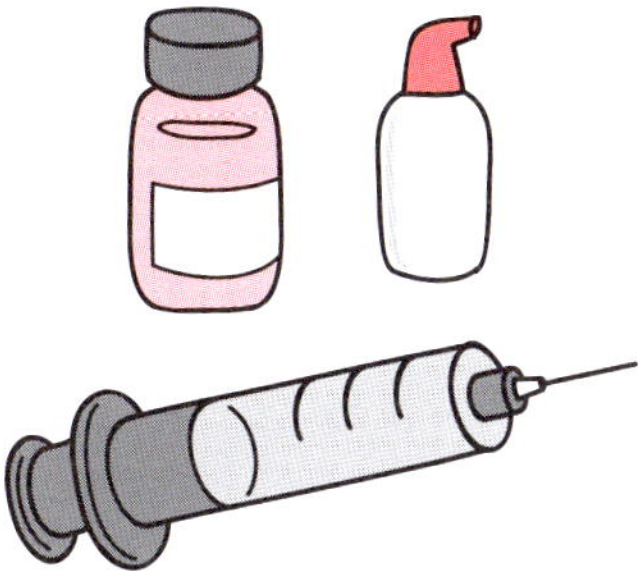

治療3　手術療法

手術療法とは、外科的治療で鼻の構造や機能を変える治療です。具体的には、鼻の粘膜を焼灼《しょうしゃく》する、鼻腔の神経を切断する、などの方法があります。

重症の通年性アレルギー性鼻炎で、抗原除去や回避、薬物治療で症状をコントロールできない場合や、薬を使い続けたくない場合に行います。

手術でアレルギー体質を改善することはできませんが、症状を抑える効果は薬物療法やアレルゲン免疫療法より高くなります。手術は、近年いろいろな方法が開発されてきています。ですから、状態に応じ、適切な方法を選ぶことが重要です。

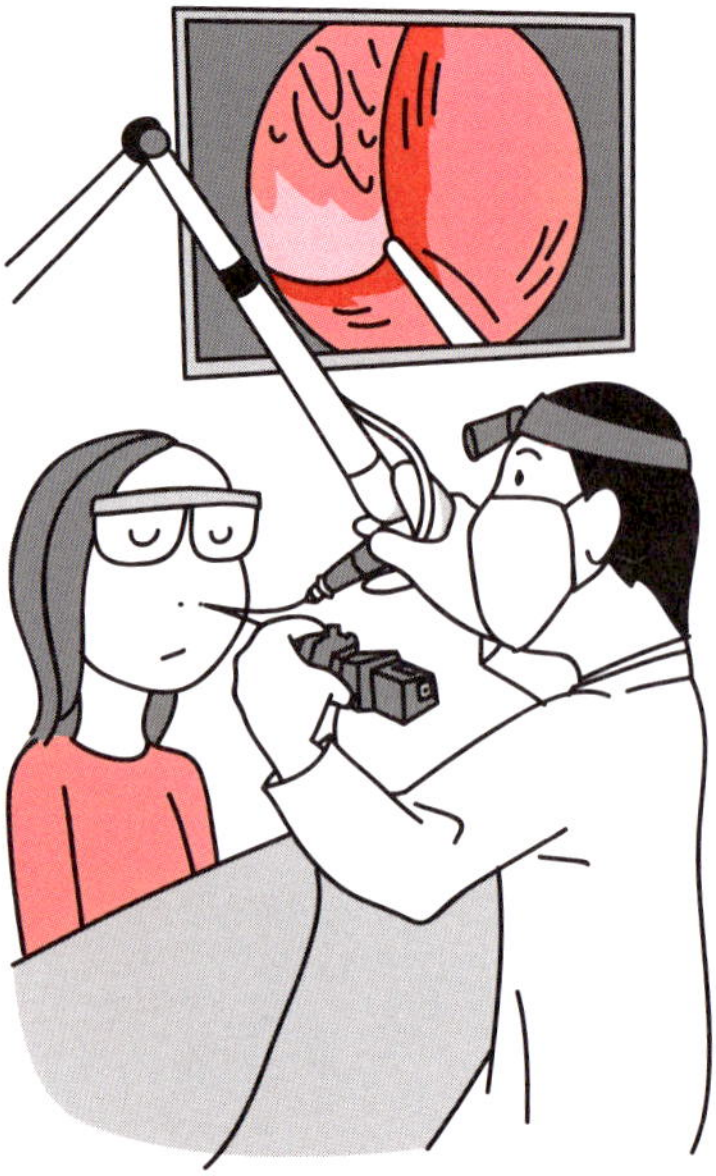

治療4　抗原除去と回避

アレルギー性鼻炎の予防や治療で、まず行うべき方法です。アレルギー性鼻炎は、ハウスダストやスギ花粉などの抗原が鼻腔に入ることで発症します。これらの抗原が鼻腔に入らなければ、症状は起きません。したがって、まず検査で抗原が何かを解明し、それを避けることが重要になります。

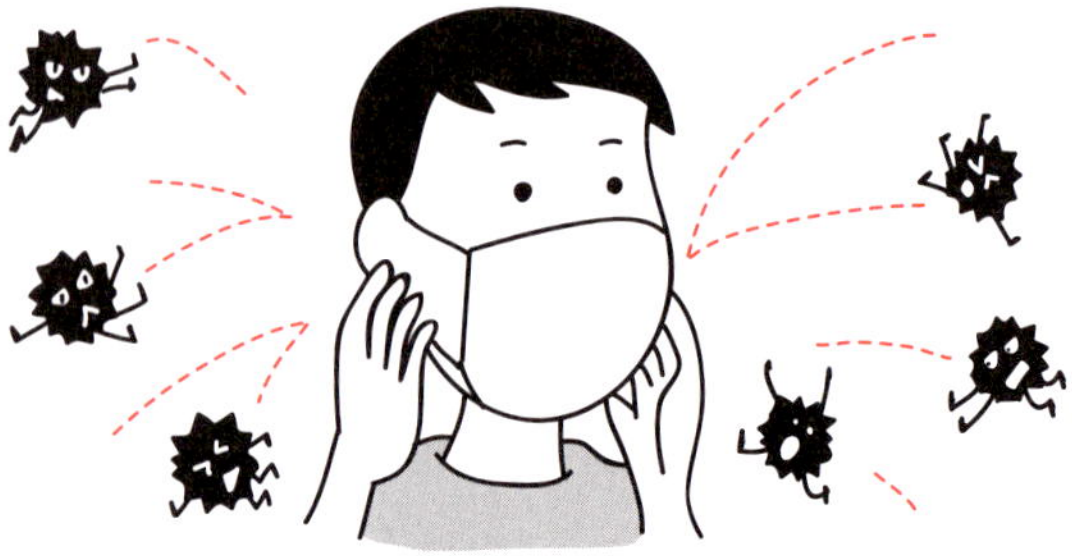

まとめ

❶アレルギー性鼻炎の治療は、効果と副作用を慎重に考慮する必要がある。

❷アレルギー性鼻炎の治療法には薬物療法、アレルゲン免疫療法、手術療法、抗原除去と回避の4種類がある。

治療の基本②

「重症度」と「病型」、「通年性」と「季節性」で治療が変わる

アレルギー性鼻炎の治療は重症度と病型で決める

アレルギー性鼻炎治療の『診療ガイドライン』では、重症度と病型（「くしゃみ・鼻漏型」と「鼻閉型」）によって治療方法を選ぶように説明しています。

●重症度

重症になるほど一種類の薬では効果が出にくいので、薬をいくつか組み合わせて処方します。問診で調べた重症度に合わせて治療方針を決めます。

●病型

「くしゃみ・鼻漏型」と「鼻閉型」に分かれているのは、それぞれの症状に効果が高い薬剤が違うから。「くしゃみ・鼻漏型」には抗ヒスタミン薬（68ページ参照）を処方します。ヒスタミンは知覚神経を介する反応に関わる化学伝達物質です。抗ヒスタミン薬は、くしゃみと鼻水を抑える効果があります。

一方、「鼻閉型」には抗ロイコトリエン薬（78ページ参照）を処方します。鼻粘膜だけの反応が主である鼻づまりは、抗ヒスタミン薬より抗ロイコトリエン薬のほうが効果があるのです。

治療方針は通年型か花粉症かを見極めて立てる

アレルギー性鼻炎の治療方針は、「通年性アレルギー性鼻炎」向けと「花粉症」向けの二種類あります。なぜ、二種類あるのでしょうか？

●花粉症のほうが、症状が重いから

花粉症のほうが通年性アレルギー性鼻炎に比べて症状が重くなります。重症度が高いほど、複数の薬を使用しなければならなくなるのです。

また、通年性アレルギー性鼻炎は、一年を通して薬を使わなければならないので、副作用が現れやすくなります。そのために、できるだけ薬の使用量を

減らすよう努力しないといけないのです。

通年性アレルギー性鼻炎では、鼻以外の症状はあまりありません。しかし花粉症の多くは、目や皮膚の症状も伴います。そのため花粉症には、アレルギー性結膜炎の治療についても記載されています。

●花粉症には、初期治療がある

花粉症はいったん発症すると症状は徐々に重くなり、治すのが難しくなってしまいます。それを防ぐために、発症する前に薬を使用して症状を軽くしようとするのが「初期治療」です。

『診療ガイドライン』では「第2世代抗ヒスタミン薬、抗ロイコトリエン薬、鼻噴霧用ステロイド薬は、花粉飛散予測日または症状が少しでも現れた時点で開始」と記載されています。初期治療では、この3種類の薬のうちの一つを使うことがほとんどです。

ガイドラインはあくまでもひとつの選択肢

『診療ガイドライン』は「ひとつの選択基準」であって絶対的な基準ではありません。なぜなら、それぞれの治療法の差がよく分からないので、おおまかなことしか記載できないからです。

通年性アレルギー性鼻炎の治療

重症度	軽症	中等症		重症	
病型		くしゃみ・鼻漏型	鼻閉型または鼻閉を主とする充全型	くしゃみ・鼻漏型	鼻閉型または鼻閉を主とする充全型
治療	①第2世代抗ヒスタミン薬 ②遊離抑制薬 ③Th$_2$サイトカイン阻害薬 ④鼻噴霧用ステロイド薬 ①、②、③、④のいずれか一つ。	①第2世代抗ヒスタミン薬 ②遊離抑制薬 ③Th$_2$サイトカイン阻害薬 ①、②、③のいずれか一つ。必要に応じて①または②に③を併用する。	①抗ロイコトリエン薬 ②抗PGD_2・TXA_2薬 ③Th2サイトカイン阻害薬 ④第2世代抗ヒスタミン薬・血管収縮薬配合剤 ⑤鼻噴霧用ステロイド薬 ①、②、③、④、⑤のいずれか一つ。必要に応じて①、②、③に⑤を併用する。	鼻噴霧用ステロイド薬 ＋ 第2世代抗ヒスタミン薬	鼻噴霧用ステロイド薬 ＋ 抗ロイコトリエン薬または抗PGD_2・TXA_2薬 もしくは 第2世代抗ヒスタミン薬・血管収縮薬配合剤 必要に応じて点鼻用血管収縮薬を治療開始時の1～2週間に限って用いる。
				鼻閉型で鼻腔形態異常を伴う症例では手術	
	アレルゲン免疫療法				
	抗原除去・回避				

※抗PGD_2・TXA_2薬：抗プロスタグランジンD_2薬・トロンボキサンA_2薬

鼻アレルギー診療ガイドライン2016年版より

ガイドラインは、すべての人が納得できるものでなくてはなりません。ですから記載するためには、しっかりとした検証が必要になります。しかし、治療法や薬どうしの効果の比較は、厳密な形では行われていないことが多いのです。診療ガイドラインが作られたのは、医師によって診療方法が大きく異ならないようにするためです。とは言いつつも、このガイドラインを見ただけで治療法が選べるほど検証が進んでいるわけではないというのが現状です。

実際に診療を行っていてもその効果には個人差がありますし、患者さんの希望も千差万別です。実際にどのように治療を進めていくかは、ガイドラインは参考にしても、それぞれの患者さんに適した〝オーダーメイド〟で決めていかなくてはならないのです。

まとめ

❶アレルギー性鼻炎の治療は『診療ガイドライン』に沿って行われる。

❷治療は重症度と病型、治療方針は通年性アレルギー性鼻炎向けと花粉症向けがある。

❸実際の治療は患者個々に適したオーダーメイドで行われる。

花粉症の治療

重症度	初期療法	軽症	中等症		重症・最重症	
病型			くしゃみ・鼻漏型	鼻閉型または鼻閉を主とする充全型	くしゃみ・鼻漏型	鼻閉型または鼻閉を主とする充全型
治療	①第2世代抗ヒスタミン薬 ②遊離抑制薬 ③抗ロイコトリエン薬 ④抗PGD_2・TXA_2薬 ⑤Th2サイトカイン阻害薬 ⑥鼻噴霧用ステロイド薬 くしゃみ・鼻漏型には①、②、⑥。鼻閉型または鼻閉を主とする充全型には③、④、⑤、⑥のいずれか一つ。	①第2世代抗ヒスタミン薬 ②遊離抑制薬 ③抗ロイコトリエン薬 ④抗PGD_2・TXA_2薬 ⑤Th2サイトカイン阻害薬 ⑥鼻噴霧用ステロイド薬 ①〜⑥のいずれか一つ。①〜⑤で治療を開始したときは必要に応じて⑥を追加。	第2世代抗ヒスタミン薬 ＋ 鼻噴霧用ステロイド薬	**抗ロイコトリエン薬 または 抗PGD_2・TXA_2薬 ＋ 鼻噴霧用ステロイド薬 ＋ 第2世代抗ヒスタミン薬** もしくは **第2世代抗ヒスタミン薬・ ＋ 血管収縮薬配合剤 鼻噴霧用ステロイド薬**	鼻噴霧用ステロイド薬 ＋ 第2世代抗ヒスタミン薬	**鼻噴霧用ステロイド薬 ＋ 抗ロイコトリエン薬または抗PGD_2・TXA_2薬 ＋ 第2世代抗ヒスタミン薬 もしくは 鼻噴霧用ステロイド薬 ＋ 第2世代抗ヒスタミン薬・血管収縮薬配合剤** 必要に応じて点鼻用血管収縮薬を1〜2週間に限って用いる。症状が特に強い症例では経口ステロイド薬を4〜7日間処方する。
		点眼用抗ヒスタミン薬または遊離抑制薬			点眼用抗ヒスタミン薬、遊離抑制薬またはステロイド薬	
					鼻閉型で鼻腔形態異常を伴う症例では手術	
	アレルゲン免疫療法					
	抗原除去・回避					

※抗PGD_2・TXA_2薬：抗プロスタグランジンD_2薬・トロンボキサンA_2薬　　鼻アレルギー診療ガイドライン2016年版より

治療1 薬物療法

薬物療法の基本

薬は効果と即効性・副作用から選ぶ

アレルギー性鼻炎の治療薬

点鼻薬	内服薬	
鼻噴霧用ステロイド薬	抗ヒスタミン薬 抗ロイコトリエン薬	ずっと使える
点鼻用血管収縮薬	経口ステロイド薬 内服用血管収縮薬	期間限定

アレルギー性鼻炎の薬はとても多いです。しかし、実際によく使う薬は限られています。ですから、まずは、上の表の薬に注目しておいてください。よく使う薬を理解したうえで、薬を見ていきましょう。

治療薬は、

1 ケミカルメディエーター受容体拮抗薬
2 遊離抑制薬
3 Th2サイトカイン阻害薬
4 ステロイド薬
5 血管収縮薬（α交感神経刺激薬）

の五つに大きく分けられます。

アレルギー性鼻炎の薬剤にはいろいろな種類があります。状況に応じて使い分けることが大切です。

以下、五つの治療薬の種類について説明しましょう。実際の診療でよく処方されるのが、以下の太字の薬です。

1　ケミカルメディエーター受容体拮抗薬

アレルギー反応で、ヒスタミンやロイコトリエンといった化学伝達物質が放出されると、鼻の粘膜が腫れ、鼻水が分泌されます。このような物質の受容体をブロックし、作用しにくくしたりする薬です。

①抗ヒスタミン薬

（ヒスタミンH_1受容体拮抗薬）

日本でもっとも処方されるアレルギー性鼻炎の薬です。鼻水、くしゃみ、鼻づまりすべてにバランスよく効果がある薬です。処方される量が多いため、種類も多くあります。この抗ヒスタミン薬には、最初に開発された「第1世代」とその後に開発された「第2世代」があります（70ページ参照）。

点鼻薬もありますが、効果は鼻噴霧ステロイドに劣るため、あまり処方されません。

②抗ロイコトリエン薬

（ロイコトリエン受容体拮抗薬）

鼻水やくしゃみよりも、鼻づまりに効果がある薬です。鼻づまりが主症状である場合に処方されます。

③抗プロスタグランジンD_2・トロンボキサンA_2受容体拮抗薬

主に鼻づまりに効果のある薬です。『診療ガイドライン』では、ロイコトリエン受容体拮抗薬とほぼ同じように扱われています。

2　遊離抑制薬

マスト細胞（37ページ参照）からヒスタミンなどの化学伝達物質を放出しにくくする薬です。症状を抑える作用が弱いため、内服薬はあまり処方されることがありません。点眼薬や点鼻薬で使用されることがある薬です。

3 Th2サイトカイン阻害薬

主に鼻づまりに効果のある薬です。『診療ガイドライン』では、ロイコトリエン受容体拮抗薬とほぼ同じように扱われています。

4 ステロイド薬

ステロイド薬には、炎症を抑える作用があります。ステロイド薬には、以下の２種類の薬があります。

①鼻噴霧用ステロイド薬

鼻症状すべてに効果がある薬です。欧米では、この薬剤がアレルギー性鼻炎治療の中心になっています。点鼻薬で用いる場合、ステロイドは体の中にほとんど吸収されないため、副作用はほとんどありません。

②経口ステロイド薬

アレルギー性鼻炎の患者さんに、ステロイドを投与すると、鼻の粘膜の炎症がおさまり、鼻水、鼻づまりが改善します。しかし、ステロイドを内服すると、体全体に作用するので、長期に内服するとステロイドの副作用が懸念されます。

5 血管収縮薬（α交感神経刺激薬）

血管収縮薬を使用すると、交感神経のα1受容体が刺激され血管が収縮するため、粘膜もすぐに収縮します。鼻づまりへの効果は強いものの使用回数が多くなると反応しにくくなるため、血管収縮剤は長期間使わないことが望ましく、できれば２週間までで使用を中止するのが望ましいとされています。

①点鼻用血管収縮薬

市販の点鼻薬は血管収縮薬を含むものが多いです。

②内服用血管収縮薬

市販のアレルギー性鼻炎薬や風邪薬に含まれることが多いです。処方薬にも抗ヒスタミン剤との合剤があります。

アレルギー反応のしくみと薬が作用するしくみ

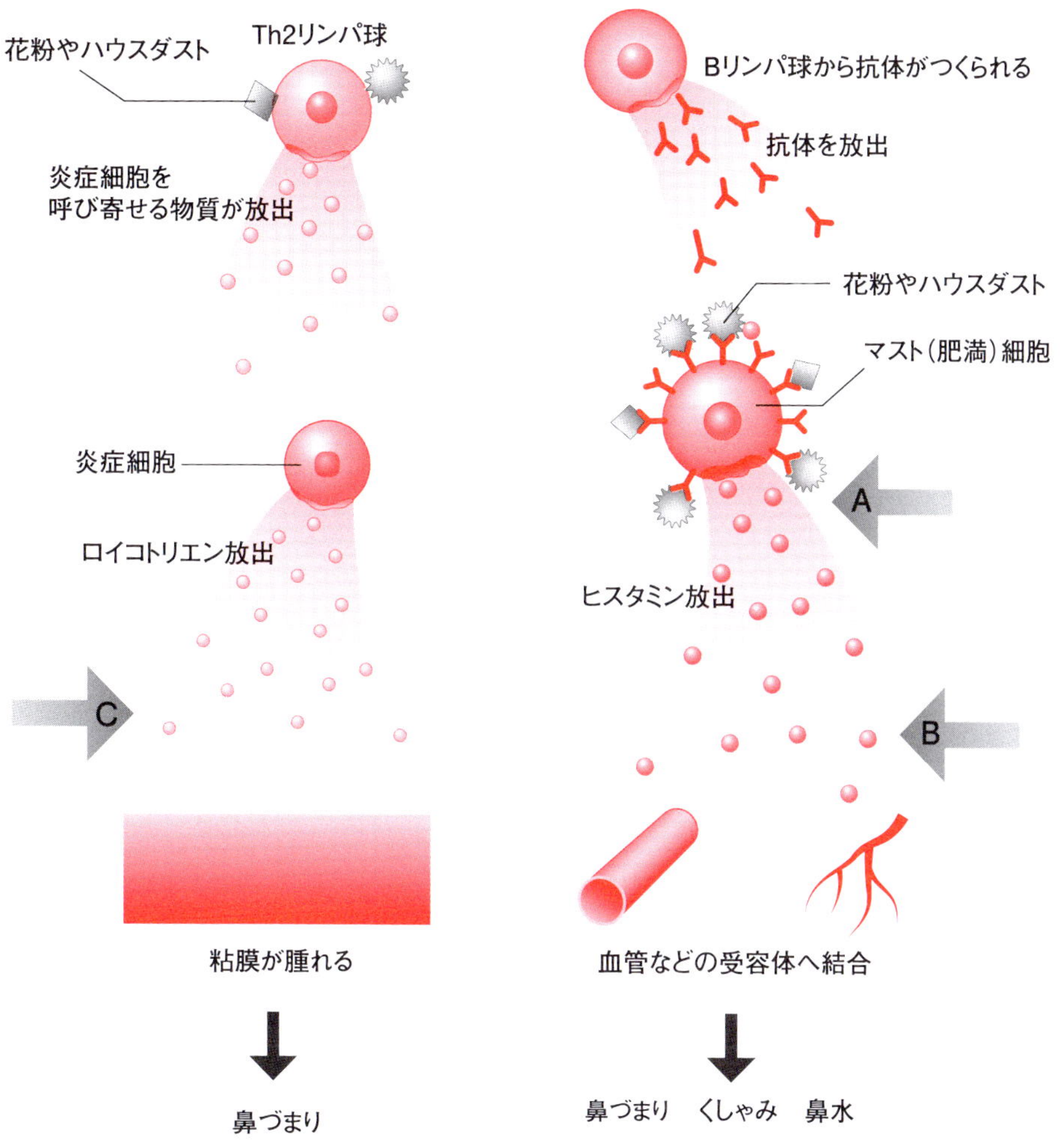

A：遊離抑制薬は、抗原抗体反応が起きても、マスト細胞から化学伝達物質（ヒスタミン、ロイコトリエンなど）の遊離を抑える。

B：抗ヒスタミン薬は、放出されたヒスタミンの受け皿であるヒスタミン受容体に先回りしてブロックし、ヒスタミンの働きを止める。

C：抗ロイコトリエン薬は、鼻粘膜を腫れさせる作用に大きく関わる。

自分に合う「抗ヒスタミン薬」を見つけよう

抗ヒスタミン薬は即効性があって人気No.1

アレルギー性鼻炎の薬としては、**抗ヒスタミン薬**、**抗ロイコトリエン薬**、**鼻噴霧ステロイド**が代表的なものです。このうち、もっとも多く処方されているのが抗ヒスタミン薬です。

なぜ、抗ヒスタミン薬がよく使用されるのでしょうか。それは飲んでから効果が現れるのが早いから。つまり、即効性が高い薬だからです。

薬を処方するうえでこれは重要なことです。

「薬を飲むのは面倒くさい。だから鼻水や鼻づまりが軽いときは飲みたくない」

外来をしていると、こう言われることがよくあります。症状がひどくないときは、患者さん自身の判断で薬を飲まないことがあるというのです。

薬を3カ月分処方したのに、3カ月後に「薬が1カ月分余っています」という患者さんもいます。

抗ロイコトリエン薬や鼻噴霧ステロイドは、効果をしっかり実感できるまで一週間はかかり、使ったり使わなかったりでは効果が現れにくいのです。

それに対して抗ヒスタミン薬は、飲んですぐ効くから患者さんの反応がいい。そのため抗ヒスタミン薬は処方しやすい薬になるというわけです。

しかし、抗ヒスタミン薬は眠くなるという副作用を起こすことがあります。眠くならなくても、気がつかないうちに作業効率が下がることもあります。

そこが問題なので、どの抗ヒスタミン薬を選ぶかが重要になるのです。

抗ヒスタミン薬はものすごく種類が多い薬です。抗ヒスタミン薬は多く処方されるため、どの製薬会社も販売したい薬だからです。したがって、あなたに合った抗ヒスタミン薬を選べる可能性は高いです。

抗ヒスタミン薬は放出されたヒスタミンの受け皿

である鼻粘膜にあるH_1受容体をブロックして、ヒスタミンを作用しにくくします。

　ヒスタミンは、①鼻粘膜を腫れさせる作用、②知覚神経を介して、鼻水やくしゃみを起こさせる作用、に関わります（67ページ参照）。

　抗ヒスタミン薬は、ヒスタミンの作用を抑える働きをしますから、くしゃみ・鼻水・鼻づまりをまんべんなく抑えます。特にヒスタミンは②に大きく関わるので、抗ヒスタミン薬は鼻水が止まらない、くしゃみが強いといった場合に高い効果を上げます。

作業能率を低下させる副作用にご用心

　ヒスタミンは、鼻以外にもさまざまな器官で働いています。特に脳に働きかけていて、日中眠くなりにくくする、学習能力を高める、活動量を増やすといった作用があります。

　抗ヒスタミン薬を飲むとヒスタミンが脳内でうまく作用しなくなるので、眠くなったり、仕事がはかどらなくなったりします。

　抗ヒスタミン薬で起こる眠気は「副作用だ」と気づきやすいので、薬を中止することができます。

　しかし、作業能力の低下は気づかないうちに起こるので、なかなか薬を中止できません。このように気づかないうちに能力が低下する状態を「インペアード・パフォーマンス」といいます。

　この副作用があるため、受験生などには抗ヒスタミン薬はおすすめできません。そのような人が抗ヒスタミン薬を内服する場合は、アレグラ®やクラリチン®といった脳に移行しにくい薬剤をおすすめします。

　また、抗ヒスタミン薬の古いタイプである第1世代の抗ヒスタミン薬は、ヒスタミンとは別の化学伝達物質であるアセチルコリンの作用をブロックして、口の渇きや便秘を引き起こします。この作用のために第1世代の抗ヒスタミン薬は、緑内障や前立腺肥大、気管支ぜんそくの人は服用してはいけません。

まとめ

❶アレルギー性鼻炎の薬は抗ヒスタミン薬が主流。
❷抗ヒスタミン薬は種類が多いので、自分に合ったものを選ぼう。
❸抗ヒスタミン薬は、鼻の不調に幅広く作用する。
❹抗ヒスタミン薬は眠気などの副作用がある。

第1世代から第2世代へと開発が進んだ抗ヒスタミン薬

第1世代と第2世代の違いを理解しよう

抗ヒスタミン薬は、新しい薬が数多く開発されてきました。まず開発されたのが第1世代、その後、副作用が軽減されるよう開発されたのが第2世代です。現在、主に第2世代の抗ヒスタミン薬が使用されています。

●第1世代抗ヒスタミン薬

まず開発された第1世代の抗ヒスタミン薬は、持続時間が短いものの即効性があり、鼻水やくしゃみを抑える作用が強い薬です。その一方で、眠気、口の渇き、便秘といった副作用があり、1~2週間という短い期間内服するにはよいのですが、長期間の内服は避けたほうがよいでしょう。

第1世代の抗ヒスタミン薬は、これらの副作用があるために医療機関で処方されることはあまりありません。しかし、これらの薬剤は昔から使われているし、命に関わる副作用を起こすことは稀なので、風邪薬にはよく配合されています。そのため、「市販薬は安全」と思い込み、第1世代の抗ヒスタミン薬を含んだ風邪薬や鼻炎薬を長期間内服することは避けたほうがよいでしょう。

●第2世代抗ヒスタミン薬

第1世代の抗ヒスタミン薬は副作用が強かったため、新しい薬が開発されました。それが第2世代の抗ヒスタミン薬です。

改善点は、次の四つです。

①副作用を減らす

薬が脳に移行しにくくなり、眠気が起こりにくくなったので、長期に内服できるようになりました。また、アセチルコリンの作用をブロックしにくくなったため、緑内障や気管支ぜんそくの人にも処方できるようになりました。

脳内ヒスタミン受容体占有率(眠くなりにくさ)

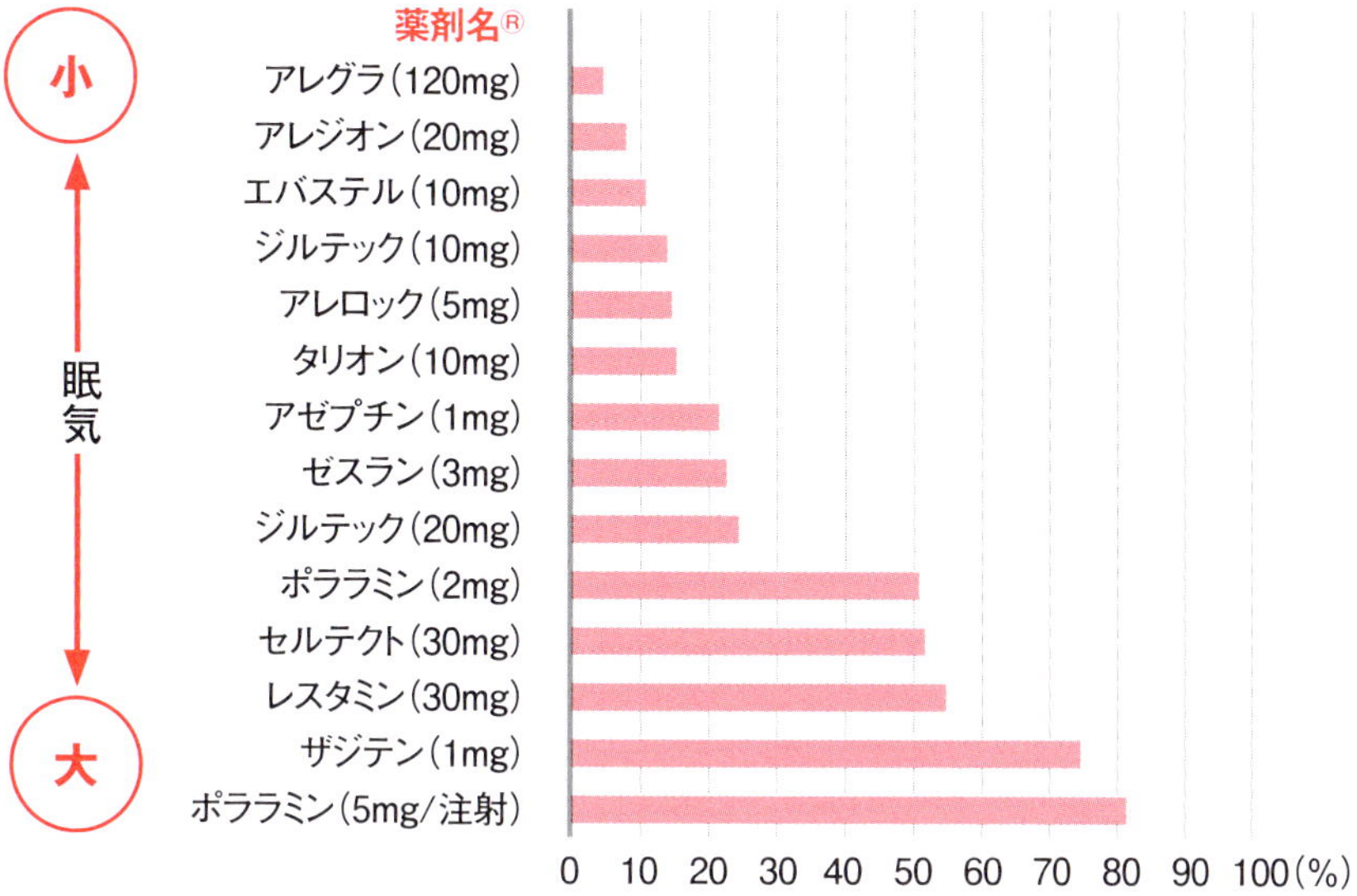

[Yanai K et al:Pharmacol Ther 113(1):1-15,2007より改変]

②効果が持続する時間を長くする

第1世代より効果の持続時間が長くなり、一日1回の内服で済む薬も登場しました。しかし、第2世代は即効性では第1世代より劣ります。ですから、飲んですぐに効かないと判断するのではなく、1週間ほど内服を続けてから判断することが必要です。

③鼻づまりへの効果を高める

第1世代は鼻づまりへの効果はあまりありませんでした。しかし、第2世代では鼻づまりへの効果を高め、鼻症状すべてに効くようにしました。

④予防する効果を持たせる

第2世代には、マスト細胞の細胞膜を強化して化学伝達物質を遊離しにくくする効果があります。ですから、アレルギー症状が現れる前に内服しても、予防的な効果があるといわれています。

まとめ

❶第1世代の抗ヒスタミン薬は即効性があるが、持続時間が短く副作用があるため長期間の使用は避ける。

❷第2世代は第1世代の副作用を軽減し、予防への効果も持たせている。

最強・最適の抗ヒスタミン薬を見つけよう

副作用の強い薬のほうがよく効くのか?

抗ヒスタミン薬は、副作用が少なくなるように、効果時間が長くなるように進化してきました。その結果、現在は第2世代の抗ヒスタミン薬が主に処方されています。

では、どの第2世代の抗ヒスタミン薬を選ぶのがよいのでしょうか。

実は、第2世代の抗ヒスタミン薬同士の効果を比べた信頼に足るデータはほとんどありません。

アレルギー性鼻炎の薬は、効果を判定しにくいという事情があるからです。

たとえば降圧剤の場合は「血圧」が指標になるので、どれだけ血圧を下げることができるのかを明確な数値にすることができます。

しかしアレルギー性鼻炎の薬の場合は、「鼻水・鼻づまり」という主観的な症状が指標になるので、数値ではっきりと薬剤の効果を示しにくいのです。

では、効果の差が分かりにくい薬剤をどのように医師が処方しているのでしょうか。

多くの医師は「眠気などの副作用が起こりやすいほうが効果は高い」という考えをベースに処方をしています。

第2世代の抗ヒスタミン薬の副作用を見てみましょう。薬剤の説明文書には、「車の運転」など機械の操作について注意が明記されています。

●**記載なし**　**アレグラ**®、**クラリチン**®
（第3グループ）

●**注意**　**アレジオン**®、**エバステル**®、**タリオン**®
（第2グループ）

●**従事させない**　**ザイザル**®、**ジルテック**®、**アレロック**®（第1グループ）

●**初期の第2世代**（従事させない）
（ザジテン®、アゼプチン®、セルテクト®、ゼス

第2世代抗ヒスタミン薬の効果と副作用

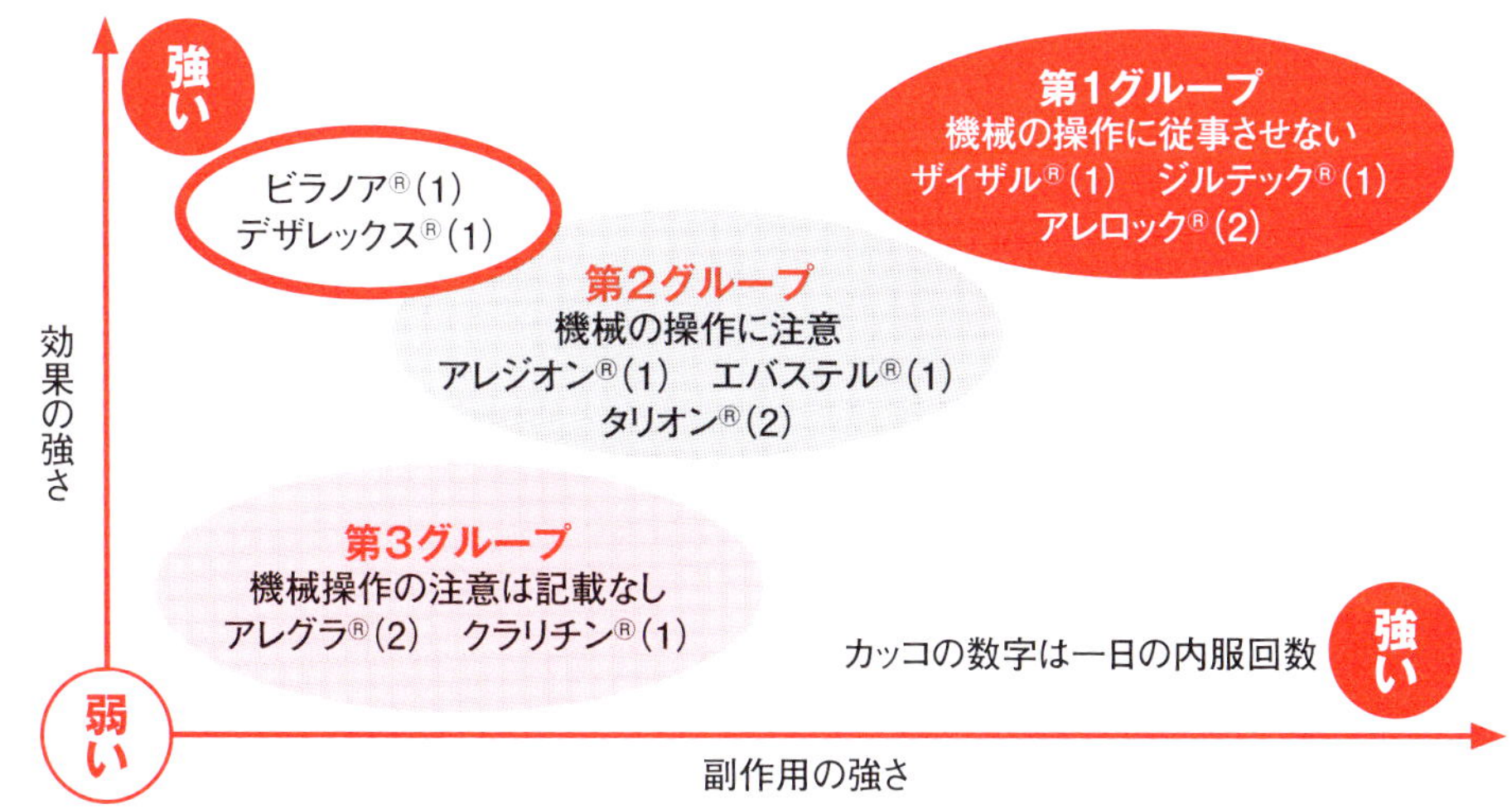

第2世代の抗ヒスタミン薬の効果と副作用が比例して強くなるとすると、このようなイメージになる。

ラン®）

それと効果と合わせてグラフにすると、上の表のようになります。

この表が絶対に正しいというわけではありません。研究結果としては、副作用が起こりにくいこととアレルギー症状を抑える効果には、相関性はないとされているのです。

個人的な印象としては、第2世代の抗ヒスタミン薬の効果と副作用は人によってかなり違います。いろいろ試してみて、あなたに合う薬を見つけておくというのがよい手段かもしれません。

一日2回服用薬は、服用方法をアレンジできる

現在は、一日1回と一日2回内服の抗ヒスタミン薬が処方されています。どちらにするかは、患者さんの判断にまかせることが多いです。どちらがいいかを診察時に伝えてもらえると、医師は処方する薬を絞り込みやすくなります。

抗ヒスタミン薬はかつて一日2回内服する薬剤のみでした。しかし、内服する回数は少ないほうが手

間はかかりません。そこで長時間にわたって効果が続く抗ヒスタミン薬が開発されて、一日1回内服で済むようになりました。

一見、一日1回内服する薬のほうが断然よいように思えますが、一日2回内服する抗ヒスタミン薬にも長所があります。それは内服方法を変えられるということです。抗ヒスタミン薬は症状を抑えるだけで、アレルギーそのものを改善するわけではありません。ですから、次のような工夫ができます。

●一日2回の薬を一日1回だけ内服する

鼻水や鼻づまりをあまり感じなければ、半分に減量してもかまいません。

●朝と睡眠前で飲む薬を変える

朝に眠気が現れにくいアレグラ®を内服し、睡眠前にアレロック®を内服するといったように、内服方法をアレンジすることができます。

一日2回の服用は、このように内服の仕方を工夫することができますが、そうする場合は医師と相談してから行ってください。

第2世代抗ヒスタミン薬の先行薬は、それなりの値段がします（ただし医療期間で処方されるので通常は3割負担）。しかし、抗ヒスタミン薬は原材料が安いので、ジェネリック薬になると薬価が1／4ほどになることもあります。かなり昔に開発された第1世代抗ヒスタミン薬は、第2世代と比べて薬価が安くなっています。

新しいタイプの第2世代薬の特徴

医師は基本的に、第2世代抗ヒスタミン薬、その中でも新しく開発されたものを処方します。なぜなら、第1世代や第2世代でも古いタイプのものは、眠気などの副作用が強く、効果が続きにくいからです。第2世代抗ヒスタミン薬の中でも新しく開発されたものは、次のとおりです。

●アレグラ®、クラリチン®（第3グループ）

眠気などの副作用はほとんどない薬剤です。

医師は、抗ヒスタミン薬を処方する場合に、車の運転をするかどうかを必ず確認します。もしそのような機械操作を行う場合は、事故を防ぐためにこれらの抗ヒスタミン薬を処方します。

つまりアレグラ®、クラリチン®といった薬は、眠気や作業効率の低下が起こりにくいことを重視するときに処方される薬です。また、これらの薬剤は、人によって吸収のしかたに違いがあり、効果に当たり外れがあります。つまり、効果がしっかり現れる場合もあれば、効果が全然現れない場合もあるということです。1週間内服して効果が現れない場合は、ほかの抗ヒスタミン薬に変えましょう。

このグループには、ビラノア®、デザレックス®という新しい抗ヒスタミン薬もあります（76ページ参照）。これらの薬のほうが、効果が確実なので、処方されることが多くなるでしょう。

●アレジオン®、エバステル®、タリオン®（第2グループ）

効果と副作用のバランスを考えたときに、処方する抗ヒスタミン薬です。

●ザイザル®、ジルテック®、アレロック®（第1グループ）

効果を重視する場合は、これらの抗ヒスタミン薬を処方します。これらの抗ヒスタミン薬は、眠気を起こす可能性があるので、車の運転が制限されます。

アレロック®は吸収のされ方にムラがないため、人による当たり外れはあまりありません。ですから、アレロック®で効果が現れない場合は、抗ヒスタミン薬では効果が望みにくいということになります。

ザイザル®は、ジルテック®と同じ成分です。しかし、ジルテック®の特別な成分だけを抽出しているので、ジルテック®と効果は同じで副作用が起こりにくくなっています。医療機関で処方してもらう場合は、ジルテック®よりザイザル®のほうがよいでしょう。

●そのほかの処方薬と市販薬

それ以外の抗ヒスタミン薬（第1世代、古い第2世代）は、眠気などの副作用を起こしやすいので、おすすめしません。これらの薬を選ぶのは、

●2週間くらいまでしか内服しない
●低価格を求める
●即効性を求める
●緑内障や気管支ぜんそくがない

という場合です。

一方、抗ヒスタミン薬単独の市販薬には次のようなものがあります。

●**アレグラFX®**（久光製薬）、**アレジオン20®**（エスエス製薬）、**エバステルAL®**（興和）、**ストナリ**

ニZ®（ジルテック®：佐藤製薬）、**ザジテンAL**®（グラクソ・スミスクライン）、クラリチンEX®（大正製薬）

このように、処方薬と同じ成分の抗ヒスタミン薬が販売されています。この中でザジテンAL®だけは古いタイプの第2世代なので、眠気の副作用が強くなります。アレルギー性鼻炎の市販薬には、第1世代抗ヒスタミン薬＋血管収縮薬のものもあります（86ページ参照）。

●点鼻薬

抗ヒスタミン薬の点鼻薬にはザジテン®やリボスチン®などがありますが、効果は鼻噴霧ステロイドに劣るため、あまり処方されません。

まとめ

❶第2世代の抗ヒスタミン薬の効果と副作用は人によって違う。
❷一日2回服用の薬は、服用方法をアレンジできるメリットがある。
❸新開発の第2世代抗ヒスタミン薬の効果と副作用を知る。
❹第1世代や古い第2世代抗ヒスタミン薬は、副作用のリスクを承知して短期間の使用にとどめる。

最新の抗ヒスタミン薬

２０１６年11月に二つの新しい抗ヒスタミン薬が処方できるようになりました。これらは、一日１回内服するだけでよい抗ヒスタミン薬です。

また、添付文書には、「車の運転」など機械の操作についての注意は記されていません。ですから、眠気は起こりにくい薬です。

●ビラノア®

ビラノア®は、効果がアレグラ®よりも上と検証済みです。眠気が少なく、高い効果を求める人におすすめです。空腹時に飲まなくてはならないので、食前は1時間、食後なら2時間空ける必要があります。

●デザレックス®

デザレックス®は、クラリチン®の活性代謝物です。つまり、クラリチン®の改良版。なぜ改良しないといけなかったかというと、クラリチン®は、その成分をうまく代謝できないと、有効成分にならない薬だからです。そのため、クラリチン®をうまく代謝できない人には、効果がまったく現れませんでした。

そこで、最初からクラリチン®の有効成分を薬にしたのが、デザレックス®なのです。デザレックス®は、体質に関係なく効果が現れるので、クラリチン®で効果がなかった人にもおすすめできます。

主な抗ヒスタミン薬の特徴と副作用

		特徴	副作用	商品名
第1世代 抗ヒスタミン薬		くしゃみや鼻水に即効性がある	大きな副作用はないが、眠気と注意不足などが現れる	ポララミン® タベジール®など
第2世代 抗ヒスタミン薬	初期の第2世代	効果を重視するときに処方する	車の運転など危険を伴う機械の操作には従事させない	ザジテン® アゼプチン® セルテクト® ゼスラン®
	第1グループ	効果を重視するときに処方する	車の運転など危険を伴う機械の操作には従事させない	ザイザル® ジルテック® アレロック®
	第2グループ	効果と副作用のバランスを考えたときに処方する	注意	アレジオン® エバステル® タリオン®
	第3グループ	眠気などの副作用はほとんどない	記載なし	アレグラ® クラリチン® ビラノア® デザレックス®

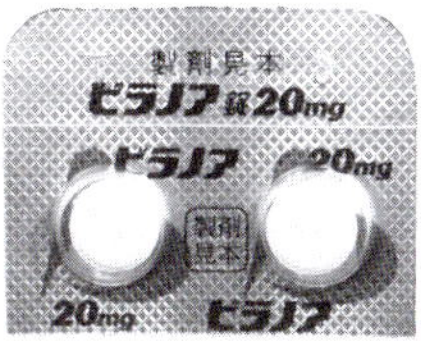

ビラノア®

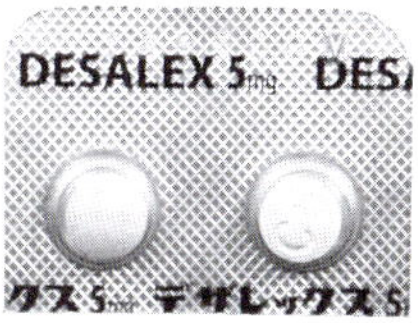

デザレックス®

この本では、分かりやすくするために、いろいろある副作用や併用注意が必要な薬について記載をしていません。詳しくは、医師またはインターネット上にある薬の添付文書を確認してください。

治療1 薬物療法

抗ロイコトリエン薬

鼻づまりが強いなら「抗ロイコトリエン薬」

鼻づまりによく効き、眠くならない薬

「どんな抗ヒスタミン薬を飲んでも眠くなる」という患者さんは、ある程度います。

そんな患者さんに処方するのが、「抗ロイコトリエン薬」です。抗ロイコトリエン薬は、続けて飲んで効果が現れる薬です。まれに起こる副作用はありますが、眠くなることはありません。

鼻水、くしゃみ、鼻づまりすべてに効果があり、特に鼻づまりによく効きます。ハウスダストなどの通年性アレルギーに対して、じっくりと飲んでいくようなイメージの薬です。

一気に症状が悪くなる花粉症なら、症状が起こる数日前から飲み始めます。鼻づまりや鼻水がものすごくひどくなってから飲んでも、なかなか効果が現れにくい薬だからです。

この薬は気管支ぜんそくにも効果があります。アレルギー性鼻炎に加えて、気管支ぜんそくにもかかっている人は、合わせて飲むのもおすすめです。

ロイコトリエンは、鼻粘膜を腫れさせる作用に大きく関わる化学伝達物質です。抗ロイコトリエン薬は、このロイコトリエンの受容体をブロックすることでアレルギー反応を抑えます。ですから鼻づまりが強い場合に抗ロイコトリエン薬は高い効果を上げるのです。

軽い副作用としては下痢や腹痛などがあり、重大な副作用は肝臓の障害が報告されています。ただし、処方している印象ではあまり副作用は起こりにくい薬です。

抗ロイコトリエン薬は市販されていない

抗ロイコトリエン薬どうしの効果や価格の違いを

比べてみましょう。

抗ロイコトリエン薬には、プランルカスト（商品名オノン®）とモンテルカスト（商品名キプレス®、シングレア®。製薬会社が違うだけで同じ成分）があります。二つの薬の効果と価格はほぼ同じです。ともにジェネリック薬があり、価格は先行薬の半分くらいです。

抗ロイコトリエン薬には、市販薬はありませんので、医療機関で処方してもらうしかありません。

この二つの薬の違いは、内服する錠剤数と回数です。

プランルカストは、一日2回4錠飲まないといけないのに対し、モンテルカストは一日1錠の内服で済むので、どちらかというとモンテルカストのほうがよく処方されます。

抗ロイコトリエン薬と特徴がよく似た薬としては、プロスタグランジンD_2・トロンボキサンA_2受容体拮抗薬、Th2サイトカイン阻害薬などがあります。

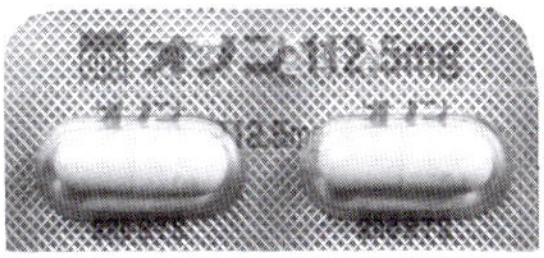
オノン®

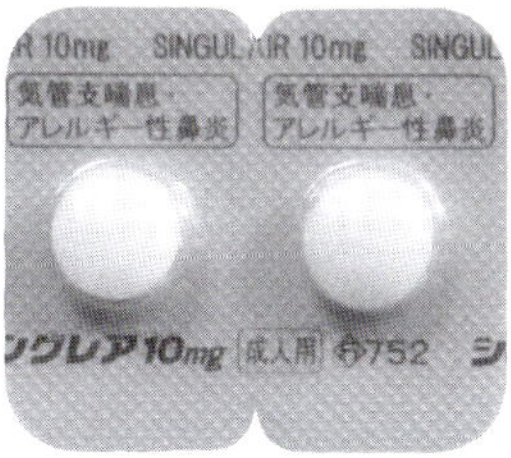

シングレア®

まとめ

❶抗ロイコトリエン薬は鼻づまりがひどい場合に効果が高い。
❷抗ヒスタミン薬で眠くなったり、作業効率を落ちることを嫌ったりする人におすすめ。
❸「飲んですぐ効く」は期待できない。

治療1　薬物療法

鼻噴霧ステロイド薬

これからの治療の中心になる鼻噴霧ステロイド

鼻噴霧ステロイドはじっくり使うこと

医療機関で処方される点鼻薬はほとんどが、「鼻噴霧ステロイド」です。

点鼻薬に含まれるステロイドの量はさほど多くないため、気になる副作用はほとんどありません。

効果は飲み薬と変わらないか、それ以上の場合もありますが、鼻噴霧ステロイドには、即効性があまりありません。効果を実感するには、1週間は続ける必要があります。鼻水・鼻づまりが起こっているときに使う人が多いですが、症状がなくても1週間以上使い続けると効果が現れやすいです。

「点鼻薬ってすぐに効くんじゃないの？」

すぐに鼻が通るというイメージが強いのですが、それは市販薬へのイメージです。市販の点鼻薬は、血管収縮薬が主成分であることが多いため、薬を鼻に入れてすぐに効くのです。

一方、**ステロイドの点鼻薬は、効くまでに少し時間がかかります**。それが理由で「この点鼻薬は、効かない」となり、使わなくなってしまう人がいます。外来で鼻噴霧ステロイドを処方するときは、「鼻噴霧ステロイドは、1週間以上続けて使わないといけない」と指導するようにしています。

いまの鼻噴霧ステロイドは朝1回鼻に入れるだけ。効果が現れるまで、じっくり使い続けてください。症状が抑えられないからといって、一日2回以上入れても効果は変わりません。

点鼻薬は粘膜に直接働きかけるため、鼻の粘膜に傷がある状態で使い続けると傷が治りにくくなります。鼻血が出るときは、使わないほうがいい薬です。

新しい鼻噴霧ステロイドほど安全性が高い

鼻噴霧ステロイドは、抗ヒスタミン薬や抗ロイコトリエン薬よりも鼻症状を抑える効果は高いとされています。しかし、内服薬と点鼻薬ではどちらが効果があるのか評価しにくいところです。

とはいえ、鼻噴霧ステロイドは全身に作用しないため、今後アレルギー性鼻炎の治療の中心になっていくと思われます。

ただし、鼻づまりが強いと成分が鼻腔に広がらないので、効果が十分に現れません。その場合はほかの薬を併用します。一般的には抗ヒスタミン薬や抗ロイコトリエン薬などを一緒に内服します。

2週間までなら、抗ヒスタミン薬と血管収縮薬の合剤やステロイド剤を内服するのもＯＫです。

鼻噴霧ステロイドもほかの薬と同様に新薬が開発されています。しかし、その効果は、新しく開発されたものでも古いものと変わりありません。

違いは、体への吸収されにくさと投与回数です。

ステロイドの体への吸収については、古いタイプであっても、鼻の中にしか作用しないので体に吸収されるステロイドの量はあまり多くはありません。新しいタイプでは、さらに体に吸収される量が少なくなるよう工夫されているため、**新しくなるほど副作用がなく、安全性が高くなる**というわけです。

また、**新しく開発された鼻噴霧ステロイドほど効果の持続時間が長くなっています。**投与回数は、古いタイプで一日4回でしたが、一日2回になり、現在は主に一日1回の投与で済むようになっています。

鼻噴霧ステロイドは成分を確認して選ぼう

いろいろな鼻噴霧ステロイドを見ていきましょう。

●処方薬の鼻噴霧ステロイド

・ナゾネックス®　鼻噴霧ステロイドでもっとも多く処方されています。一日1回噴霧で、バイオアベイラビリティ（投与された薬物がどれだけ血中に入るかの指標）は0・2％未満と最低で、ステロイドはほとんど体に吸収されません。ナゾネックス®は、副作用がもっとも少ない鼻噴霧ステロイドといえます。

・アラミスト®　ナゾネックス®とほぼ同時期に処方された一日1回噴霧の薬剤です。レバーが押しにくかったのと、小児への適応がなかったために出遅れましたが、現在それらの問題は解消されています。アラミスト®は効果が現れる時間が一日程度と、ほかの噴霧ステロイドよりやや早いのが特徴。即効性を求める人にはおすすめです。

・エリザス® ナゾネックス®やアラミスト®は液体をスプレー状にして噴霧するのに対して、エリザス®は粉末を噴霧する点鼻薬です。同じ粉末のリノコート®と比べると粉っぽさがなく、使用感がありません。粉末の点鼻薬は液だれしないので、女性には好評です。

・フルナーゼ® 一日2回噴霧の鼻噴霧ステロイドです。ジェネリック薬もあるので、薬価を重視する人にはおすすめです。

・リノコート® 粉末タイプの点鼻薬です。効果はほかと変わりませんが、ステロイドが古いタイプなので持続時間が短いです。ジェネリック薬もあります。

●市販薬の鼻噴霧ステロイド

・ナザールＡＲ®（佐藤製薬）

・コンタック鼻炎スプレー®（グラクソ・スミスクライン）

・パブロン鼻炎アタック®（大正製薬）

これらの市販薬は、ステロイドの成分が古いタイプのものしかありません。一日4回噴霧するもので、処方薬としては製造中止になっています。つまり、古すぎて医師は処方できない鼻噴霧ステロイドが市販されているということです。

本来は一日4回噴霧するところを、市販薬は通常一日2回噴霧するという用法になっています。そのため、効果は不十分と思われます。

市販薬の鼻噴霧ステロイドは、すべて「季節性アレルギー専用」と銘打たれています。

「ナザールＡＲ®」の成分はステロイドであるのに対して、同じ佐藤製薬の市販の鼻噴霧薬「ナザール®」の成分は血管収縮薬＋第1世代抗ヒスタミン薬というように、同じような名前でも成分が違うことはよくあります。名前で判断せず、成分を確認して購入するようにしましょう。

まとめ

❶鼻噴霧ステロイドは、鼻の不調への効果は高いが、効果がしっかり現れるのに数日かかる。
❷ステロイドは副作用が心配だが、鼻噴霧ステロイドは量は少ないため、副作用はほとんどない。
❸鼻づまりが強い場合は、併せて内服薬を使用する。
❹市販薬の鼻噴霧ステロイドの効果は不十分。

処方薬の鼻噴霧ステロイド

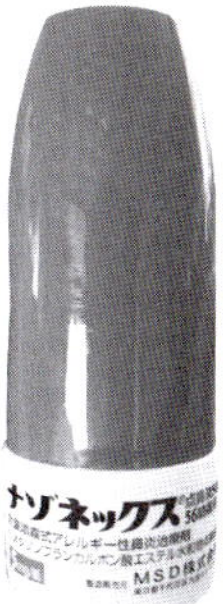

ナゾネックス®

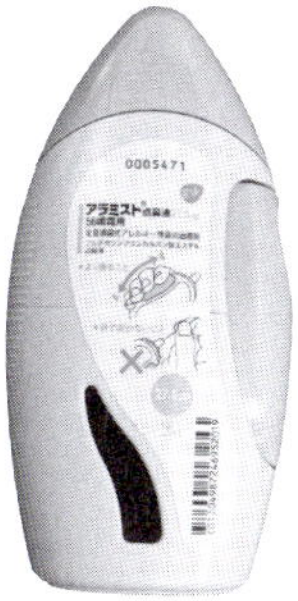

アラミスト®

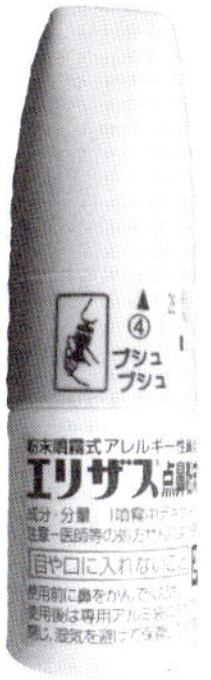

エリザス®

市販薬の鼻噴霧ステロイド

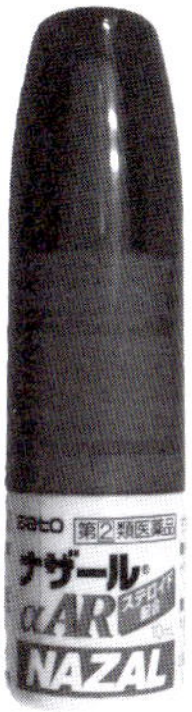

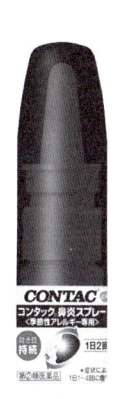

ナザールAR®

コンタック鼻炎スプレー®

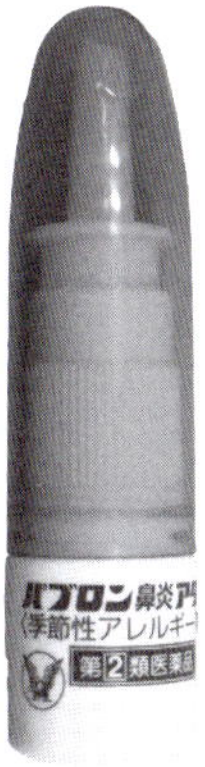

パブロン鼻炎アタック®

治療1　薬物療法

内服ステロイド薬

よく効くが副作用もある内服ステロイド

内服ステロイド薬は短期間の使用にとどめたい

ステロイドは、炎症を抑えることでくしゃみ、鼻水が出る症状、鼻づまりを素早く改善させます。そして、一度処方するとずっと内服したいと希望する患者さんがいるくらい、その効果は非常に高い薬剤です。

ステロイドというと「スポーツ選手が筋肉を増強させるときに使う危険な薬」とイメージしている人もいるかもしれません。しかし医療の世界では、体の中にある副腎でつくられるホルモンを治療に用いているだけなので、ものすごく危険な薬というわけではありません。

現在、かなりひどいアレルギー性鼻炎でなければ、医師は内服のステロイド薬を処方することはありません。処方する場合も、2週間以内にとどめるよう

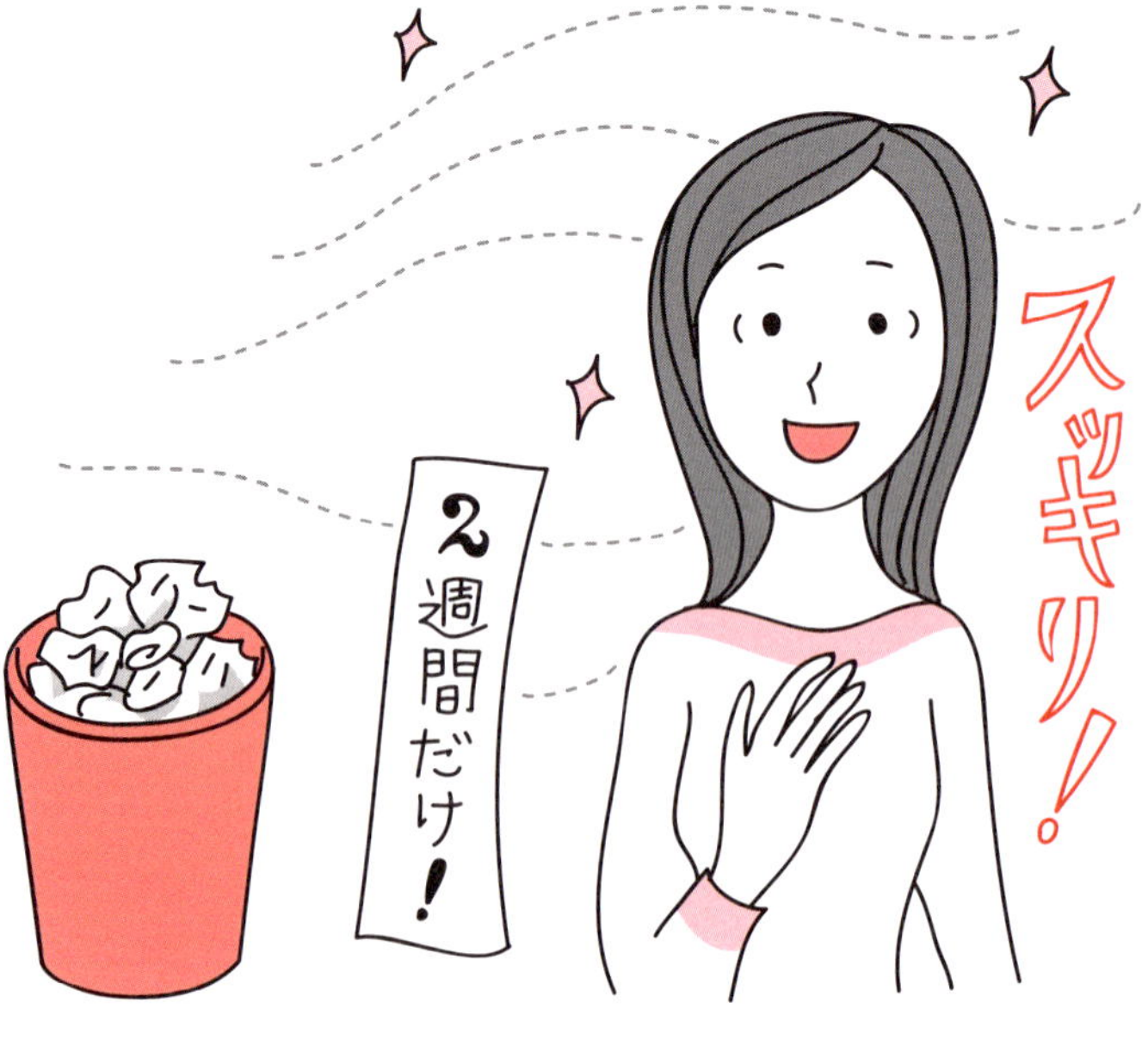

にしています。

かつては花粉症を発症する時期に、ステロイド薬を筋肉注射するという方法がありました。しかし、最近はほとんど行われていません。なぜなら、ステロイドが全身に投与され続けると次のような問題が起こるからです。

①ステロイドの副作用が起こる

ステロイドの作用によって、細菌やウイルスに感染しやすくなったり、糖尿病、白内障、胃潰瘍になりやすくなったりします。

②副腎でつくられるステロイドホルモンが減ってしまう

体内でつくられるホルモンは、適度な量になるよう調整されています。ステロイドの投与を続けると見かけのホルモンが多くなり、副腎がステロイドホルモンをつくらなくなってしまいます。そうなると副腎が小さくなってしまい、ホルモンをつくれなくなるのです。

どうしてもステロイドを続けて内服する場合は、早く代謝されて体の中に残りにくいステロイドを選びましょう。そのうえで、ステロイドホルモンの血中濃度を定期的に測定しなくてはなりません。

アレルギー性鼻炎に処方される代表的なステロイドに、「セレスタミン®」があります。

セレスタミン®は内服ステロイドと第1世代抗ヒスタミン薬の合剤です。成分は、リンデロン®（ステロイド薬）半分の量とポララミン®（第1世代抗ヒスタミン薬）です。

ポララミン®は古いタイプの抗ヒスタミン薬なので、脳に作用しやすく、眠気などの副作用が起こりやすいのです。また、リンデロン®は代謝されるのが遅いので体の中に蓄積しやすく、長期に内服することはできません。ですから、セレスタミン®の内服は、2週間以内にとどめましょう。

まとめ

❶内服ステロイド薬は、鼻の症状を素早く、効果的に抑える。

❷副作用があるため、内服する場合は2週間以内にとどめる。

治療1　薬物療法

点鼻・内服血管収縮薬

市販薬にも配合されている血管収縮薬は注意が必要

鼻づまりに効果があるが薬剤性鼻炎に注意

鼻に噴霧する点鼻薬は、鼻噴霧ステロイドのほかにもあります。

「α交感神経刺激薬」といい、交感神経のα1受容体を刺激する薬剤です。この受容体が刺激されると血管が収縮します。そのため、α交感神経刺激薬は「血管収縮薬」とも呼ばれます。

鼻粘膜には血管が豊富にあるので、血管収縮薬が鼻の中に入ると鼻粘膜はすぐに収縮し、鼻が通るようになります。つまり血管収縮薬は、すぐに鼻づまりを治したいときによく効く薬剤なのです。

血管収縮薬は、古くからある薬剤で、市販の点鼻薬にもよく使われています。しかし、市販されているからといって安全だとは限りません。

血管収縮薬を含む点鼻薬は、アレルギー性鼻炎による鼻づまりをすぐにすっきりさせるので、使うのがクセになってしまいがちです。しかし、この点鼻薬を使い続けると、効果がだんだんなくなってしまいます。それでも無理に使い続けると、鼻の粘膜が赤黒く腫れてしまいます。

このような状態を「薬剤性鼻炎」といいます。

医師は薬剤性鼻炎を防ぐために、この点鼻薬をあまり処方したがりません。処方するにしても、本数をできるだけ少なくします。

外来をしていると、市販の点鼻薬を使いすぎて鼻がつまってしまった患者さんをたまに診察します。いきなり血管収縮薬をやめてしまうと鼻がつまってしまうので、最初に鼻噴霧ステロイドと一緒に使用したりしてもらいます。そして、少しずつ血管収縮薬を含む点鼻薬を減らしていくようにします。

市販薬の点鼻薬を使う場合は、成分が血管収縮薬かどうかをしっかりと確認しましょう。もし血管収

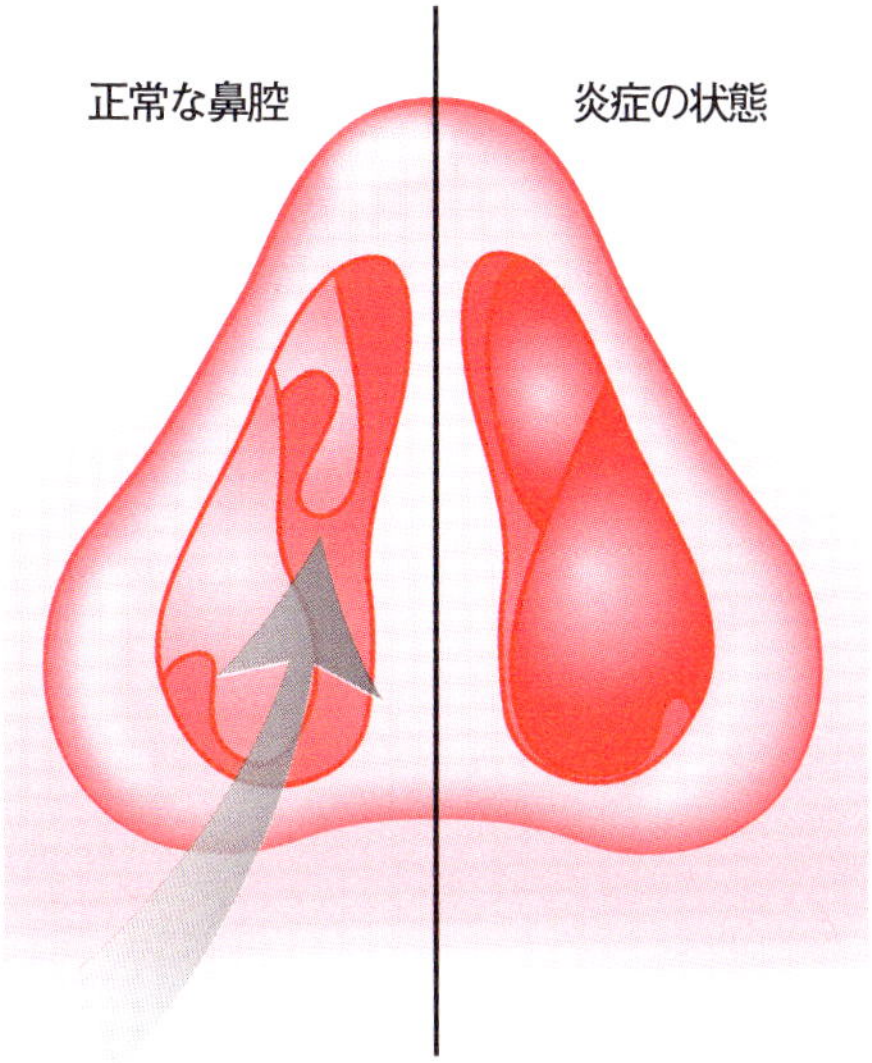

血管収縮薬を含む点鼻薬をさし続けると、鼻粘膜が赤黒く腫れてしまう「薬剤性鼻炎」になる。

縮薬が含まれている場合は、一日6回以上点鼻したり、2週間以上続けたりしないようにしてください。

α交感神経刺激薬には、以下のようなものがあります。

●処方薬

- **コールタイジン®（テトラヒドロゾリン＋ステロイド）**
- **プリビナ®（ナファゾリン）**

血管収縮薬を使うとすぐに鼻が通るようになるので、医師はわずかな本数を処方することがあります。患者さんは、効果があるからといって処方をねだらないようにしてください。

●市販薬

市販の点鼻薬の多くは、血管収縮薬を含むタイプです。市販の点鼻薬を購入するときには、次の成分が含まれていないか確認しましょう。

- フェニレフリン、ナファゾリン、オキシメタゾリン、テトラヒドロゾリン、トラマゾリン

内服する血管収縮薬も鼻づまりに効果あり

血管収縮薬は、点鼻薬だけでなく内服薬でも用いられています。内服薬は特に市販薬に多く、アレルギー性鼻炎向けだけでなくふつうの風邪薬にもよく使われています。

内服薬の場合でも、血管収縮薬は長期間使わないことが望ましいです。できれば2週間までの使用にとどめましょう。

●処方薬

医師が処方する血管収縮薬を含む薬剤には、ディレグラ®があります。**ディレグラ®は、アレグラ®（抗ヒスタミン薬）に血管収縮薬（プソイドエフェドリ**

ン）を配合しています。アレグラ®の成分でくしゃみや鼻水が出るのを抑え、α交感神経刺激薬で鼻づまりを改善します。

ディレグラ®は、2013年に発売開始になった新薬です。アレグラ®とプソイドエフェドリンは以前からあった薬です。また、市販薬でも抗ヒスタミン薬とプソイドエフェドリンを配合した薬剤はすでにありました。しかし、医療用医薬品ではディレグラ®が初めて販売されたのです。

つまりディレグラ®は、新しく開発された成分の医薬品ではなく、すでにあった薬同士の合剤なのです。

ディレグラ®は、内服薬の中ではもっとも効果が早く現れ（内服15分後には効果が現れ始める）、鼻づまりへの効果も高い薬剤です。また、アレグラ®は抗ヒスタミン薬であるものの眠気などが起こりにくいので、副作用をあまり気にしないで済むという長所もあります。ですから、2週間以内の内服であればよい薬剤といえます。

ただし、食前に一日2回内服する、錠剤が大きいので飲みこみにくい、ジェネリック薬がないので割高、心臓病、高血圧、緑内障、前立腺肥大がある人は内服できない、というマイナス面があります。

●市販薬

風邪薬とアレルギー性鼻炎の薬を一緒に飲むときは、成分に注意しましょう。両方の薬に血管収縮薬が含まれていることがよくあるからです。

まちがって一緒に内服した場合、心臓や血管に問題が起こることがあります。アレルギー性鼻炎の市販薬は第1世代抗ヒスタミン薬と血管収縮薬との合剤で販売されていることが多いです。

具体的には「プレコール持続性鼻炎カプセルＬＸ®」（第一三共ヘルスケア）、「パブロン鼻炎速溶錠®」（大正製薬）などです。

まとめ

❶血管収縮薬（点鼻薬）は、鼻づまりに素早く効く。
❷薬剤性鼻炎になるので、続けて使う場合は2週間以内にとどめる。
❸血管収縮薬（内服薬）は、点鼻薬と同様に鼻づまりには素早く効く。
❹市販のアレルギー性鼻炎の薬と風邪薬を一緒に飲む場合は、成分が重複していないか注意する。

抗ヒスタミン薬をどう処方するか

抗ヒスタミン薬は、種類が多く、どれを処方するのがよいのか迷う薬です。ちなみに、私がどのように処方しているのかを述べてみます。いろいろな意見があるので、参考程度にしてください。

まず、安全性を考えると、眠気の副作用がないものを処方するのが無難です。それで処方しているのが、アレグラ®です。ただし、アレグラ®では全然効果が現れなかったり、効果が弱かったりする患者さんもいますから、「効かなかったら、ほかの薬に変えます」と事前に伝えておきます。

ビラノア®やデザレックス®はアレグラ®に代わる薬として、とても期待しています。なぜなら、これらの薬は、眠気の副作用が添付文書に記載されておらず、アレグラ®やクラリチン®より効果が高いと考えられるからです。しかし、まだ2017年時点で、発売されたばかりなので、処方をしてみて患者さんの反応が良いほうを使ってみようと思っています。

車の運転をされず、効果を重視する患者さんであれば、ザイザル®にします。ザイザル®は、ジルテック®より副作用が少なく、これまで使った感じでは、眠気を訴える患者さんは少ないので、処方しやすい印象です。

若くて即効性を求める患者さんには、期間限定でディレグラ®を処方してみます。血管収縮薬が入っているので、鼻づまりには高い効果があります。

患者さんが費用を重視するのであれば、ジェネリック薬がある中から選びます。抗ヒスタミン薬はジェネリック薬だとかなり安くなります。たとえば、ジルテック®のジェネリック薬だと四分の一くらいで済みます。

ほかにもある選択肢が広がるアレルギー性鼻炎薬

副作用も少なく、治療の選択肢を広げてくれる

これまでに紹介した薬以外にも、アレルギー性鼻炎の治療に用いられる薬はあります。

●プロスタグランジンD_2・トロンボキサンA_2受容体拮抗薬、Th2サイトカイン阻害薬

「プロスタグランジンD_2・トロンボキサンA_2受容体拮抗薬」と「Th2サイトカイン阻害薬」の二つの薬剤は、くしゃみ、鼻水、鼻づまりすべてに効果があります。

これらは、抗ヒスタミン薬と比べると鼻づまりへの効果が高い薬剤ですから、効果は抗ロイコトリエン薬に似ています。抗ヒスタミン薬や抗ロイコトリエン薬とは作用のしかたが違うため、選択肢を広げるという意味で貴重な薬剤です。抗ヒスタミン薬などで十分な効果が得られなかった場合には、試してみたい薬剤といえます。

即効性はあまりなく、効果がしっかり現れるまで1週間以上かかります。しっかりと効果を確認するためには、10日間は続けるのがいいでしょう。

どちらかといえばじっくりと内服する薬なので、1カ月くらいで症状が治まる花粉症などにはあまり向かず、アレルギー性鼻炎の症状が長期間続く人に向く薬です。

プロスタグランジンD_2・トロンボキサンA_2受容体拮抗薬は、処方薬の「バイナス®」のみで、ジェネリック薬や市販薬はありません。

バイナス®は一日2回内服です。副作用には、抗ロイコトリエン薬と同じように肝障害があります。長期に用いる場合に、ASTやALTといった肝酵素を測定して、肝臓に異常がないかを調べる必要があります。

また、血栓をつくりにくくするワーファリン®な

どと一緒に内服すると、それらの効果が高まり、出血しやすくなることがあります。

Ｔｈ２サイトカイン阻害薬も処方薬の「アイピーディ®」のみで、こちらもジェネリック薬や市販薬はありません。

アイピーディ®は、副作用はあまりないので安全に飲み続けることができます。アレルギー性鼻炎に気管支ぜんそくを合併しているような、症状が重い人にはよい薬です。ただし一日3回内服なので、内服するのが少し面倒です。

●遊離抑制薬

「遊離抑制薬」は、マスト細胞からヒスタミンなどの化学伝達物質を放出しにくくする薬です。

症状を抑える作用がほかの薬に比べて弱いため、内服薬、点鼻薬はあまり処方されることはありません。点眼薬、気管支ぜんそく用の吸入薬として使われることが多い薬です。即効性はありませんが、副作用はほとんどなく、薬価が安いため、効果が得られる場合にはよい薬です。

ただし、プロスタグランジンD_2・トロンボキサンA_2受容体拮抗薬と同じように、ワーファリン®などと一緒に内服すると、効果が高まり、出血しやすくなります。

処方薬は、内服薬が「リザベン®」「ソルファ®」「アレギサール®」、点鼻薬には「インタール®」があります。

市販薬は、「アレギサール鼻炎®」（田辺三菱製薬）があります。

まとめ

❶プロスタグランジンD_2・トロンボキサンA_2受容体拮抗薬やＴｈ２サイトカイン阻害薬は、抗ロイコトリエン薬と同じような効果があり、症状が長期間続く人向け。

❷遊離抑制薬は、副作用は少ないが作用がほかの薬よりも弱い。

「漢方薬に副作用がない」は大きな誤解

薬の個人輸入は危険がいっぱい

アレルギー性鼻炎に効果のある漢方薬もあります。漢方薬を内服する場合は、しっかりと製造されたものを選ぶのが大事です。

また、最近は抗ヒスタミン薬などをインターネットで海外から輸入して購入することもあります。「薬なのだから、ちゃんとつくられているはず」そう思っている人は多くいることでしょう。しかし、それは信用しすぎかもしれません。

日本人にはあまり想像できないことですが、海外では薬に表記されている成分がちゃんと含まれていないことがよくあります。ですから漢方薬を含め、海外から個人的に薬を輸入するのはおすすめできません。

２００２年、やせ薬として輸入された漢方薬が肝臓に障害を起こし、死亡者が出るという事件が起こりました。これも「やせ薬なのだから、まさか大きな副作用はないだろう」という過信が招いた事件でした。

当たり前のことですが、自分が使う薬が安全かどうか重要視する姿勢は大切です。

漢方薬は医療機関でも処方できるので、名前が分かっているのであれば医師に処方してもらうのもひとつの手段です。市販薬でもしっかりとした製薬会社のものを選ぶようにしましょう。

「漢方薬だから副作用はない」はまちがい

アレルギー性鼻炎に効果があるとされる漢方薬はいろいろあります。しかし、その中で研究によって効果が証明されているのは「小青竜湯《しょうせいりゅうとう》」だけです。

「漢方薬は安全に飲み続けられる」というイメージを持っていませんか？

たしかに漢方薬は西洋薬とは別の作用で、やさしく症状を抑えてくれそうなイメージがあります。しかし小青竜湯は長期に内服した場合、副作用が起こりやすい薬剤です。

小青竜湯には、アレルギー性鼻炎の症状を抑える生薬が8種類含まれています。

その生薬の一つに「麻黄《まおう》」があります。麻黄の成分の一部であるエフェドリンは、血管収縮薬です。血管収縮薬（86ページ参照）は、鼻水が出る症状や鼻づまりを素早く抑える効果があります。しかしこの成分は、長期に内服すると消化器系や循環器系に異常が起こることがあるのです。ですから小青竜湯は、2週間程度の内服にとどめるのがよいでしょう。

また、この作用があるために高血圧や心臓病など、循環器系の疾患がある人にはおすすめできません。

効果を高めようとして複数の漢方薬を内服する人もいます。その場合は同じ生薬が含まれていないかを注意しましょう。漢方薬は、名前が違っていても中身の生薬が重複していることが多いからです。それを知らずに同じ成分を一度に多く飲んでしまうと、副作用が起こりやすくなってしまいます。

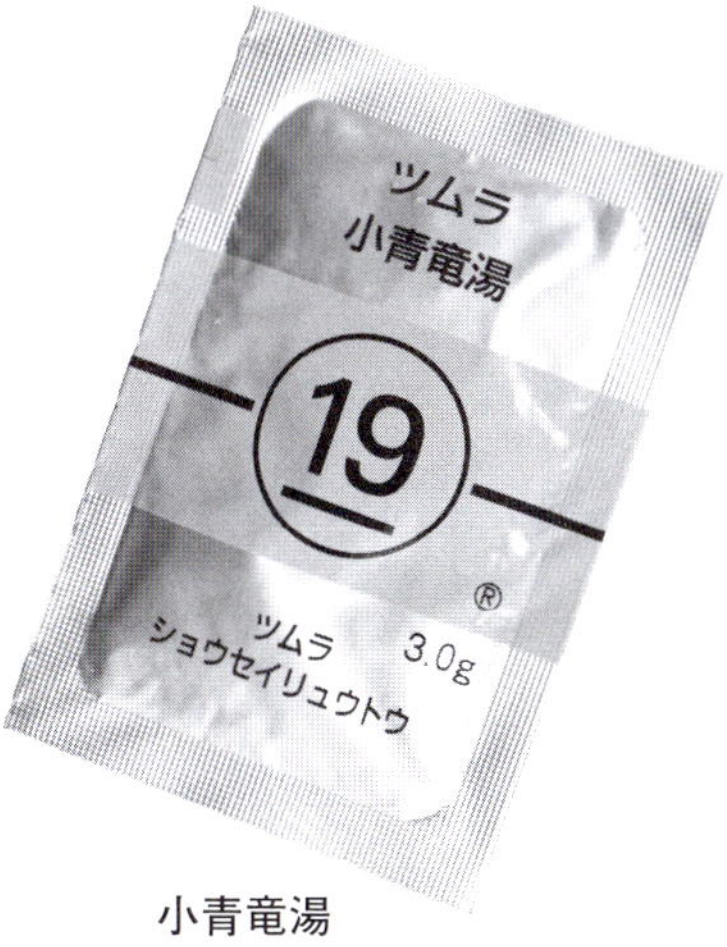

小青竜湯

まとめ

❶漢方薬は安全という認識はまちがい。個人輸入は注意を。
❷アレルギー性鼻炎に効果がある漢方薬は「小青竜湯」。
❸「小青竜湯」は、血管収縮薬が配合されているので長期間は内服しない。

治療薬を、効果・即効性・副作用でそれぞれ比較

アレルギー性鼻炎治療薬の効果についてのまとめ

このようにアレルギー性鼻炎の治療薬は、非常に多くあります。その中から自分に合った薬剤をどのように選んでいけばよいのでしょう？

選ぶうえで重要なのが効果と副作用です。ここでは、個々の効果や副作用について、これまでの説明をまとめてみました。

内服ステロイド薬と抗ヒスタミン薬＋α交感神経刺激薬の合剤は、くしゃみ、鼻水、鼻づまりに高い効果があります。ただ副作用があるため、内服は2週間までにしないといけない薬剤です。

それに次いで効果があるのが抗ヒスタミン薬、抗ロイコトリエン薬、鼻噴霧ステロイドです。この三つの薬剤は、副作用が少ないため長期間使用することが可能です。95ページの図では効果はほぼ同じにしています。しかし、実際にはそれぞれの薬剤の効果には特徴がありますし、使用する人によって効果に差があります。

三つの薬剤を比較すると、次のようになります。

①抗ロイコトリエン薬は、抗ヒスタミン薬より鼻づまりへの効果が強い。

②鼻噴霧ステロイドの効果は強いが、内服薬と比較できない。

鼻噴霧ステロイドの効果は高く、欧米ではアレルギー性鼻炎の治療でもっとも使用されている薬です。しかし、その効果が内服薬より高いのかどうかははっきりとは分かりません。

なぜなら、研究で客観的に点鼻薬と内服薬を比較することができないからです。同じ内服薬同士であれば名前を伏せて飲み比べ、どちらの薬が効いたのかを先入観なく評価することができます。しかし点鼻薬と内服薬を比較する場合は、噴霧と内服で明ら

かに使用方法が違うので、どちらのほうに効果があるかについては好みが入ってしまうのです。

遊離抑制薬は効果が弱いため、内服薬はあまり処方されません。

アレルギー性鼻炎薬の効果をイメージ比較

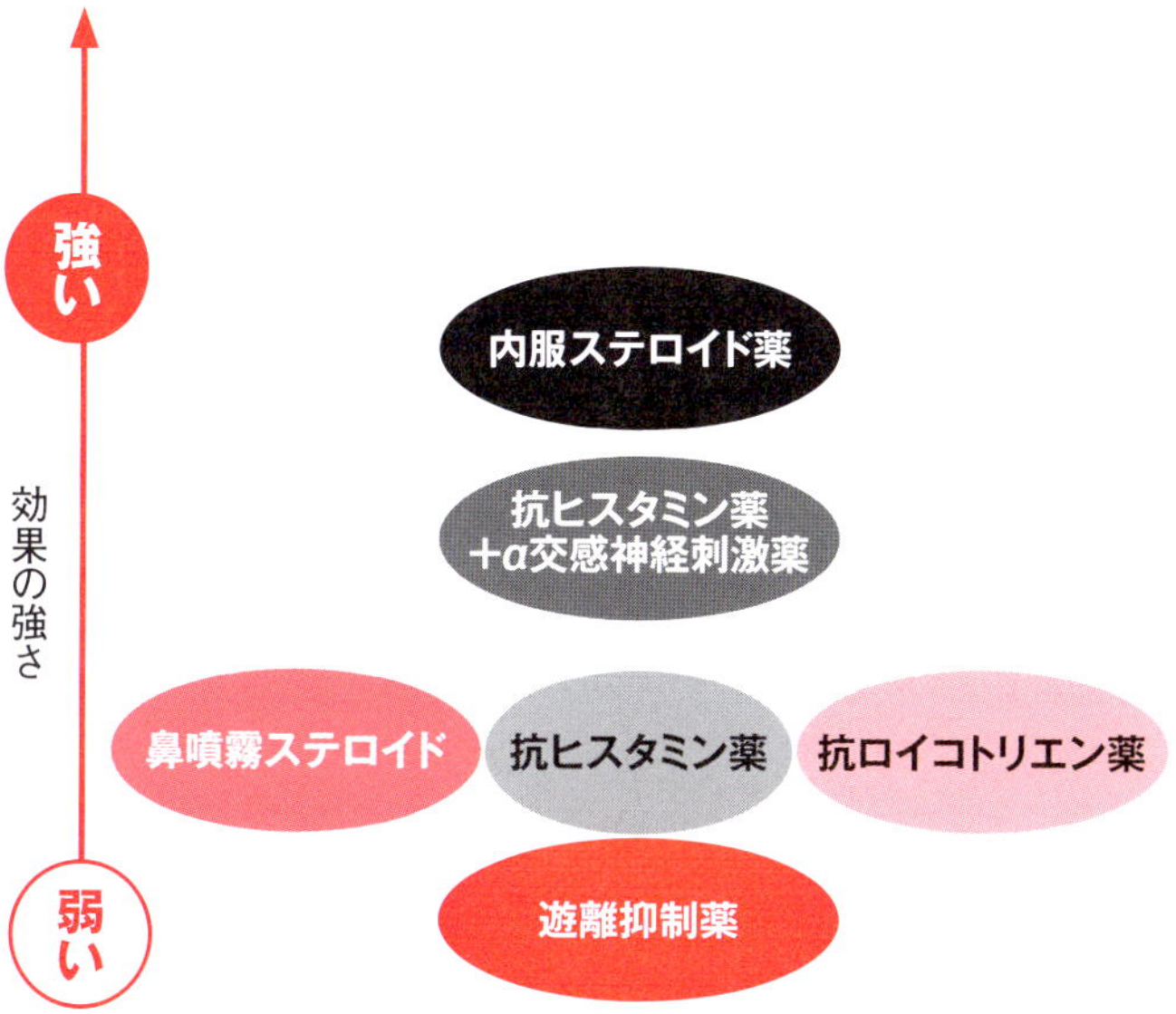

アレルギー性鼻炎治療薬の即効性についてのまとめ

外来で患者さんに接していると、薬の効果をごく短い時間で評価してしまう人を多く見かけます。飲んですぐに効果が現れないと、どうしても「効果がない」と判断してしまうのです。

これはやむを得ない気もしますが、アレルギー性鼻炎の薬はもう少し気長に効果が現れるのを待ってください。できれば、1週間程度は使用してから評価してほしいものです。

とはいっても、薬は早く効いてほしいもの。効き目の早さを比べると96ページの図のようになります。

①抗ヒスタミン薬＋血管収縮薬の合剤は、血管収縮薬の効果が早く出るため、抗ヒスタミン薬単独よりも効果が早く現れる。

②抗ヒスタミン薬は、古くに開発された薬剤のほうが即効性は高いが、新しく開発されたものでも内服したその日には効果が現れる。内服ステロイド薬も内服したその日には効果が現れる。

③鼻噴霧ステロイド薬は、効果を実感するのに数日

かかる。

市販の点鼻薬は血管を収縮させる成分が含まれているため、噴霧してすぐに効果が現れますが、そのイメージで鼻噴霧ステロイド薬を使うと即効性が乏しく、頼りない感じがします。しかし使い続けると効果は確実に現れるので、すぐに止めてしまわないようにしましょう。

アレルギー性鼻炎薬の効果が現れる早さをイメージ比較

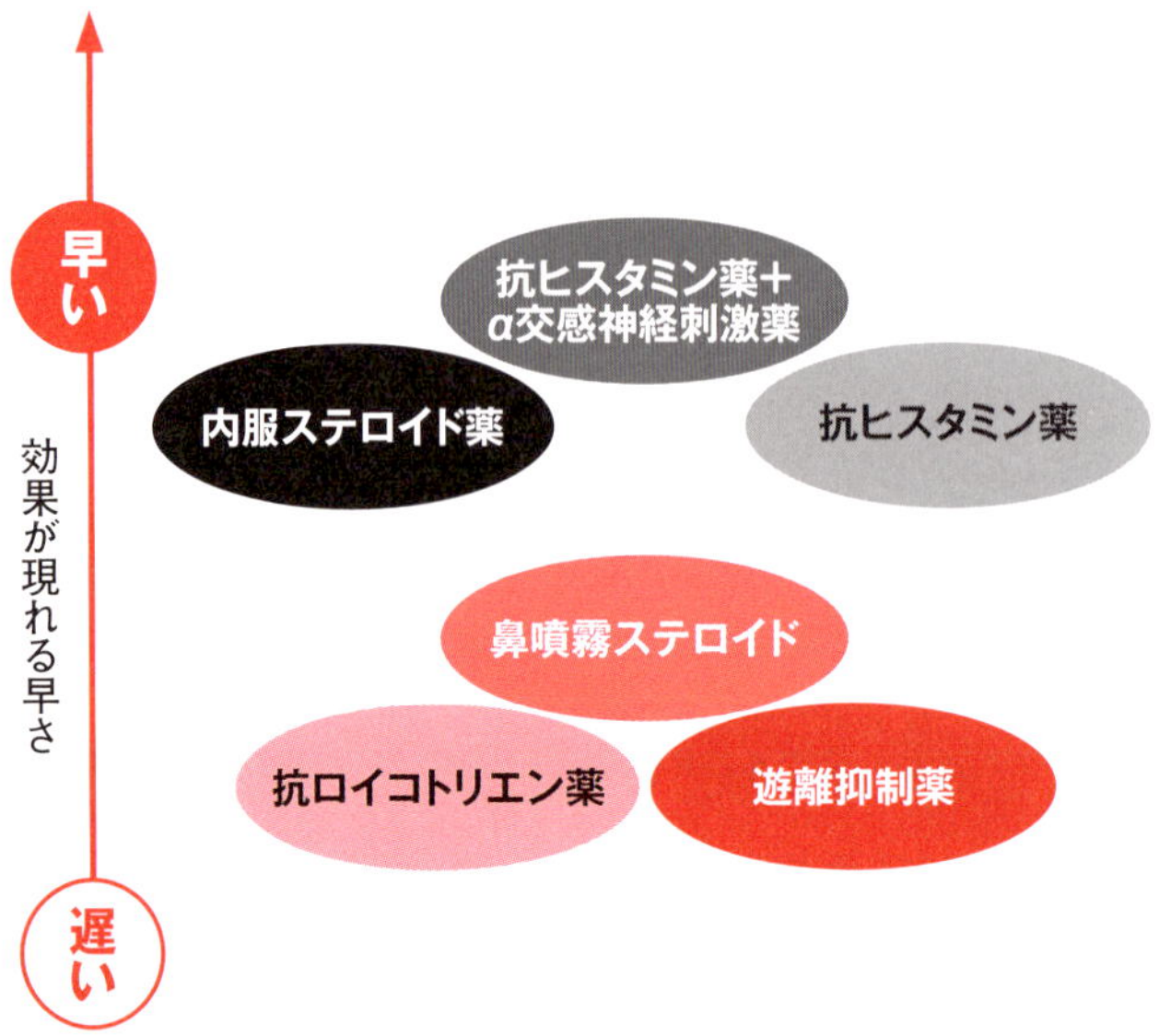

抗ロイコトリエン薬や遊離抑制薬は即効性がない薬で、1週間程度の内服をするとしっかりと効果が現れます。

アレルギー性鼻炎治療薬の副作用についてのまとめ

アレルギー性鼻炎の薬剤は、副作用が少ないものが多いです。

①内服ステロイド薬と抗ヒスタミン薬＋α交感神経刺激薬の合剤は、長期間内服すると体に悪影響があるため2週間以上内服するのはよくない。

②抗ヒスタミン薬は、大きな副作用はないが、眠気と注意不足になるといった副作用が現れることがある。

③抗ロイコトリエン薬と鼻噴霧ステロイドと遊離抑制薬は、短期間の使用ではあまり副作用がない。

実は薬にどのような副作用があるかは、完全には分かっていません。

薬剤の添付文書には、副作用が記されています。

しかし、その副作用は調べられる範囲で記載されているだけで、まだ分かっていない副作用もあります。副作用の検証は臨床試験で行われます。臨床試験の調査期間は2〜4週間程度ですから、その期間で起こる副作用なら調べることができます。

では、年単位で使用すると起こる副作用についてはどうでしょうか？

臨床試験を長期間行い、どんな問題が起こるかを検証したいところですが、臨床試験で多くの人を1年以上拘束するのはなかなか難しいことです。そのため、長期間使用して判明する副作用は、医療機関などから報告があったものに限られてしまうのです。

そうなると明らかにその薬剤が原因で起こった副作用しか報告されないので、発生する可能性が高いものと命に関わる重大なものだけになります。

現状では、長期間内服して発生することが少なかったり、症状が軽かったりする場合は、どのような副作用があるかほとんど分からないのです。

結局のところ、長期間内服する場合は、できるだけ最小限の量にするのが安全だということです。

まとめ

❶アレルギー性鼻炎治療薬は、効果と副作用を見極めて選ぶことが重要。
❷アレルギー性鼻炎治療薬の効果については、1週間程度使用してから評価を。
❸長期間内服する薬の副作用は分からないことも多いため、最小限の量を使用する。

アレルギー性鼻炎薬の副作用をイメージ比較

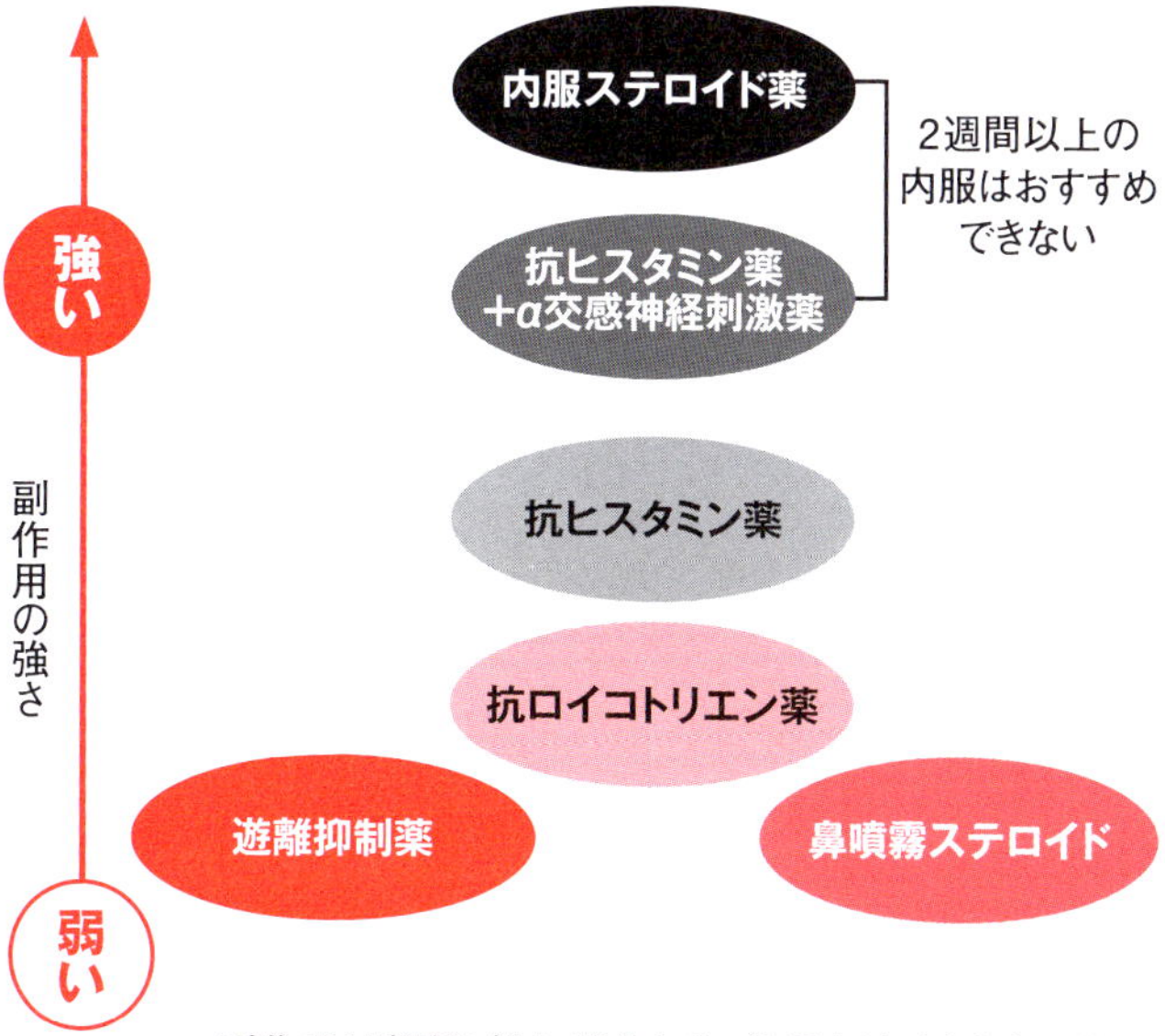

副作用は薬剤ごとに違うため、使用を続けたときに発生する副作用の危険性を考慮して順位をつけた。

どっちを選ぶ? 先発薬と後発薬、市販薬と処方薬

先行薬とジェネリック薬で効き目が違うことも

長期間薬を飲み続けるとなると、少しでも薬代を抑えたくなります。

新薬の特許が切れると、後発医薬品メーカーが同じ成分の「ジェネリック薬」をつくることができるようになります。それまで販売されてきた薬は、「先発薬」と呼ばれ「ジェネリック薬」と区別されます。

ジェネリック薬と先発薬は同じ成分なので、同じ効果があるはずです。しかし、製造方法が異なるために効き目が違うことがあります。もし、ジェネリック薬に変更して効果がしっかり現れなければ、先発薬を処方してもらうようにしましょう。

製薬会社が新薬を開発するには、膨大なコストがかかります。ジェネリック薬との競争もあるため、最近はもう少し手軽に新薬をつくることも行っています。具体的な例は「ＯＤ錠」です。

ＯＤ錠は、〝Oral Disintegrant〟の略で、「口の中で溶ける」という意味です。

ＯＤ錠は飲みこまなくても溶けていくので、高齢者や胃ろうをしている人にはよい剤型です。普通に飲みこめてジェネリック薬を希望するのなら、ＯＤ錠は処方してもらわないほうがよいでしょう。

市販薬でも副作用が起こるものがある

「薬局で売っていてだれでも買える薬なのだから、医療機関で処方される薬より副作用が少なくて安全に違いない」と思っていませんか。

しかし、それは違います。

市販薬として承認されるうえで大切なのは、命に関わるような重い副作用がないことです。つまりちょっとした副作用があっても、市販薬として販売することはできるのです。

たとえば第1世代の抗ヒスタミン薬は、市販の風邪薬や鼻炎薬によく含まれる成分です。この薬を内服すると、かなりの確率で眠気が起こります。しかし、そのような軽い副作用があっても、市販薬としては問題ないと判断されるのです。

ですから、市販薬のほうが処方薬より副作用が少ないということはありません。抗ヒスタミン薬でいえば、市販薬のほうが眠気などの副作用がある薬を手に入れやすいという矛盾した状況があるのです。

「市販薬は、薬局で販売するために新しく開発された医薬品だ」と思っている人もいます。

これも違います。

製薬会社は、医療機関で処方される薬を開発しており、市販されるための新しい成分は開発していません。では、新しい市販薬はどのようにつくられるのでしょう。

それは、特許切れになった医薬品を市販用にしているのです。つまり、新しい薬が開発されたために、以前は医療機関で処方されていた薬が市販できるようになったということなのです。

処方薬のほうが市販薬より使いやすい

新薬がいきなり市販されることはありません。まず医療機関で処方されます。一般的に新薬は、効果が高く副作用が少なくなるよう開発されています。ですから、医療機関で処方される薬剤のほうが、患者さんにとって使いやすいことが多いのです。

また、ある程度長期で処方してもらった場合、市販薬より安くつくことが多いのです。だいたい一カ月分処方してもらえば、診察料を含めても同じ成分の市販薬よりも費用が安くなります。

市販薬を購入するのは、アレルギー性鼻炎とすでに診断されていて、そのほかの疾患を抱えていない健康な人で、医療機関の通院が忙しくてできない、という条件に限られると思ってください。

まとめ

❶先行薬とジェネリック薬で、効き目が違うこともある。
❷市販薬は処方薬が転用されたもの。
❸診察料を含めても、処方薬のほうが市販薬よりも安くなることが多い。

治療1 薬物療法

薬の処方のしかた

薬の処方はオーダーメイド

薬の処方は常にオーダーメイド

薬の処方のしかたにだれにでも当てはまる正解はありません。

同じ薬を処方しても、患者さんによって効果や副作用が違うからです。また、ほかの持病や服用薬などによって薬を変えないといけないこともあります。

これまで見てきたように、アレルギー性鼻炎の薬は実に多くの種類があります。症状の重さは患者さんの感じ方しだいで変わるので、その患者さんに合う薬を見つけていくことが大切です。

ここで、一耳鼻科医である私の処方のしかたを紹介しましょう。

●スギ花粉症

スギ花粉は通常2月半ばくらいから飛び始めるので、症状が現れたら薬を使い始めます。使い慣れた薬があればそれを使います。新しい薬を試してみるのもいいでしょう。

鼻水、鼻づまりが現れれば、ほかの薬を追加します。鼻の症状がひどくなってから薬を始める場合は、まず抗ヒスタミン薬を処方します（どれを選ぶかは72ページ参照）。

症状がひどくなってしまってから抗ロイコトリエン薬や鼻噴霧ステロイドを使い始めても、なかなか改善しません。花粉症は症状がひどくなることが多いので、抗ロイコトリエン薬や鼻噴霧ステロイドより抗ヒスタミン薬を優先します。

抗ヒスタミン薬だけで効果が十分でなければ、ほかの薬を追加することもあります。

鼻づまりを素早く改善したい場合は、ステロイド薬やディレグラ®（抗ヒスタミン薬＋血管収縮薬）もいいでしょう（副作用は88ページ参照）。

ただし、ステロイド薬や血管収縮薬を長期間使うことはおすすめできないので、２週間内服したらほかの薬に切り替えていきます。

●ハウスダストにアレルギーがあり、一年中鼻水、鼻づまりが続く

ハウスダストでのアレルギー性鼻炎は、症状が極端にひどくはなりにくいです。しかし、薬は長期間の使用になるので、できるだけ体にやさしい処方を考えます。

まずは鼻噴霧ステロイドから処方します。さらに薬を追加するとしたら、鼻づまりがひどい場合は抗ロイコトリエン薬を、鼻水がひどい場合は抗ヒスタミン薬を処方します。

抗ヒスタミン薬は眠くならなくても作業能力が下がることがあるので、眠気の副作用が少ないものを選びたいところ。そこで候補になるのがアレグラ®、クラリチン®、ビラノア®、デザレックス®です。２０１６年11月発売のビラノア®とデザレックス®は眠気の副作用がほとんどないので、今後試していきたい抗ヒスタミン薬（76ページ参照）です。しかし、発売後１年間は14日分しか処方できません。

症状がひどければ処方のしかたも変わってきます。

抗ヒスタミン薬、抗ロイコトリエン薬、鼻噴霧ステロイドのすべてを合わせて使うこともあります。

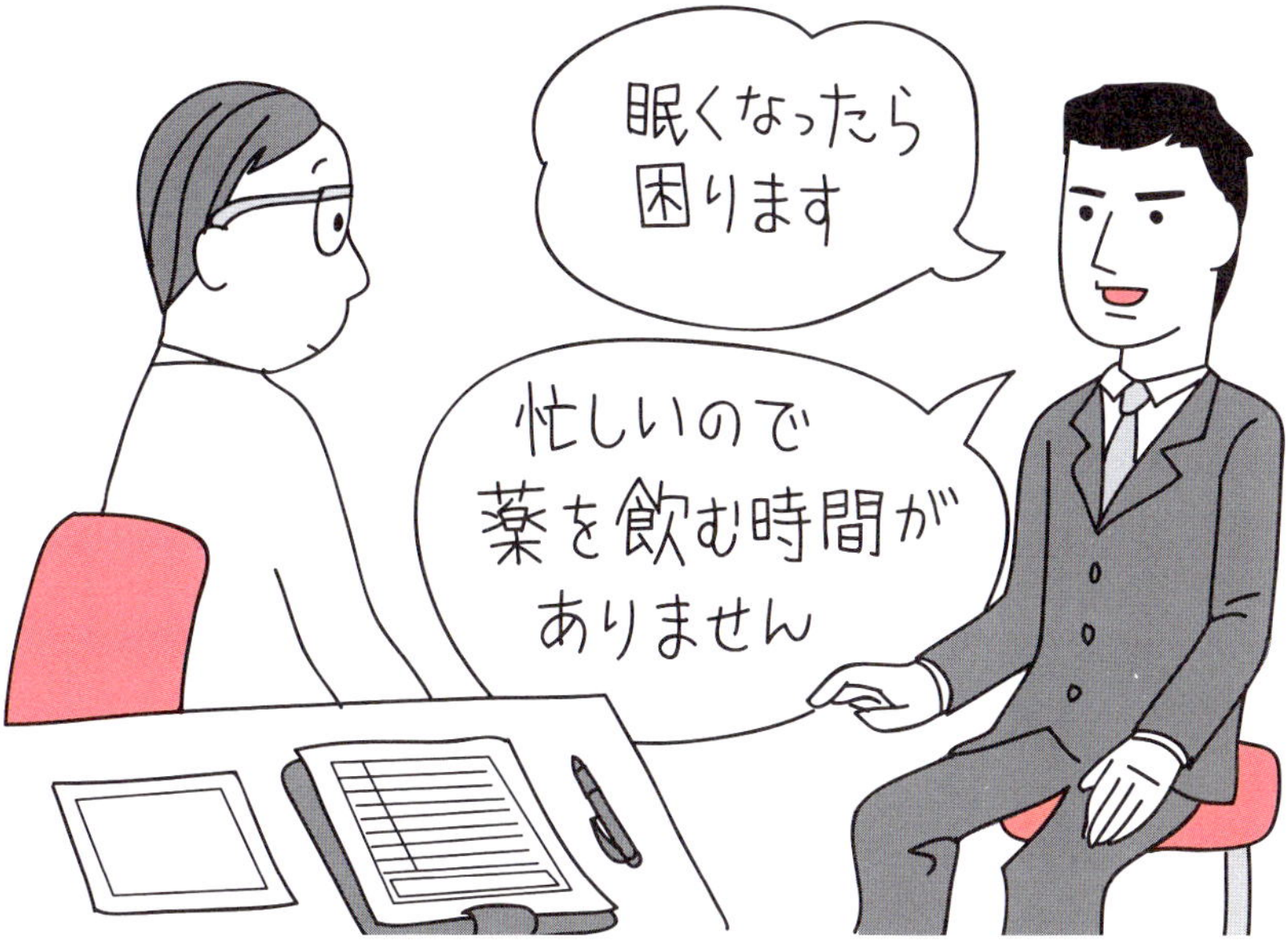
眠くなったら困ります
忙しいので薬を飲む時間がありません

患者は診察で どのように希望を伝えるか

それでは逆に、患者さんはどのように自分の希望を医師に伝えればよいでしょうか。

納得の薬を処方してもらう、また、スムーズに希望の薬が得られる〝決まり文句〟を覚えておくと便利です。

①「眠くなったり、仕事に集中できなかったりすると困る」

アレルギー性鼻炎と診断されると、よく処方されるのが抗ヒスタミン薬です。しかし、患者さんから「眠くなると困る」と言われたら、抗ヒスタミン薬はほぼ処方しません。抗ヒスタミン薬を処方するにしても、眠気の副作用が少ないものにします。

②「忙しいので、薬を飲む時間がない」

このように言われたら、医師は一日1回だけ使う薬を処方するようにします。

③「前に処方してもらった、○○という薬がよかった」

このセリフのポイントは「前に処方してもらった」です。いきなり「○○という薬がほしい」はダメです。一度使用した経験があり、効果があって副作用がなければ、医師は処方しやすくなります。

④「前に処方してもらった、○○という薬はダメだった」

こう言われたときは、使用方法がまちがっていなければその薬を処方することはありません。

⑤「長くは内服しないので、処方してもらいたい」

内服ステロイドや血管収縮薬を希望するときはこう言ってみてください。もちろん、アレルギー性鼻炎以外の病気があったり、ほかの薬を服用していたりする場合は、処方できないこともあります。

医師が困るのは、ステロイドや血管収縮薬を処方すると、それらをずっと処方するよう頼まれることです。ですから「期間限定で」が確認できると処方しやすくなります。

まとめ

❶症状や重症度によって、薬を使い分けることが大切。

❷薬の特徴を知って、どんな薬を服用しているのかを理解しよう。

治療2 アレルゲン免疫療法

アレルゲン免疫療法の基本

アレルギー体質を根本から改善する「免疫療法」

免疫療法は じっくり取り組む治療法

薬物療法は症状を抑えるだけで、アレルギー体質を治すことはできません。症状が続くうちは薬を使い続けなくてはなりません。

しかし、現在はアレルギー体質を治す治療もあります。「アレルゲン免疫療法」です。

●免疫療法とは

免疫療法は、ウイルスや細菌への予防接種のようなものと考えればイメージしやすいでしょう。予防接種では、ウイルスや細菌の毒を弱めたものを投与し、抵抗力をつけてそれらに感染したり重症化しないようにします。それと同様に、アレルギーの原因である「抗原（アレルゲン）」を少しずつ体に投与して、体を抗原に慣れさせる治療法です。体がスギ花粉やハウスダストに慣れるので、鼻水が減って鼻がつまりにくくなるのです。

免疫療法は体質を改善させるので、治療が終了した後も効果は続きます。

昔は「皮下免疫療法」といって、ずっと注射しなければいけませんでした。いまは、飲み薬で免疫療法ができる「舌下免疫療法」も保険適用になり、より簡単に免疫療法が行えるようになりました。

では、免疫療法は〝夢の治療法〟かというと、そこまでではありません。

体質を改善させるので時間がかかります。それも3年以上という長期間、地道に通院する必要があります。そのうえ、完璧にアレルギー体質を改善できるわけでもありません。鼻水や鼻づまりがひどいと、治療しても症状が残ってしまうことがあります。

でも、この治療を行うと70～80％くらいの人に効果が現れます。免疫療法と一緒に抗ヒスタミン薬など、症状を改善させる薬を使ってもかまいません。

たしかに〝夢の治療法〟とまではいきませんが「舌下免疫療法」だと、大きな副作用も体への負担もほとんどありません。

「根本的に体質改善をしたい」「使っている薬の量を減らしたい」。そう考える患者さんに免疫療法はおすすめです。

●免疫療法はどのように行うの？

免疫療法では、アレルギー性鼻炎の原因であるスギ花粉などの抗原を少しずつ投与することで、アレルギーに対して体を慣らしていきます。予防接種が数回の投与で終わるのに比べ、免疫療法は何回も投与を続けなくてはなりません。

最初はごく少量の抗原を投与し、徐々にその量を増やしていきます（この期間を増量期といいます）。目標量に達すると、その後は同じ量の抗原を投与し続けます（この期間を維持期といいます）。

免疫療法は、すべてのアレルギーに対応しているわけではありません。「皮下免疫療法」はスギ花粉、ダニ、ハウスダスト、ブタクサ花粉、真菌アレルギーに対して行えますが、「舌下免疫療法」はスギとダニに対応した薬品しか発売されていません。

免疫療法の方法

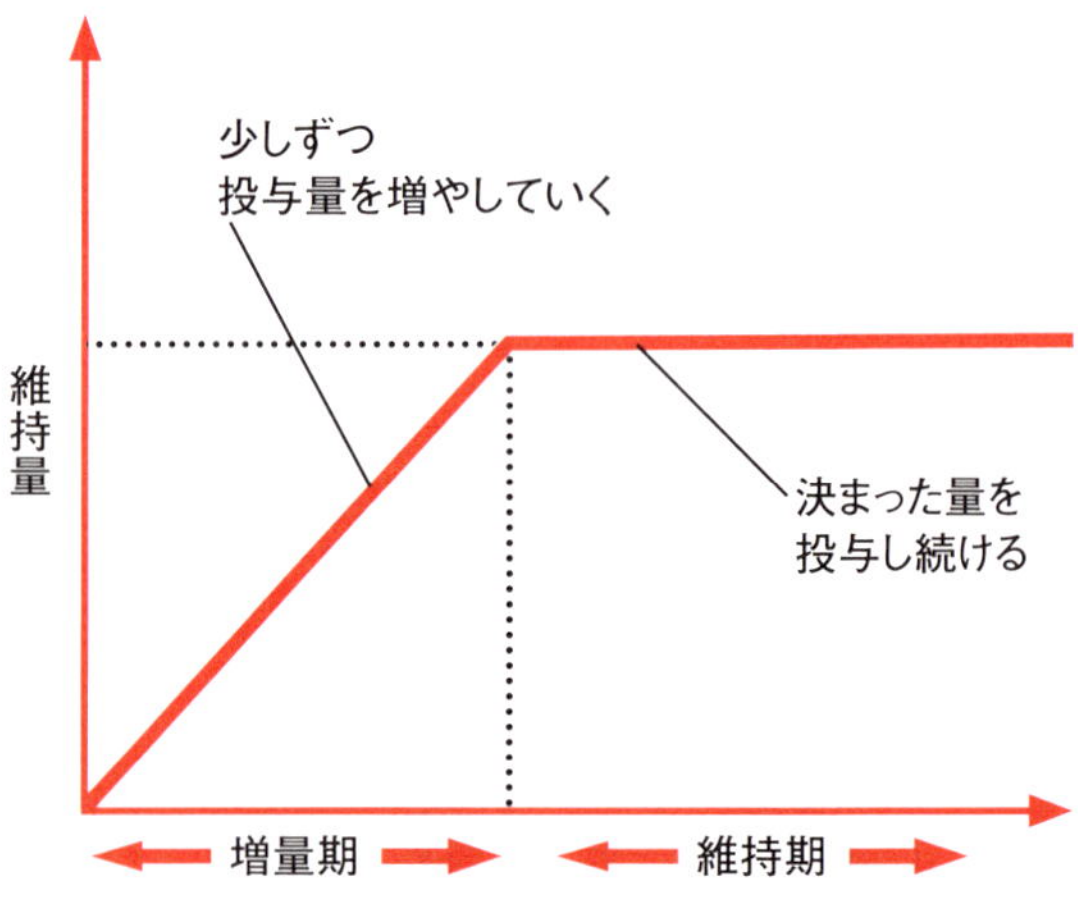

免疫療法は、アレルギー体質そのものを改善する治療法。スギ花粉やハウスダストなどの抗原を少しずつ投与して体質改善を図る。

まとめ

❶免疫療法は、アレルギー体質そのものを改善する治療。
❷免疫療法には、皮下免疫療法と舌下免疫療法がある。
❸舌下免疫療法が保険適用になり、注目を集めている。

治療2　アレルゲン免疫療法

アレルゲン免疫療法の効果

免疫療法の効果と注意すべきこと

免疫療法は いつ終わるかが分からない

免疫療法のメリットや注意すべきことについて、もう少し説明しましょう。

免疫療法を行うと、70～80％の人は症状を改善できます。免疫療法は高い確率で症状を改善できるので、治療によって薬の量を減らすことができたり、薬を使わないようにしたりできます。

しかし、症状が完治する人は20～30％くらいで、完治できる人のほとんどは症状が軽い場合です。重症の場合、免疫療法だけで症状を完全になくすのは難しいといえます。

まったく効果が現れない人も20～30％います。免疫療法が効くのか効かないのかは、事前の検査では分かりません。治療を行ってみないとどうなるかは分からないのです。

免疫療法を行う場合は、通院する手間がかかることを覚悟しなくてはなりません。

スギ花粉症の場合、薬での治療ならスギ花粉が飛散する時期だけ治療すればいいのですが、免疫療法は症状がない時期も医療機関に通い続けなくてはなりません。

また、免疫療法は、すぐに効果を実感できる治療法ではなく、効果が現れるのに少なくとも３カ月くらいはかかります。効果が現れてからも最低２～３年は続けなければなりません。そして、できるだけ長く治療を続けたほうが、治療をやめた後に効果が続きやすいという報告もされています。

免疫療法は、３年治療したからもう二度としなくてもよいというわけではありません。治療が終了すると、少しずつアレルギー体質が戻ってくることが多いのです。

場合によっては、アレルギー体質が戻ってこない

免疫療法を受けられない人

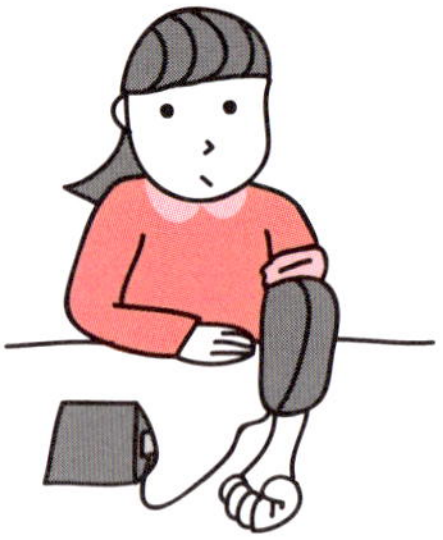

1. β遮断薬を内服している
2. 治療開始時に妊娠している
3. 不安定な重症ぜんそくを合併している
4. 重い病気を患っている
   （悪性腫瘍、自己免疫疾患、免疫不全症、重症心疾患、慢性感染症）
5. 急性感染症:発熱を伴う感冒
   《舌下免疫の場合のみ》
6. 口腔粘膜疾患:外傷、潰瘍、アフタ性口内炎、歯科治療

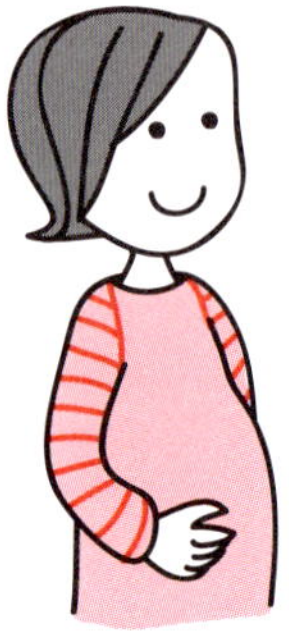

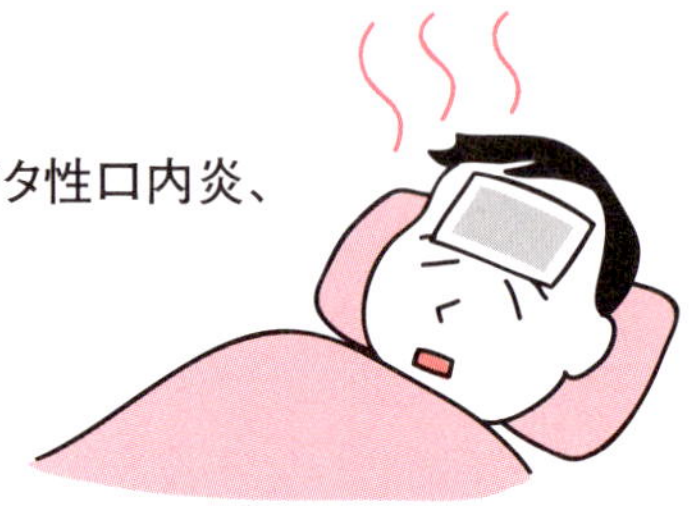

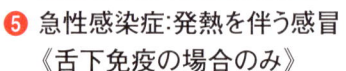

ように免疫療法をずっと続けることもあります。つまり、「免疫療法がいつ終わるか」は決まっていないということです。

このように述べると、効果に対して不安になるかもしれません。しかし、ここまで調べられているということ自体が「良い治療の証」と考えてください。

免疫療法の心配事はアナフィラキシーショック

免疫療法では、あえてアレルギーの元になる物質を皮膚の下に注射したり、飲みこんだりします。ですから、アレルギー反応を起こしてしまうことは当然あり得ます。

じんましんといった軽い反応ならいいのですが、アナフィラキシーショックという急激な反応が起こると大変です。アナフィラキシーショックは息苦しい、意識がなくなる、血圧が下がるなどの症状が出て、最悪の場合は死亡することもあります。

一方で、免疫療法には、薬そのものの作用で起こる副作用はほとんどありません。

免疫療法を始めるには、治療の対象となる抗原に対してアレルギーであることが大前提です。

スギ花粉の免疫療法を受けるためには、まず、血液検査や皮膚テストでスギ花粉に対してのアレルギーがあることを確認します。

免疫療法で怖いのはアナフィラキシーショックです。もしアナフィラキシーショックが起こると、早急に救命処置をとらなくてはいけません。ですから、そのような処置が確実に受けられる年齢から始めます。具体的には、体が大きくなる8～12歳くらいから行うことになります。

舌下免疫療法の場合は、薬の添付文書に「12歳以上」と書かれているので、12歳以上から始めます。舌下免疫療法は安全性が高いので、将来的にはもう少し若い年齢から始められるようになるかもしれません。

では、免疫療法を受けられない人はどのような人でしょうか。

健康に暮らしている人なら、だれでも免疫療法を受けられます。しかし、急激なアレルギー反応が起きたときに救命できない可能性がある人は、この治療を受けることができません。

たとえば心不全や高血圧でβ遮断薬を内服している人は、免疫療法は受けられません。もしもアナフィラキシーショックが起こった場合は、エピネフリンの筋肉注射をしてショック状態から回復させなければいけません。しかし、β遮断薬を内服しているとエピネフリンがしっかりと反応しなくなり、そのまま心肺停止してしまうことがあるからです。

また、重症の気管支ぜんそくにかかっている人もこの治療を受けられません。抗原を投与したときに、ぜんそく発作が起こると呼吸ができなくなるからです。

舌下免疫療法の場合は、抗原のエキスを口の中に入れるので、口の中の状態がよくないと治療を行いません。

まとめ

❶免疫療法を行うと70～80%の人は症状を改善できる。

❷免疫療法は、2～3年以上治療を続ける必要がある。

❸アナフィラキシーショックを起こさないように細心の注意が必要。

治療2 アレルゲン免疫療法

アレルゲン免疫療法の方法❶

抗原を注射する「皮下免疫療法」

皮下免疫療法はスギ花粉、ダニ、ハウスダスト、ブタクサ花粉、真菌のアレルギーに対して行えます。複数の抗原、たとえばスギとダニのエキスを同時に投与することもできます。

この治療はただエキスを注射するだけなので、特別な設備や技術が必要なわけではありません。しかし、この治療を積極的に行っている医療機関は多くありません。このような医療機関はホームページで情報提供していることが多いので、まずインターネットで確認するといいでしょう。

では、スギ花粉の皮下免疫療法を例に、どのように治療を行っていくかを確認しましょう。

事前の皮膚テストで注射する抗原量をチェック

●皮膚テスト

事前に採血検査をして、スギ花粉の抗体が体の中にあるかどうかを確認しておきます。そのうえで皮膚テストを行います。

皮膚テストは、スギ花粉のエキスを皮膚の下に注射し、皮膚がどのように反応するかを確認する検査です。皮膚テストでは、注射するたびにどれだけ皮膚が腫れるかを記録します。そうすることで、どれくらいの抗原を注射すると、どのように体が反応するかを目で見て確認できるのです。

皮下免疫療法を行う前にこの検査をすることで、どれくらいの抗原量から注射し始めたらよいかが分かるようになります。

あまり反応していないのに少ない抗原量から始めると、無駄に注射する回数が増えてしまいます。

一方、少ない抗原量を注射しても皮膚がかなり腫れてしまう場合は、多い抗原量から始めるとアナフィラキシーショックのような急激なアレルギー反応が起こってしまうことがあります。

そのために、皮膚テストで最初に注射する量を確認するのです。

●注射

最初は皮膚が腫れない程度の量から注射を始めます。最初は週1~2回、その後は少しずつエキスを増量していき、維持量に達すると二~四週間に1回皮下注射をしていきます。

皮下免疫療法の方法

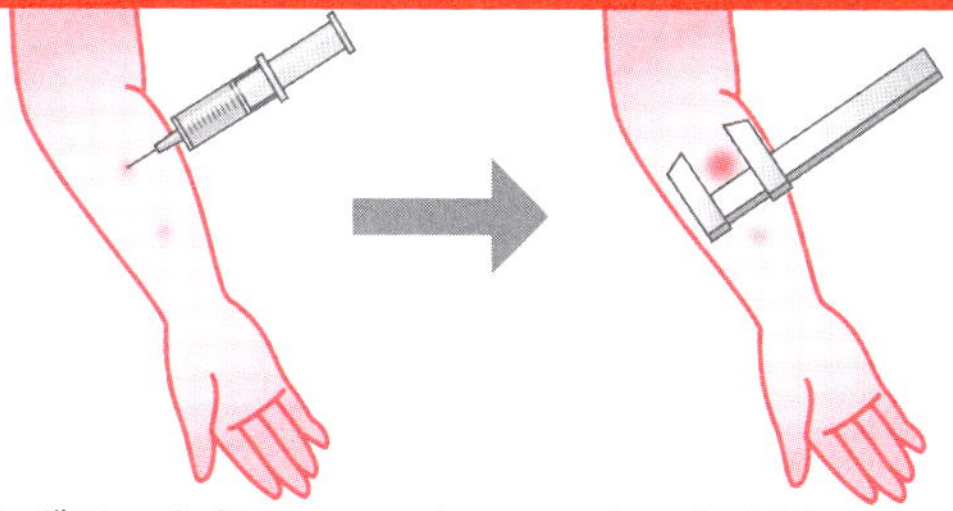

①まずは、皮膚テスト。皮下にエキスを注射して反応を見る。

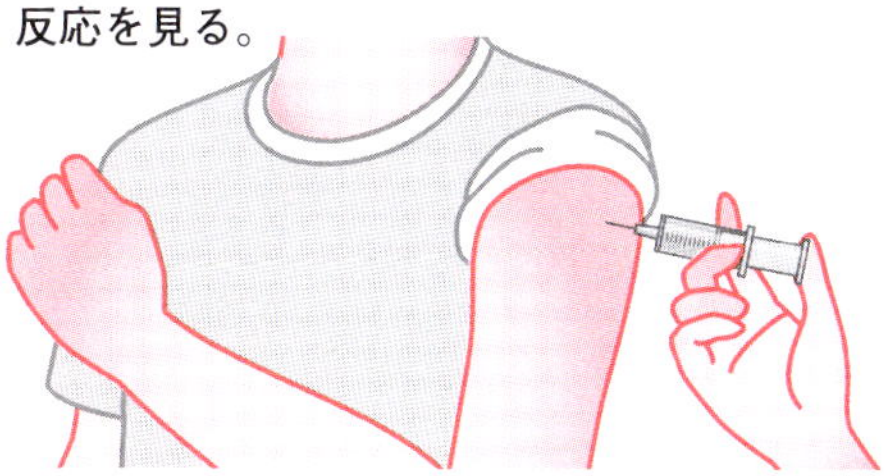

②通院で注射を続ける。最初は週1、2回、増量していき、維持量に達すると二~四週間に1回の皮下注射。

入院して行う急速減感作療法

皮下免疫療法は、維持量に達するまで何度も通院しないといけないので、かなり手間がかかります。そこで、入院して維持量に達するまでの注射を集中的に行う方法もあります。これを「急速減感作療法」といいます。

入院期間は3~7日間で、一日4回くらい注射をします。注射のたびに皮膚や血圧などをチェックします。維持量に達したところで退院し、その後は通常の皮下免疫療法と同じ流れで、一カ月に1回くらい通院し注射を続けます。

ただし、アナフィラキシーショックのような急激なアレルギー反応が起こりやすいので、この治療を行っている医療機関はごくわずかです。

まとめ

❶皮下免疫療法では、事前に皮膚テストを行う。
❷最初の注射は、皮膚が腫れない程度の抗原量から行う。
❸入院して行う急速減感作療法という方法もある。

アレルゲン免疫療法の方法②

自宅でもできる「舌下免疫療法」

皮下免疫療法のデメリットの多くを解消

これまで皮下免疫療法はあまり広まらなかったのは、次の理由があったからです。

●注射が痛い

皮下免疫療法では、2〜3年間は定期的に注射をしなくてはなりません。皮膚の下にスギ花粉やダニのエキスを注射するので、痛みを感じます。

●副作用が心配

アナフィラキシーショックのような急激なアレルギーが起こることがあります。そのような副作用があると、患者さん、医療機関ともに心配になります。

●手間がかかる

注射は数百円なので、費用が安いことは患者さんにとってはメリットです。しかし、医療機関にとってはあまり好ましくはありません。この治療を行うには、アナフィラキシーショックが起こったときのために人工呼吸ができるように準備したり、薬を用意したりしなくてはなりません。その割に得られるものが少ないので、あまり積極的にはなれないのです。

また皮下免疫療法は、長期に休むと再開するのに手間がかかります。風邪をひいたり、旅行に行ったりで、一時的に注射を休むのは問題ありません。しかし、半年以上休む場合は、どうするのか決まっていません。慎重な医師なら一からやり直しにするでしょう。その場合はまた増量期からやり直し。また何回も通院するところから始めなければならないのです。

一方、舌下免疫療法は、皮下免疫療法と効果はほとんど同じであることに加え、次のメリットがあります。

●痛みがない

舌の下（口腔底《こうくうてい》）に薬を入れるだけでいいので、苦痛は伴いません。

●副作用がほとんど起こらない

これまでアナフィラキシーショックは1億回に1回しか起こっておらず、死亡事故もありません。安全性はかなり高いといえます。のどの刺激感、口の中の腫れ、口や耳のかゆみといった副作用が4・2%、吐き気や消化不良が0・08%と軽い副作用はあります。

●手間がかからない

治療を始めるにあたっての説明以外は、薬を処方するだけなので、かなり楽に治療を行えます。

皮下免疫療法のデメリットの多くを解消

舌下免疫療法は、スギ花粉とダニにアレルギーがある人に行えます。スギ花粉にアレルギーのある人は「シダトレン®」という液体、ダニにアレルギーのある人は「ミティキュア®」「アシテア®」という錠剤を服用します。

いまのところ、スギ花粉とダニの舌下免疫療法を同時に行ってもよいのかどうかははっきりしません。皮下免疫療法では同時に行えるので、医師の裁量で行う施設もあるでしょう。

舌下免疫療法の通院回数は、皮下免疫療法に比べて少なくなります。問題なく薬を服用できることが確認できれば、診療所では一カ月に1回、病院では最長三カ月に1回の通院で済ますことができます。

舌下免疫療法は、薬を毎日飲まないといけないので、医療機関に行ったときだけ注射される皮下免疫療法に比べて少し割高になります。

スギ花粉症の舌下免疫療法の場合、医療機関に支払う治療費と薬代で、一カ月に3000〜4000円（3割負担の場合）かかります。もし鼻の症状が続けば、その症状を抑える薬を別に処方することになり、さらに費用はかさみます。ただし、免疫療法の効果で薬の量を減らすことができれば、その費用を抑えることができます。

舌下免疫療法を行う施設は、事前に登録が必要です。したがって、すべての医療機関でこの治療を受けられるわけではありません。

舌下免疫療法を行っている医療機関は、

●薬の販売元の製薬会社のホームページで医療機関を探す（178ページ参照）

●医療機関に直接連絡する

のいずれかの方法で調べることができます。

では、舌下免疫療法の実際の治療はどのように進むのかを見ていきましょう。

①治療の説明を受ける

医師は患者さんに、免疫療法の原理と使用方法を説明しなくてはなりません。それを外来で行ってしまうと、診察が止まってしまいます。私の働いている病院では、治療のしかたや注意点について大事なところだけを口頭で説明し、あとは別室でビデオを見てもらうようにしています。

②初回は医師の前で飲む

処方された薬を持ってきてもらい、1日目は医師の目の前で飲みます。副作用はほとんど起こらないとはいえ、アレルゲンを体に入れることによってなんらかの症状が現れるかもしれないからです。

③毎日薬を飲む

2日目以降は自宅で薬を飲みます。急激なアレルギー症状が起こる万が一の事態を想定して、治療を受けていることを示すカードを携帯してもらいます。

舌下免疫療法の方法

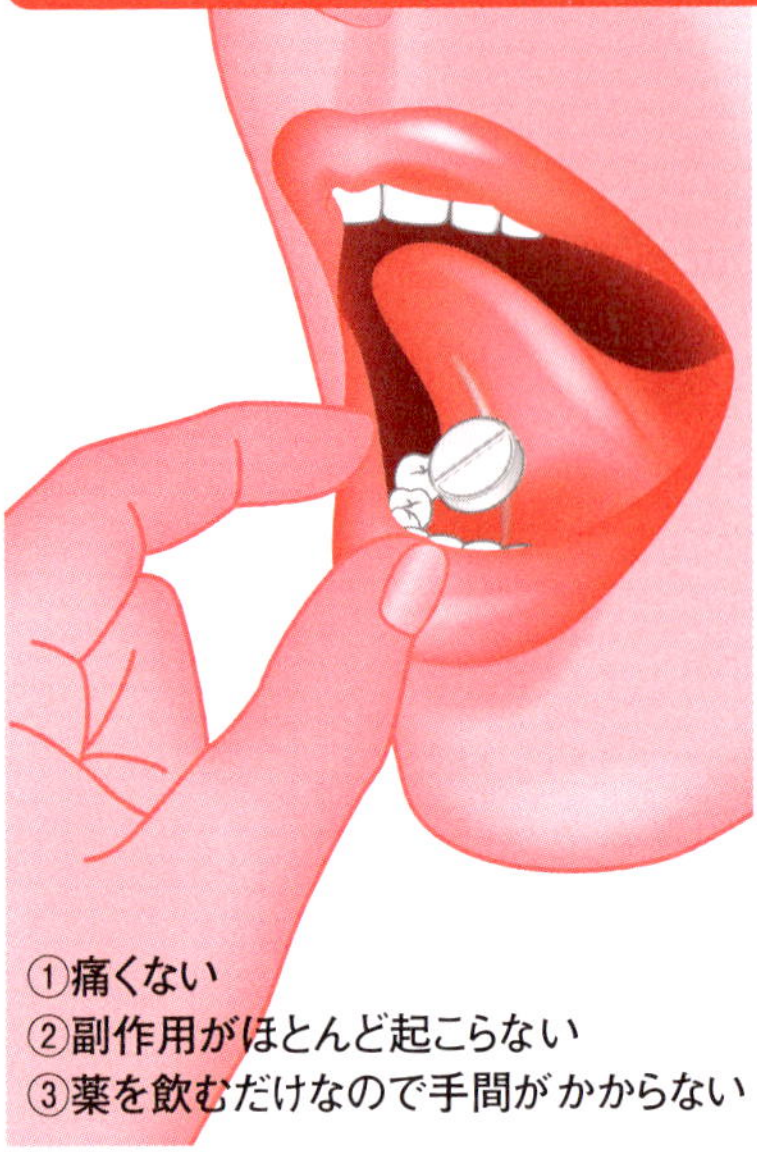
①痛くない
②副作用がほとんど起こらない
③薬を飲むだけなので手間がかからない

まとめ

❶舌下免疫療法は皮下免疫療法と比べ、痛みがなく、副作用もほとんどない。
❷舌下免疫療法は現在、スギ花粉とダニにアレルギーのある人に行える。
❸舌下免疫療法は治療費と薬代で、皮下免疫療法より割高になる。

舌下免疫療法の治療の実際

服用期間とスケジュール（アシテア®を例に）

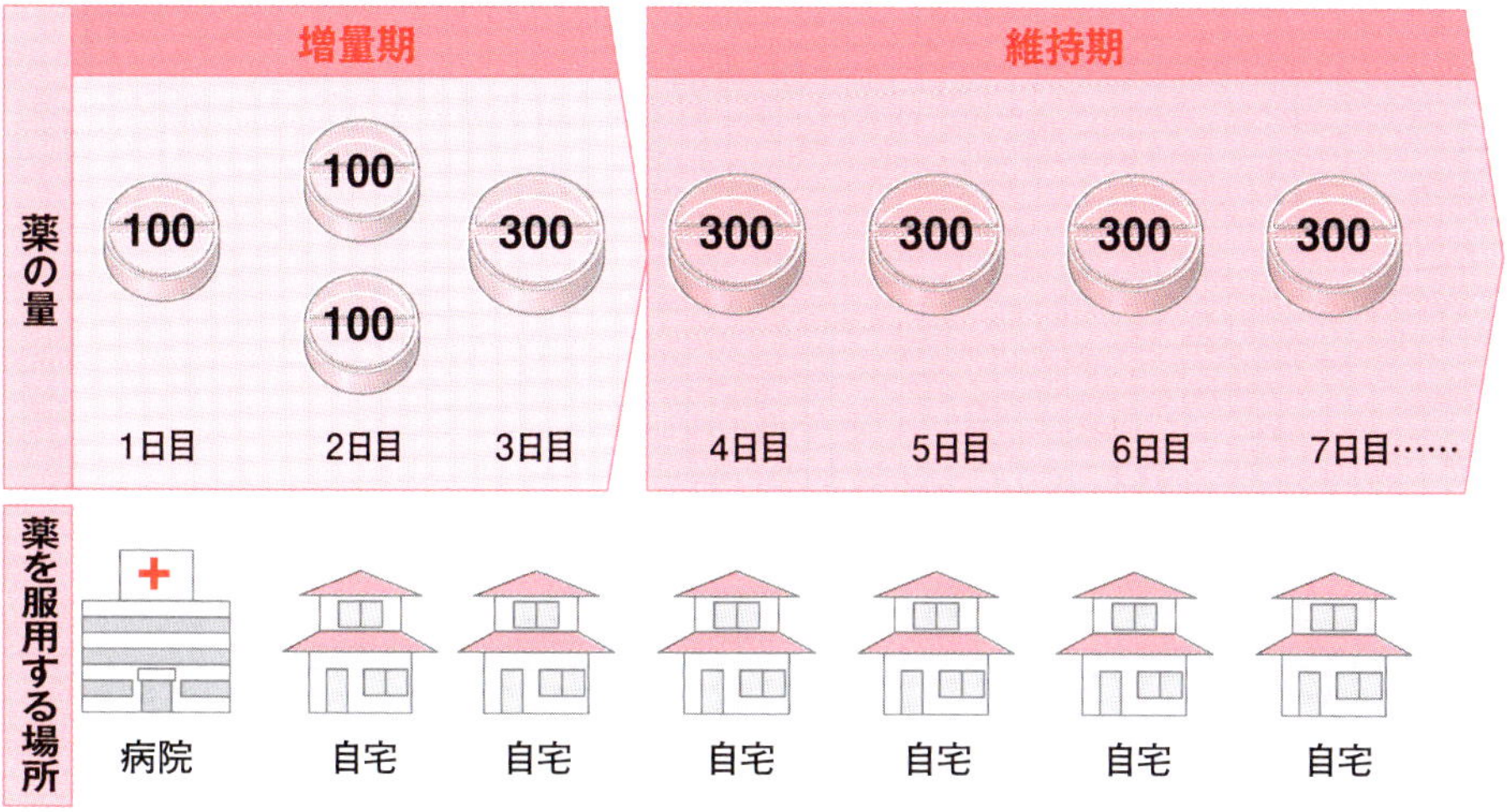

ダニにアレルギーのある人が服用するアシテア®には、ダニ抗原の量が異なる2種類の錠剤（100単位、300単位）がある。
1日目は、100単位の錠剤1錠を、医師の目の前で服用する。その後は、副作用が起こらないかを確認するため、30分間待つ。
2日目は、100単位の錠剤2錠を、自宅で服用する。3日目以降は、300単位の錠剤1錠を維持量として服用し続ける。副作用などによって、増量期を長くとることがある。

服用方法

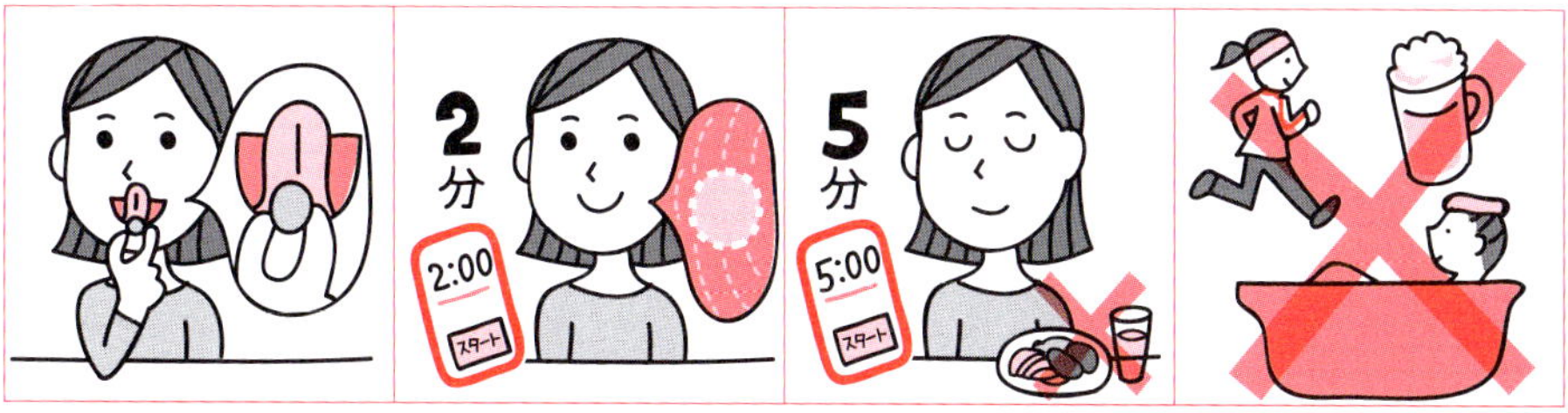

①1日1回服用する。薬を舌の下に入れる。

②薬が完全に溶けるまで2分間ほど待ち、唾液ごと薬を飲みこむ。

③薬の成分をしっかりと吸収させるため、薬を飲んでから5分間は、うがいや飲食をしない。

④薬を飲む前後の2時間は、激しい運動、アルコール摂取、入浴はしないようにする。
急激なアレルギー反応を起こさないようにするため。

「手術療法」は最新の有効治療法

鼻の手術は大きく進化しており効果も高い

アレルギー性鼻炎にも、手術治療があります。

アレルギー性鼻炎への手術は、外来で簡単にできるレーザー治療から入院が必要な手術までいろいろあります。鼻の手術というと、

「ガーゼを鼻の中に入れて、取り出すのが大変」

「手術が終わった後の処置が痛い」

などとネガティブな話が広まっていますが、いまはそうではありません。内視鏡の登場により鼻の中を細かく手術することができるようになり、手術はとても楽になっているのです。

アレルギー性鼻炎の手術では、鼻に詰め物を入れることはほとんどありませんし、術後に痛い処置をすることもまずありません。

もちろん、手術をするといったんは鼻がつまり、血は少し出ますが、1週間もするとこれらの症状はなくなってきます。また、術後に鼻が乾くといった合併症が起こる可能性も低くなっています。

手術は海外のガイドラインでも推奨されており、やり方をまちがえなければアレルギー性鼻炎の症状を抑える有効な方法です。ほかの治療で効果が不十分なら、有力な選択肢になるでしょう。

ただし、手術のしかたはいろいろあり、「こんな場合には、この手術をする！」といった決まりがありません。

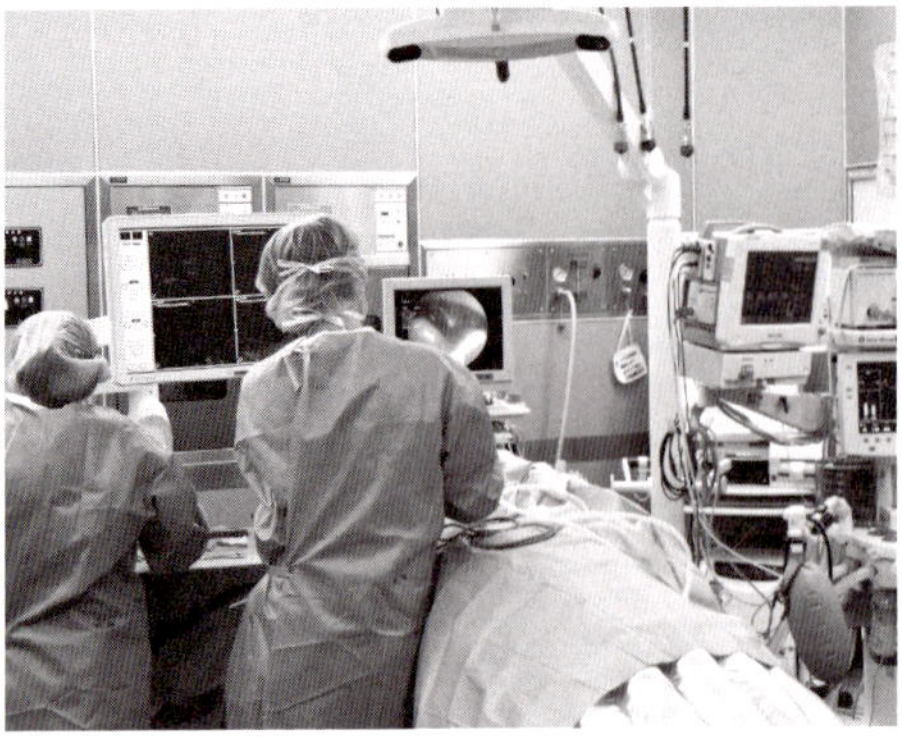

また、手術の効

果を調べるのに、薬のようにプラセボ（何の効果もない薬）と比較した研究は十分に行われていません。

そのために、いまのところ医師によって手術への評価はまちまちです。アレルギー性鼻炎の手術に積極的な医師もいますし、逆に手術をほとんど行わない医師もいます。

医療機関によって、手術をどのように行うのかはかなり違うのです。

手術治療の特徴を見ていきましょう。

●効果は高いが、効果が強すぎると合併症を起こすこともある

手術は鼻腔の構造と機能を変えます。単純な比較はできませんが、薬物療法や免疫療法に比べ、アレルギー性鼻炎の症状を抑える効果は高い治療法です。

一方、手術が行きすぎてしまうと、鼻の中が乾きすぎたり、かさぶたがついたりといった合併症が起こってしまいます。

ですから、手術の効果が高ければ高いほど良いというわけではありません。手術を行うと元に戻すことはできませんから、手術は「鼻の構造や機能をどの程度変えるか」がポイントになります。

●効果が持続する

薬物療法では、薬をやめてしまうと症状がまた現れます。免疫療法も3年以上続けなければいけません。

それに対して手術は、1回の治療で大きな効果を上げることができます。

●費用は、長い目で見るとほかの治療に比べて割安

薬での治療や免疫療法は、長期間の通院が必要なので、長い目で見ると費用がかかります。

これに対して手術は、1回の治療費は高くても「高額療養費制度」（190ページ参照）があるため、入院して治療を行ったとしても、薬物治療1～2年分の医療費程度で済みます。

まとめ

❶アレルギー性鼻炎の手術は効果が高く、治療の有力な選択肢の一つ。

❷手術は昔に比べて技術が進歩しており、確実性が増している。

❸手術への評価がまだ定まっておらず、手術するかどうかは医師の裁量による。

手術療法の基本②

こんな人に手術は向いている

薬物や免疫療法が難しい人は手術を考える

アレルギー性鼻炎の手術は、どのような人に向いているのでしょうか。

ガイドラインでは「重症以上のアレルギー性鼻炎」「鼻閉型で鼻腔形態異常を伴う」と、あいまいにしか書かれていません。

これだけでは私たち医師はうまく対応できないので、患者さんに合わせて手術を行うかどうかを決めています。

では、どのような人に手術を行うかを見ていきましょう。

●薬を使用しても、症状が十分に改善しない人

薬を使用しても症状の改善が不十分な場合は、手術がよい選択肢になります。

「抗ヒスタミン薬＋抗ロイコトリエン薬＋鼻噴霧ステロイド」が、薬物治療で続けて使える代表的な組み合わせです。これらを使っても日常生活を煩わせ

手術治療をすすめるのはこんな場合

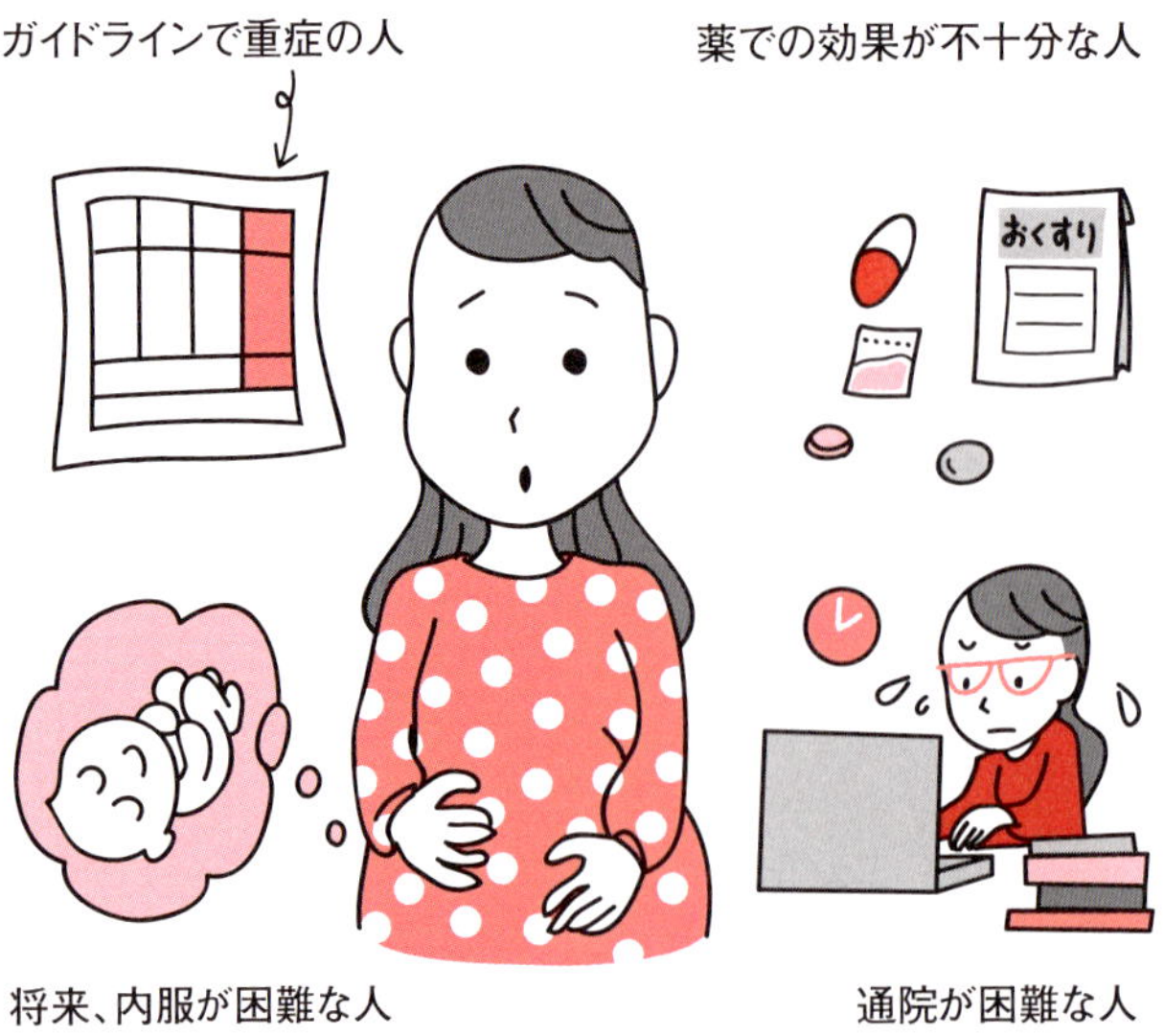
ガイドラインで重症の人
薬での効果が不十分な人
おくすり
将来、内服が困難な人
通院が困難な人

るような症状があるなら手術を考えます。

また、ステロイド内服薬や血管収縮薬は、長い期間続けることができません。これらの薬剤を使用しないと症状が改善しないのであれば、手術をおすすめします。

●鼻中隔の弯曲や下鼻甲介の肥大がある人

鼻腔を左右に分ける鼻中隔がどちらかに曲がっている場合は、薬物療法や免疫療法を行っても鼻づまりは改善しません。この場合は、鼻中隔を真っすぐにする手術（１６２ページ参照）をおすすめします。

アレルギー性鼻炎にずっとかかり続けると、下鼻甲介が腫れたままになってしまうことがあります。この場合は、下鼻甲介に作用する手術をおすすめします（１２２・１２４ページ参照）。

●一年中、症状が続く人

花粉が飛散する時期だけひどい症状が現れる花粉症は、手術を行ってもその時期に症状が現れることがあります。薬も一時的に使用するだけなので、体への影響もあまり心配ではありません。

これに対して、ダニなど通年性のアレルギーやいろいろな抗原に対してアレルギーがある人は、症状を抑えやすい手術をおすすめします。

●薬を長期間使用したくない人

アレルギー性鼻炎以外にも病気があってすでに多くの薬を飲んでいたり、飲み続けることに抵抗があったりする人には、手術を行うことがあります。

また、将来妊娠や授乳をする予定のある人は、薬を使い続けられないので先を見越して手術を行うことがあります。

●継続的な通院が難しい人

薬物療法や免疫療法では、継続的な通院ができないと症状を改善させることはできません。通院が難しい人には手術を行うことがあります。

ただし、手術を行ったとしても、鼻の中に抗原を入れないようにする努力は続けなくてはなりません。

まとめ

❶医師はガイドラインだけでなく、患者さんの状況に合わせて手術を選択する。
❷薬で症状が改善しない人、鼻に物理的な障害がある人などには手術をすすめる。
❸手術をしても、抗原を鼻に入れないようにする努力は必要。

鼻の構造と手術する部位を知っておこう

粘膜と神経のどちらを手術するかがポイント

鼻腔には「下鼻甲介」という出っ張りがあり、重要な役割を果たしています（13ページ参照）。

アレルギー性鼻炎では下鼻甲介が腫れることが鼻づまりの原因になります。また、下鼻甲介の粘膜から分泌される鼻水が減ると、鼻漏がやわらぎます。つまり、この下鼻甲介の状態をうまくコントロールすると、症状を改善できるのです。

よく知られている「レーザー治療」は、この下鼻甲介の粘膜を焼いて、鼻づまり・鼻水を改善させます。また、下鼻甲介の内側にある骨を取り除くと、下鼻甲介が小さくなるので、鼻づまりが改善します。

手術では、「粘膜」と「神経」のどちらを操作するかで効果が違います。

すべて粘膜で覆われている鼻腔の表面を切ったり焼いたりすると、粘膜が腫れなくなったり鼻水が出にくくなります。ただし、鼻水の分泌は主に神経を介するので、粘膜の操作だけではしっかり抑えられません。また、粘膜は再生するので、切ったり焼いたりしてもいずれは元に戻ることが多いのです。

一方、鼻腔の神経は血管と一つの束となり、鼻の粘膜の内側を走っています。それらの神経は蝶口蓋《ちょうこうがい》孔《こう》から出てきて、分岐しながら鼻腔すべてに広がっていきます。鼻腔を走行する神経を切断すると、鼻水の分泌が抑えられます。また、神経は粘膜と違って再生しないので、手術の効果は長続きします。

まとめ

❶粘膜だけを切除、焼灼する場合は、効果が一時的であることが多い。
❷粘膜の手術は鼻づまりへの効果が大きい。
❸神経を切断する手術は鼻漏・くしゃみへの効果が大きく、その効果は継続する。

アレルギー性鼻炎手術を行う部位

右鼻腔側面

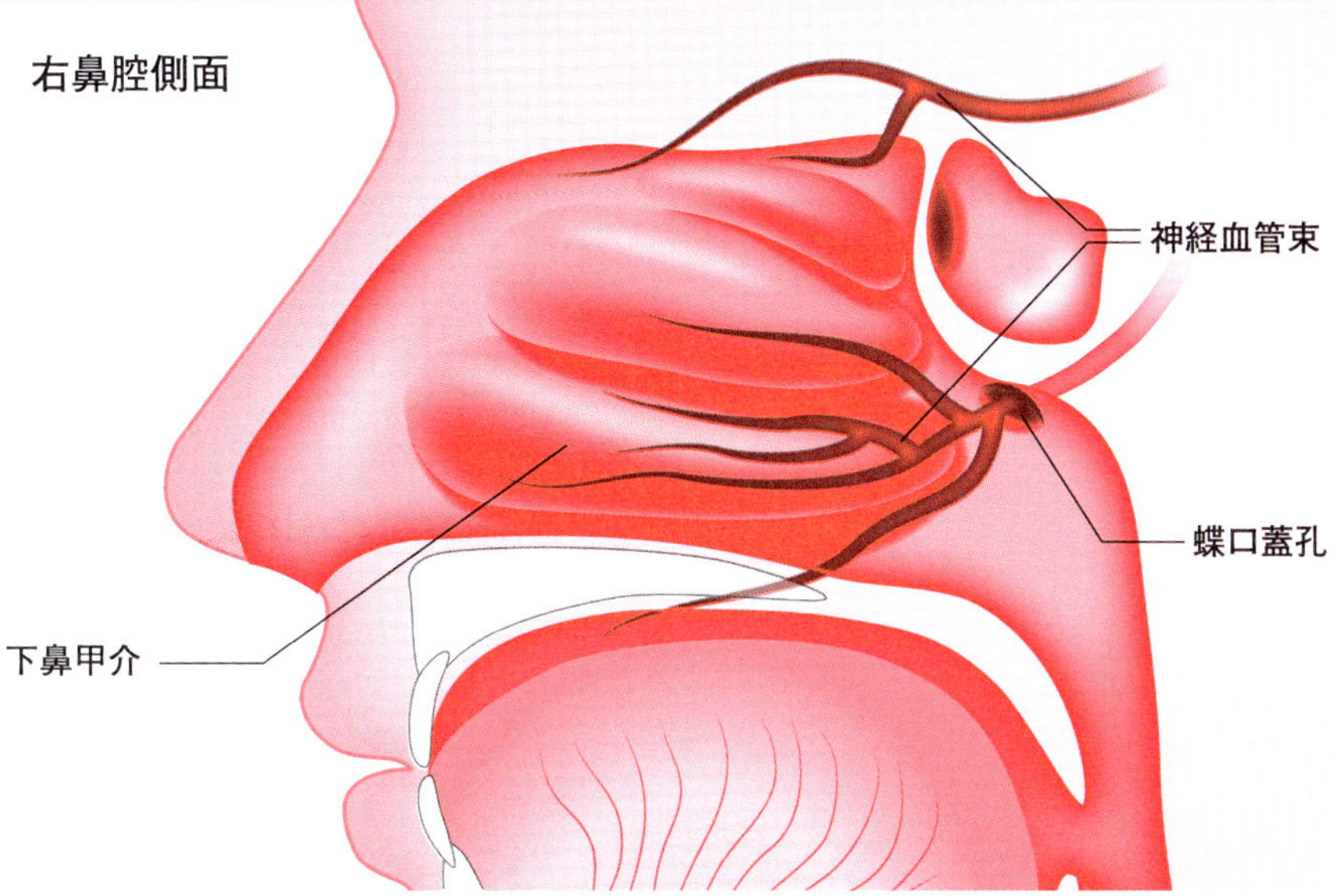

鼻腔を走行する神経と血管は、蝶口蓋孔から出てきた後、枝分かれして、鼻腔全体に広がる。神経と血管は、一つの束（神経血管束）となって粘膜の下を走行している。

右鼻腔正面

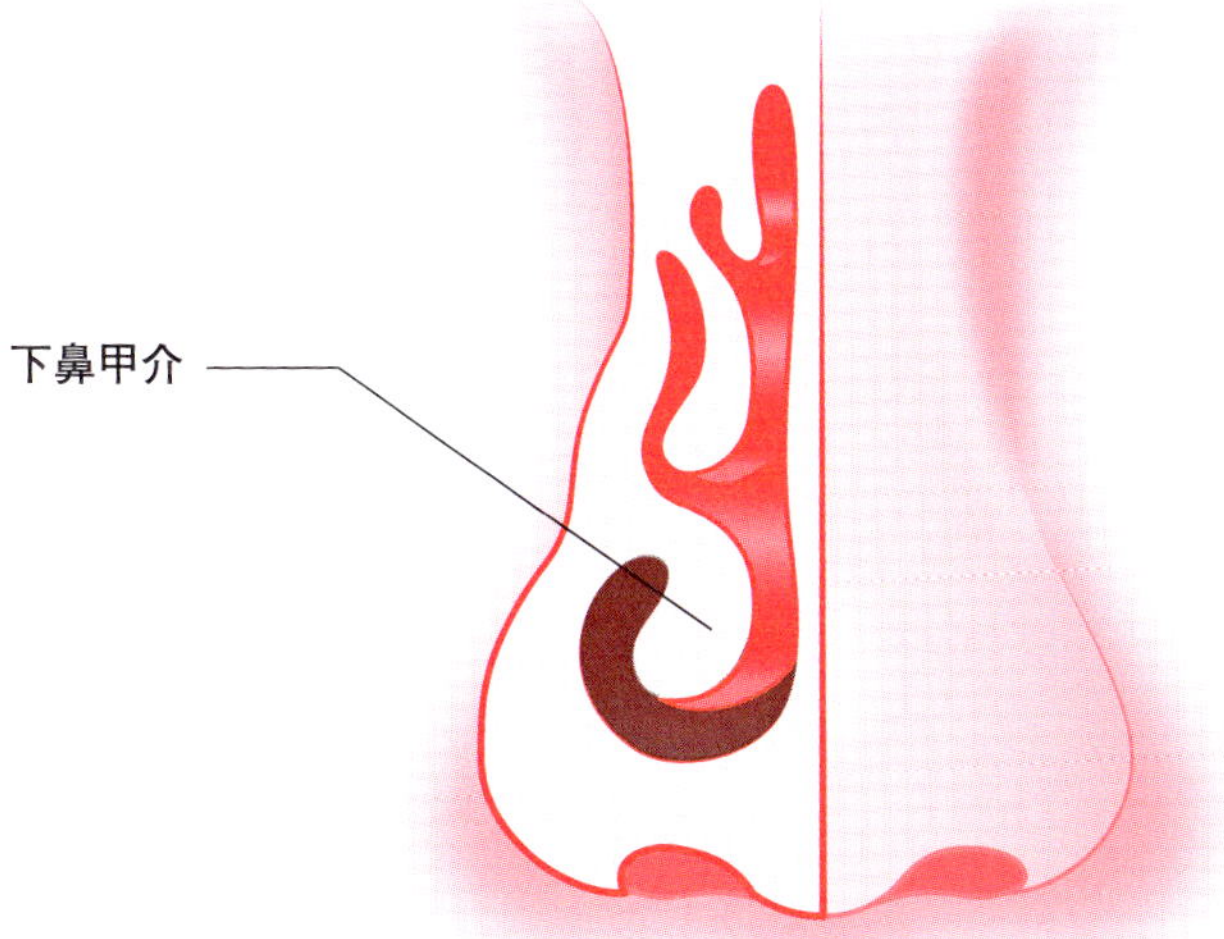

下鼻甲介は、呼吸する空気の通り道にあるので、腫れると鼻がつまる。

治療3　手術療法

手術療法の基本④

どのような手術があるのか知っておこう

手術の方法はさまざまに変化してきている

アレルギー性鼻炎の手術はかなり昔から行われていました。最初は目で見える範囲でしか手術できなかったので、大ざっぱなものでした。しかし内視鏡が使えるようになると、鼻腔の狭いところまで確認でき、細かい手術が行われるようになりました。

アレルギー性鼻炎の手術にはいろいろな方法があります。ここでは、手術の種類を三つに分けてその変遷を見ていきます。

①下鼻甲介の粘膜を変性させる手術

下鼻甲介の粘膜の性質を変えることで、粘膜を腫れにくくし、鼻水を分泌しにくくします。下鼻甲介の粘膜を変性させる手術はかなり以前から行われてきました。最初は下鼻甲介を腫れさせなくするために、表面の粘膜だけを削り取っていました。しかし、粘膜だけを削り取る方法は効果が長く続きませんでした。なぜなら粘膜が再生し、数年で元に戻ってしまうからです。現在はこの方法はほとんど行われていません。

いまは粘膜をレーザーで焼灼する方法が主流になっています（１２２ページ参照）。

②下鼻甲介の内側を操作する手術

下鼻甲介の内側の骨を取り除いたり、下鼻甲介の神経を切断したりすることで、アレルギー性鼻炎の症状が改善します。

かつては下鼻甲介そのものを切って、鼻づまりを改善させる手術が行われていました。しかし、下鼻甲介をすべて切り取ってしまうと鼻腔が広くなりすぎて鼻が乾いてしまうことがありました。そこで下鼻甲介の一部を切り取るようにすると、今度は症状が再発することが増えてしまったのです。結局、どの程度切除するか決まらないまま、下鼻甲介そのものを切り取る手術は行われなくなっていきました。

現在は、下鼻甲介の内側の骨を取り除き、鼻づまりを改善させる手術が主流になっています。

さらに内視鏡を用いて、下鼻甲介の骨を取り除くと同時に下鼻甲介の神経を切る手術も行われています（124ページ参照）。

この手術では、下鼻甲介以外の粘膜はまったく変わらないため、鼻の機能を抑えすぎることはほとんどありません。

③鼻腔ほぼすべての範囲の神経を切断する手術

鼻腔すべてに広がる神経を大元の部分で切ることで、鼻水を分泌しにくくします。この手術は、鼻腔すべての粘膜から鼻汁の分泌が抑えられますから、かなり大きな効果が得られます。

以前は、翼突管《よくとつかん》という深いところで神経を切断していました。その方法では、術後に頬のしびれや涙が出にくくなるといった合併症を起こしてしまったため、現在は行われていません。

現在はこれらの合併症を避けるために、もっと浅い蝶口蓋孔《ちょうこうがいこう》というところで神経を切断する手術が行われています（128ページ参照）。

まとめ

❶下鼻甲介の粘膜を変性させる手術では、今はレーザー焼灼が主流。

❷内視鏡を用いて下鼻甲介の骨を取り除き、神経も切断する手術が増加。

❸蝶口蓋孔で切断すると、鼻腔ほぼすべての範囲の神経が切断される。

各手術の手術範囲

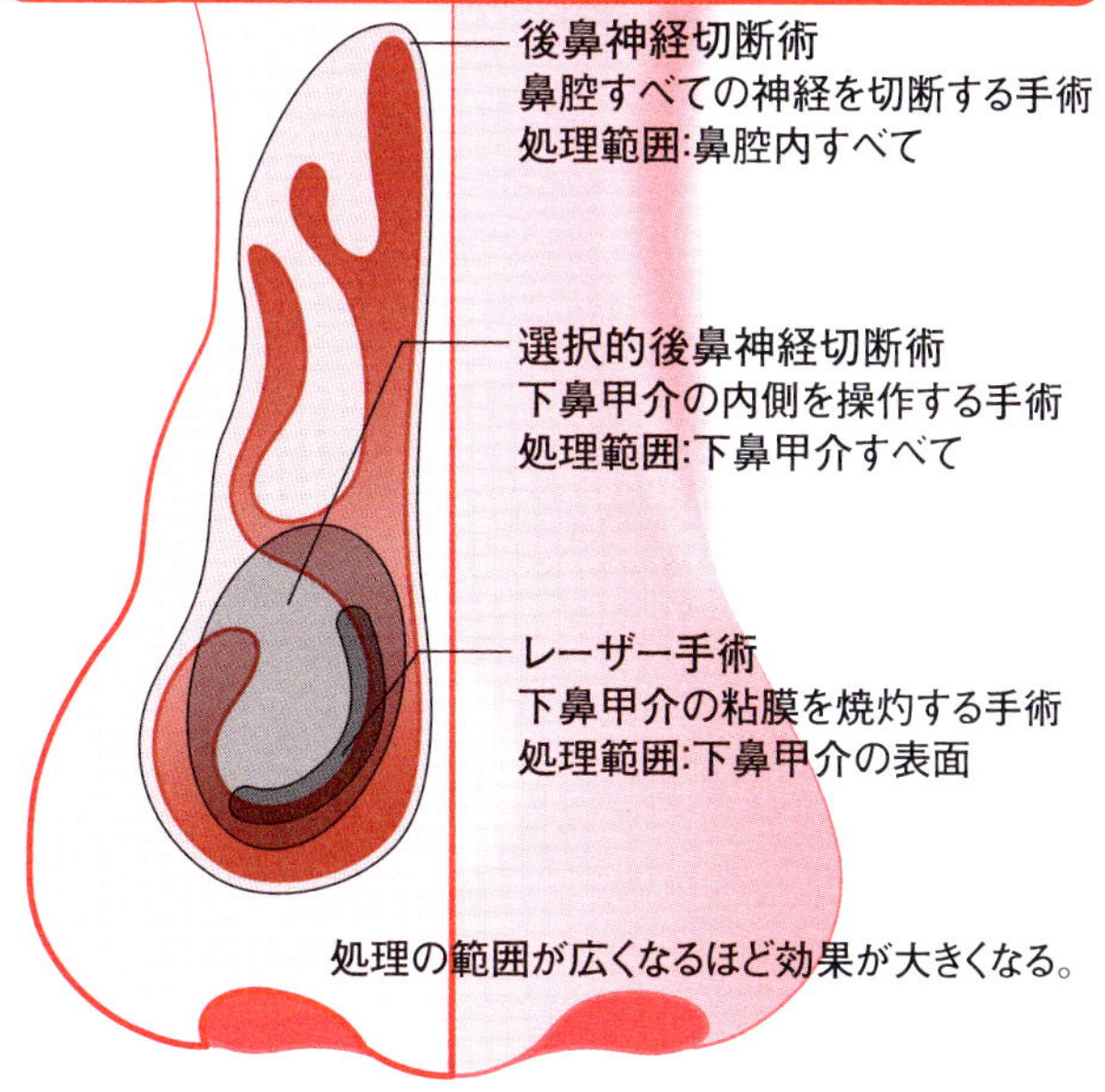

処理の範囲が広くなるほど効果が大きくなる。

下鼻甲介の粘膜を変性させる「レーザー手術」

実際の手術法❶

レーザー手術は安全で簡単な手術

レーザー手術は粘膜表面を焼くだけなので、外来で簡単にでき、あまり痛くなく、出血もほとんどありません。また、鼻腔が乾いてしまう合併症も起こりにくいという特徴があります。そのため、レーザー治療は多くの医療機関に広まっています。

レーザー治療は粘膜だけを処置するので、鼻づまりへの効果は高いですが、鼻水の分泌・くしゃみへの効果は少し劣ります。

また、粘膜は再生するため、レーザー治療を行っても、数年後には半数くらいは再発すると報告されています。最近はあまり粘膜を焼きすぎないCO_2レーザーが主流なので、報告されているよりも再発する可能性は高いでしょう。

しかし、「再発するからレーザー治療はダメ」ということではありません。逆に、レーザー治療の効果が一時的であるということは、鼻の機能が元に戻ることを意味します。つまり、レーザー治療は安全性が高いといえるのです。

レーザー治療の方法

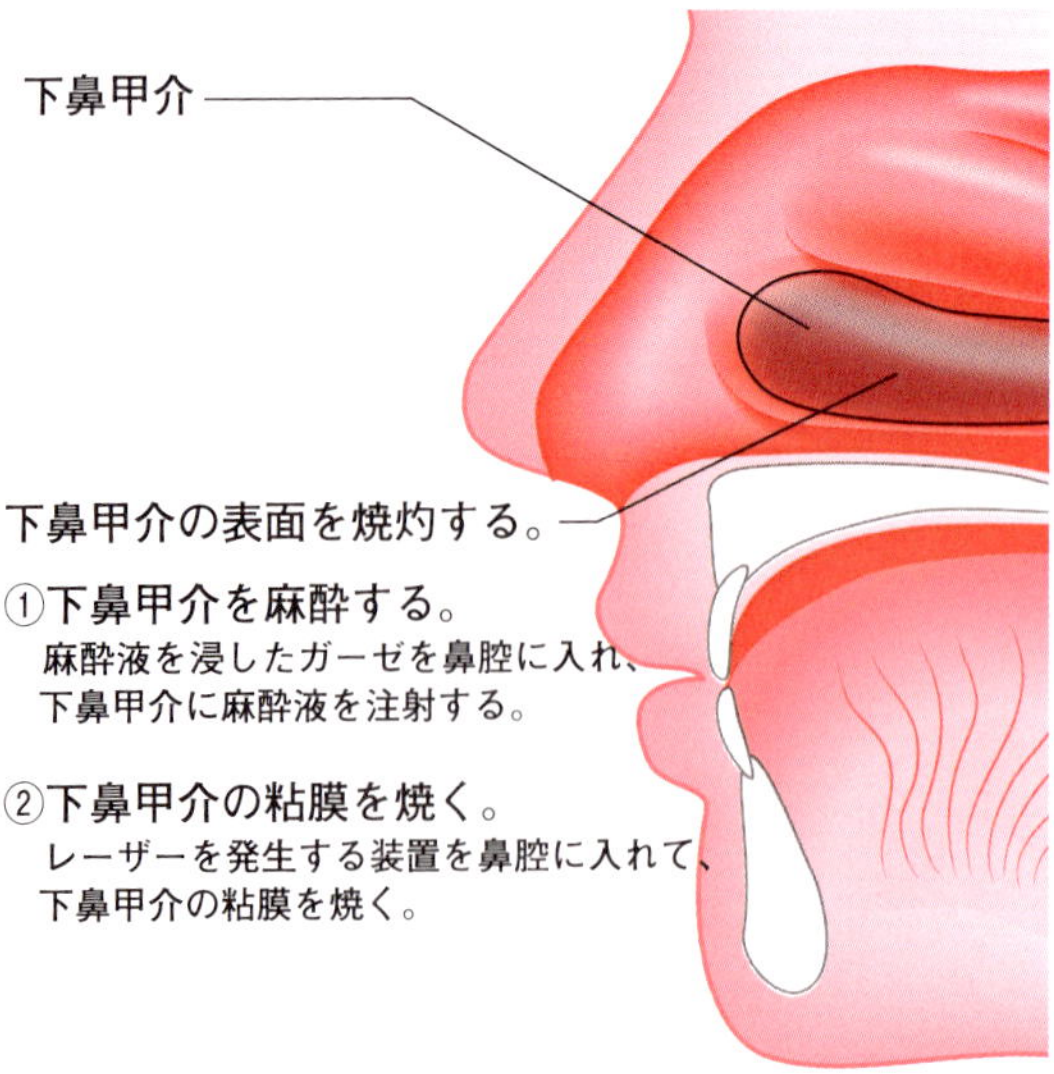
下鼻甲介
下鼻甲介の表面を焼灼する。
①下鼻甲介を麻酔する。
麻酔液を浸したガーゼを鼻腔に入れ、
下鼻甲介に麻酔液を注射する。
②下鼻甲介の粘膜を焼く。
レーザーを発生する装置を鼻腔に入れて、
下鼻甲介の粘膜を焼く。

●レーザー手術の実際

レーザー手術を受けるときは、事前に重症のアレルギー性鼻炎であることを検査や問診で調べておきます。手術は、外来で30分ほどかかります。実際に焼灼している時間は片側5分ずつくらいと、長くありません。入院は不要です。

●手術を受ける時期に注意

花粉症の場合、大量に花粉が飛散する時期には手術を行いません。なぜなら、粘膜を焼くと粘膜の防御機能が弱くなるので、花粉が粘膜の中に入り込みやすくなるからです。そうなると、さらにアレルギー症状がひどくなってしまいます。

●術後はどうなるの？

レーザー手術をしてすぐに、鼻づまりや鼻水がなくなるわけではありません。下鼻甲介の粘膜を焼くと、1週間くらい腫れて鼻がつまります。手術による刺激で鼻水もある程度出ます。術後2週間から1カ月はかさぶたがつくので、鼻の中が乾いた感じや違和感があります。そのような症状を抑えるために、術後にアレルギー性鼻炎の薬を飲んでもらうこともあります。

●よい手術を受けるポイント

CO_2レーザーの装置を使っている医療機関がおすすめです。特別な装置ではなく、多くの診療所でも使っています。古いレーザーは粘膜の深くまで焼いてしまうので、かさぶたがつく期間が長くなります。レーザー治療は、どれくらい粘膜を焼くか、その時間と回数は決まっていません。ですから、粘膜を焼く加減は医師の経験によります。レーザー手術をよく行っている医療機関を選ぶのがよいでしょう。

●費用

●下鼻甲介粘膜レーザー焼灼術（両側）〈Kコード※1／K331-3〉

1万4550円×2※2×0・3＝8730円（3割負担）

この費用に受診料などが加算されます。入院を要さないので、その他の費用は少なく済みます。

まとめ

❶レーザー手術は外来で30分ほどで済む簡単な手術。
❷レーザー手術は、花粉飛散時期には行わない。
❸粘膜を焼く加減は医師の裁量。手術をよく行っている医療機関を選ぼう。

※1　Kコードとは、診療報酬の医科点数を算定する際の手術の種類別に割り振られたコード名で、手術の場合はK－000というように、頭文字がKなのでKコードと呼ばれます。
※2　片側の費用×2という意味で、両側手術した場合の費用です。

治療3　手術療法

実際の手術法②

「下鼻甲介手術」は、格段に進化している

鼻が乾く 合併症が起こりにくい

現在の「下鼻甲介手術」は、下鼻甲介の内側を処置する方法が主に行われています。

このタイプの手術でもっとも古典的な手術は、下鼻甲介の骨を取る手術（粘膜下下鼻甲介骨切除術）です。下鼻甲介の骨を取り除くことで、下鼻甲介を小さくして鼻通りをよくすることを狙ったのです。

ところが、この手術を行うと鼻づまりが改善するだけでなく、鼻水も減るということが分かりました。

昔の手術では、下鼻甲介の内側をはっきり見ないまま骨を取っていたため、その操作の流れで下鼻甲介の骨の周囲を走っている神経や血管も一緒に切っていたのです。そのため、鼻水やくしゃみも減ったというわけです。

この方法は合併症が少ないので、現在も全国で行われています。ただ、その方法では神経が切断できているかどうかが確実ではないので、もっと精密な手術を行うようになっています。

鼻の手術に習熟している施設では、内視鏡を使って下鼻甲介の骨を取り除いた後、中を走っている神経や血管をしっかり確認して切断する「選択的後鼻《こうび》神経切断術《しんけいせつだんじゅつ》」を行っています。

この方法は、下鼻甲介の前方を１センチ切開した後に薄い骨を取り除き、２ミリくらいの細い神経血管束（神経と血管が一つの束になっている）を３本ほど切断します。粘膜をわずかに切開しているだけなので、出血の可能性はありますが、術後に顔が腫れたり、傷ついたりする心配はありません。大きな合併症は起こりにくいのです。

施設によって異なりますが、術後に鼻の中にガーゼを詰めることもありません。私たちの施設では、後で抜く処置をしなくてもいいよう、自然に溶ける

綿状の止血材を鼻の中に軽く入れるだけです。

私たちの施設では、選択的後鼻神経切断術をこれまで２００例近く行っています。この手術を行うと下鼻甲介が腫れなくなるので、鼻がつまることはなくなります。鼻水もかなり減ります。

下鼻甲介以外の粘膜はそのままなので、鼻水が残ることもありますが、その場合は薬や鼻うがいをして症状を改善させます。それで大部分の患者さんが日常生活に支障がない程度にコントロールできており、これまで追加の手術は行っていません。

下鼻甲介の内側を操作する手術には、ほかにも下鼻甲介に高熱の針を刺して下鼻甲介の内側を焼く手術、下鼻甲介の内側の粘膜を骨ごと切除する手術などが行われています。ただし、神経血管束を確認していないため、選択的後鼻神経切断術より効果が不確実になります。

これらの手術は、下鼻甲介の神経を切るため、鼻水の分泌を抑える効果がずっと続きます。一方で、下鼻甲介以外の粘膜はまったく変わらないので、鼻が乾きすぎる、のどに違和感が残るといった症状は数パーセント程度です。ですから、合併症が起こりにくいという特徴もあるわけです。

もちろん、これらの下鼻甲介手術を行った後も、下鼻甲介以外の粘膜は機能するので、風邪をひいたときには鼻水は出ます。

下鼻甲介手術の具体的な注意点

●術後はどうなるの？

手術してすぐに、鼻づまりや鼻の分泌がなくなるわけではありません。術後１週間くらいは、鼻がつまり、血混じりの鼻水が出ます。術後２週間から１カ月は、かさぶたがつくので、鼻の中が乾いた感じや違和感があります。

●よい手術を受けるポイント

手術は全身麻酔、または局所麻酔どちらでも行えます。下鼻甲介手術だけ行う場合は、多くは局所麻酔で行われます。

手術時間はというと、下鼻甲介の神経を処理する選択的後鼻神経切断術は、片側20分くらいかかるので、両側で40分くらいかかります。

下鼻甲介の骨を取り除く粘膜下下鼻甲介骨切除術は、片側10分くらいかかるので、両側で20分くらいかかります。

下鼻甲介手術は種類が多く、日帰りでできるものから入院が必要なものまであります。

また、医療機関によって方法が大きく異なります。医療機関のホームページでは、術式や入院期間についてはっきりと書かれていないことが多いので、直接医療機関の耳鼻科に電話して聞くのが確実な方法です。医師が直接対応するか、受付の係員が仲介して情報を伝えてくれます。

入院して行う手術の場合、内視鏡を使って下鼻甲介を手術しているかどうかがよい手術を受けるポイントになります。

●費用

下鼻甲介の手術は、次の二つです。

●内視鏡下鼻腔手術Ⅰ型（下鼻甲介手術、内視鏡を使った手術）〈Kコード／K３４７-５〉

５万５２００円×２×０・３＝３万３１２０円（３割負担）

●粘膜下下鼻甲介骨切除術（内視鏡を使っていない手術）〈Kコード／K３３９〉

２万９６００円×２×０・３＝１万７７６０円（３割負担）

入院して行う場合は、これに入院費などが加算されます。

この手術は、副鼻腔炎や鼻中隔弯曲症の手術と併せて行うことがよくあります。費用はこれに加算されますが、費用が多くなると「高額療養費制度」が適用になります

まとめ

❶下鼻甲介手術は、下鼻甲介の内部を処理する手術。

❷骨を切除した後に、神経血管束を切る手術もある。

❸下鼻甲介手術は、鼻の機能を抑えすぎる心配は少ない。

粘膜下下鼻甲介骨切除術

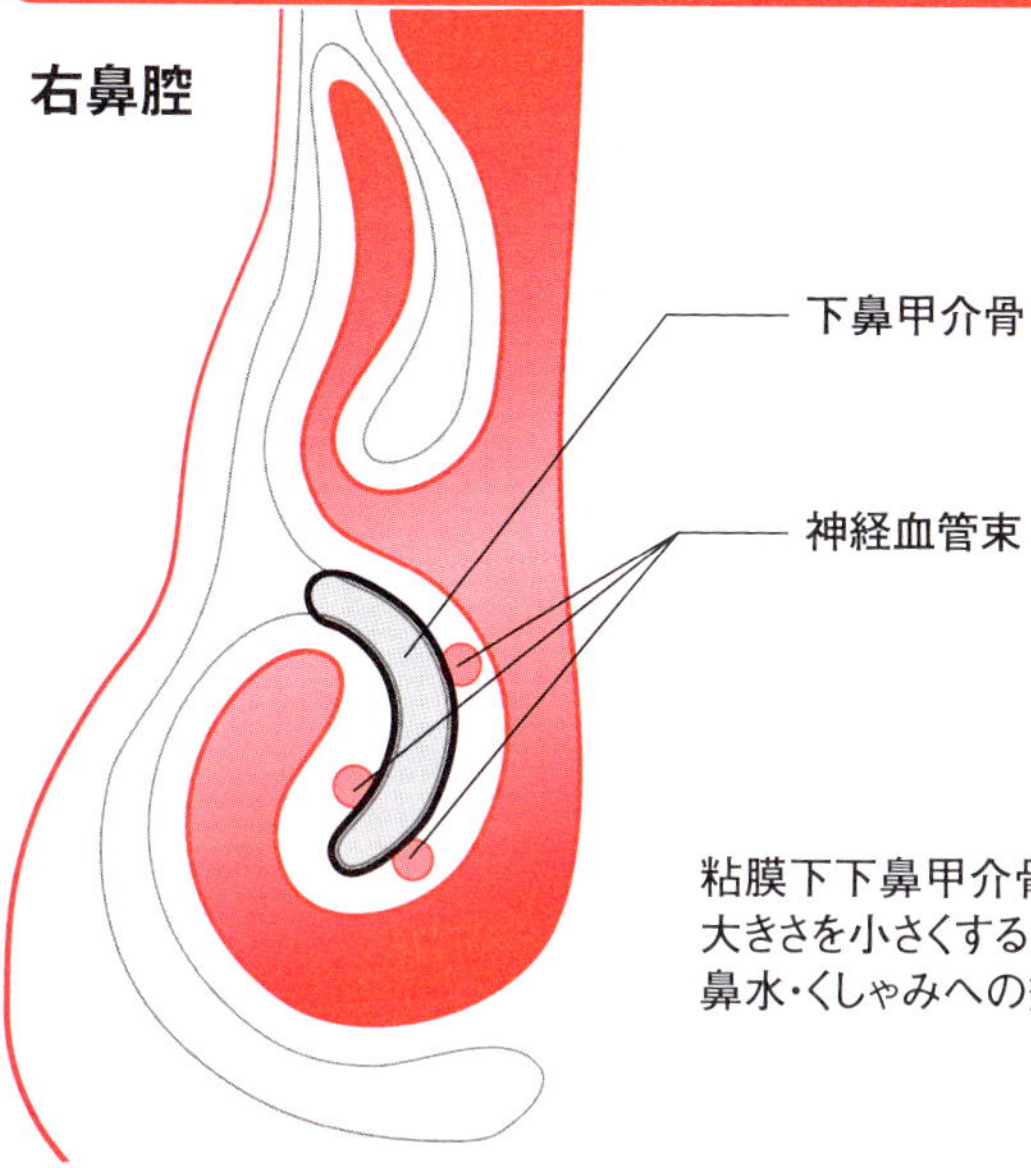

粘膜下下鼻甲介骨切除術では、下鼻甲介骨を取り除き、その大きさを小さくする。原理的には、骨だけを取り除くだけなので、鼻水・くしゃみへの効果はない。

選択的後鼻神経切断術

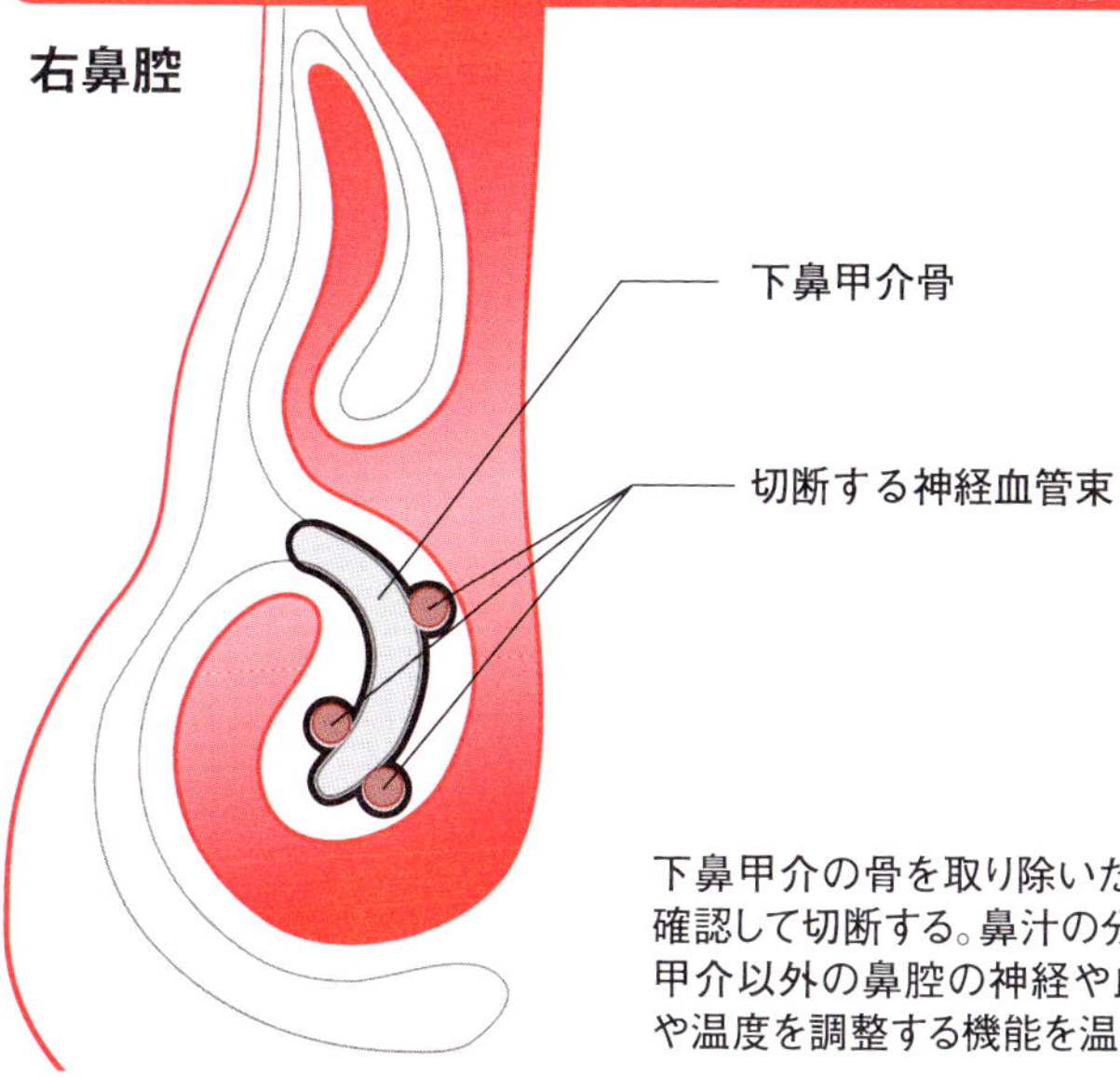

神経と血管は、粘膜の下を一緒に走っている。その神経血管束は細いので、神経と血管に分けることができず、手術では神経血管束そのものを取り除く。

下鼻甲介の骨を取り除いた後に、下鼻甲介の神経や血管を確認して切断する。鼻汁の分泌を抑える効果は同じだが、下鼻甲介以外の鼻腔の神経や血管を温存できるので、鼻の湿度や温度を調整する機能を温存できる。

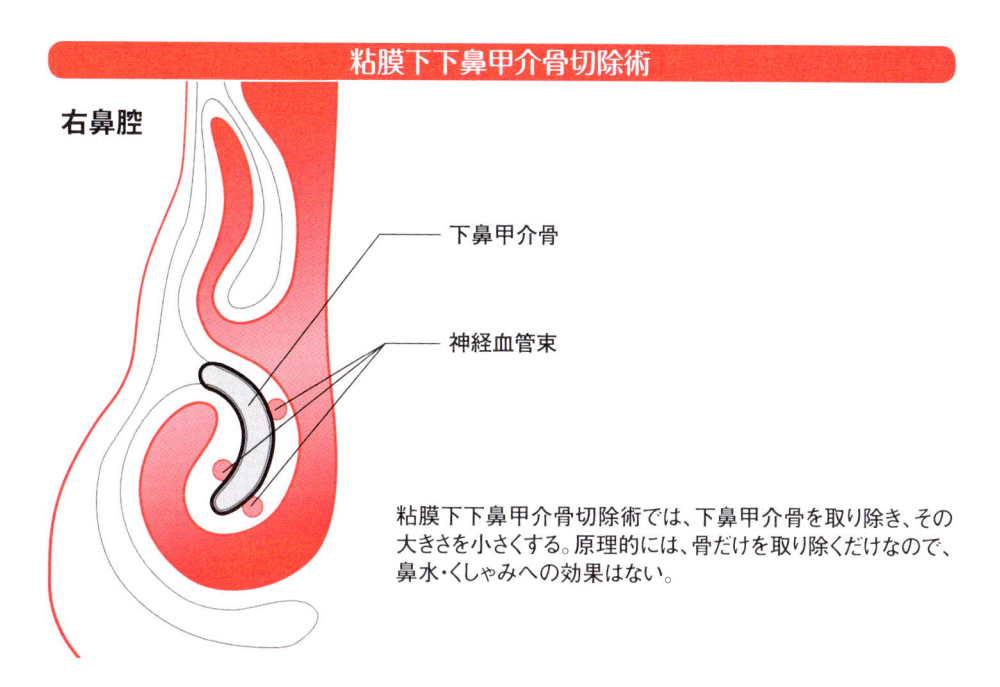

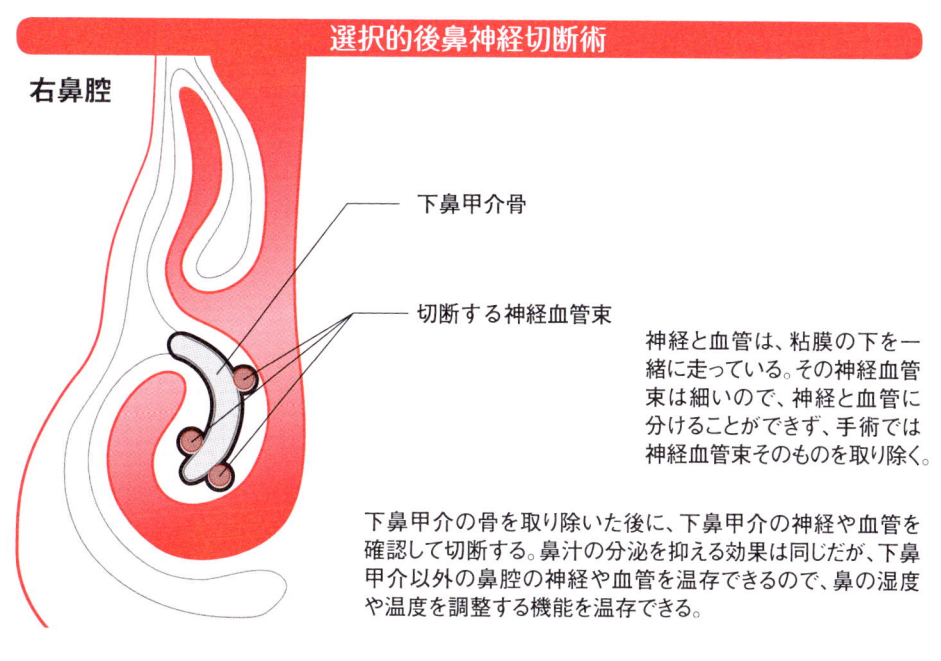

治療3 手術療法

実際の手術法③

鼻腔ほぼすべての神経を切断する「後鼻神経切断術」

鼻水の分泌を80~90%抑えられる手術

「後鼻神経切断術」はアレルギー性鼻炎にもっとも効果がある方法です。現在は内視鏡を使って蝶口蓋孔というところで神経を切断する手術を行っています。かつてあった、頬のしびれや涙が出にくくなるといった副作用は、現在はほとんどありません。また、鼻腔のほぼ一点を処理するだけなので、手術する範囲が狭く、出血するリスクも低く顔が腫れることもありません。

この手術を行うと、鼻腔全体に広がる神経が機能しなくなり、鼻水の分泌は80~90%抑えられます。

これまでの報告では、鼻が乾いてしまったり、かさぶたがつきやすくなったりといった症状は少ないです。しかし長期的に見ると、機能を抑えすぎるとこのような問題が起こる可能性は否定できません。よほど症状がひどい場合でなければ、この手術を行うことはおすすめしません。

個人的には、レーザー手術や下鼻甲介手術で効果が十分に得られないことを確認してから行うのがよいと考えています。

後鼻神経切断術は、入院して全身麻酔で行うことが多い手術です。手術前には、アレルギー性鼻炎の検査以外にも、鼻のＣＴ検査や全身麻酔に必要な検査を行います。入院期間は２～５日間です。

●手術はどうするの?

・鼻腔の粘膜をめくって、蝶口蓋孔を確認します。

・簡単な方法では、電気メスで蝶口蓋孔を焼き切ります。この場合は神経と一緒に鼻腔に栄養を送る血管も切ってしまいます。神経だけを切る手術法もあり、蝶口蓋孔を開いて神経だけを切断します。

●術後はどうなるの?

術後には、止血用のタンポンを挿入する施設が多く、そのタンポンは翌日に抜きます。術後1週間くらいは鼻がつまり、血混じりの鼻水が出ます。術後2週間から1カ月で鼻の症状が治まってきます。

●よい手術を受けるポイント

この手術は全身麻酔が必要です。また、この手術は限られた医療機関でしか行われていません。

医療機関のホームページに手術実績が載せられているので、「後鼻神経切断術」や「経鼻腔的翼突管《けいびくうてきよくとつかん》神経切除術」の手術実績があるかチェックしましょう。

蝶口蓋孔をそのまま切ってしまう手術方法は難しくはありませんが、神経と血管も切ってしまうため、鼻が乾燥しやすくなる、術後に出血するといった合併症が起こる可能性が高まります。できれば蝶口蓋孔を開いて、神経だけを切る方法を行っている施設を選ぶほうがいいでしょう。

●費用

●経鼻腔的翼突管神経切除術〈Kコード／K344〉

26万5300円×2×0・3＝15万9180円（3割負担）

この費用に、入院費、全身麻酔の費用が加算されます。こうなるとすごく高くなるように思えますが、高額療養費制度が適用になるので、一般的な収入であれば、9万円弱の費用になります。

後鼻神経切断術の方法

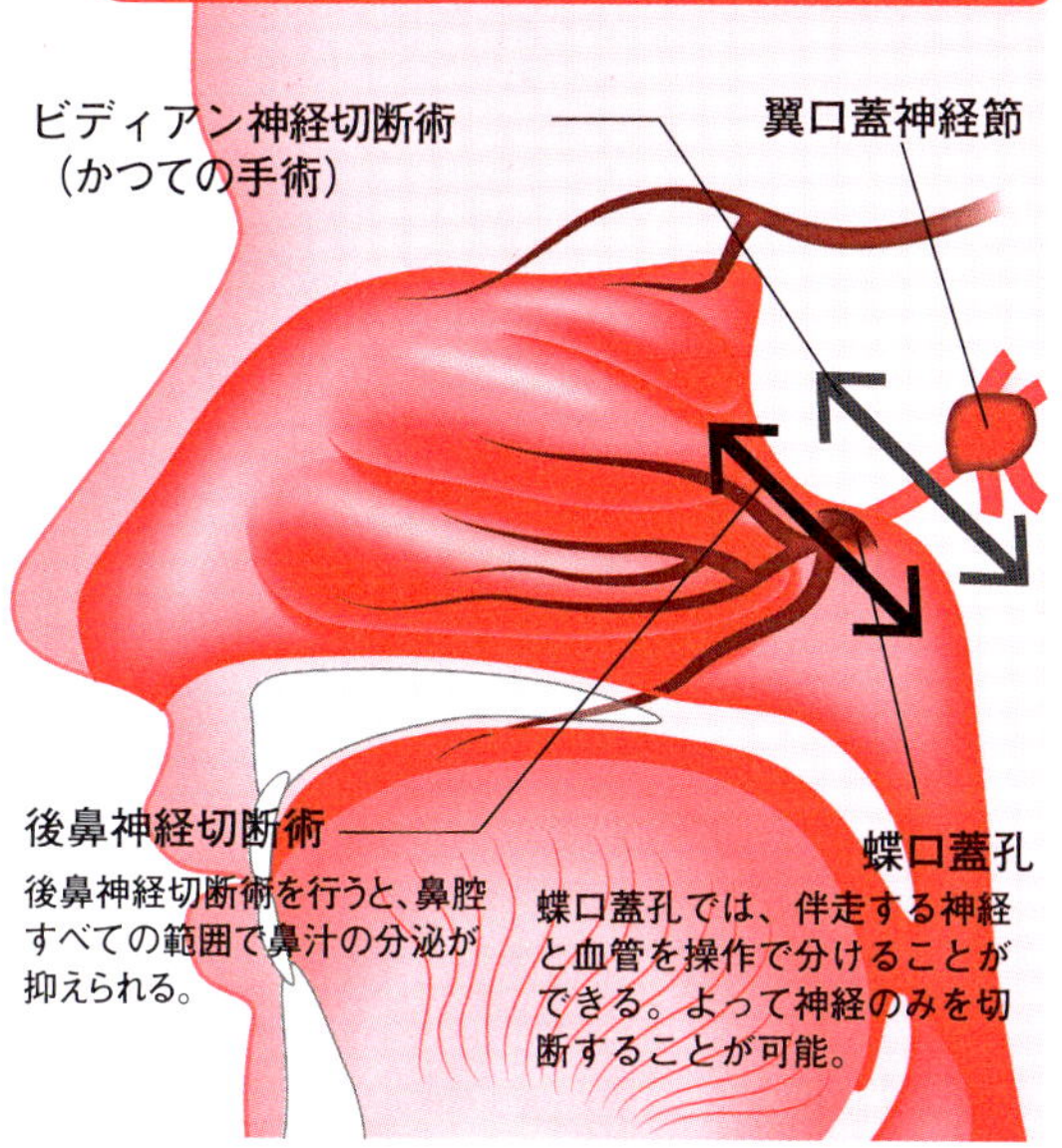
ビディアン神経切断術
（かつての手術）
翼口蓋神経節
後鼻神経切断術
後鼻神経切断術を行うと、鼻腔すべての範囲で鼻汁の分泌が抑えられる。
蝶口蓋孔
蝶口蓋孔では、伴走する神経と血管を操作で分けることができる。よって神経のみを切断することが可能。

まとめ

❶後鼻神経切断術はアレルギー性鼻炎にもっとも効果のある手術。
❷後鼻神経切断術は下鼻甲介手術でも効果がなかった人に適する。
❸2～5日間入院し、全身麻酔で行う手術。

治療4　抗原除去と回避

セルフケアの基本

アレルギー性鼻炎になりにくい生活をしよう

日々の生活の中で鼻を健康にしよう

アレルギー性鼻炎には、いろいろな治療法があります。しかし、治療より前に抗原を除去・回避するセルフケアをしっかりすると、症状が現れにくくなります。

ここでは、アレルギー性鼻炎になりにくいセルフケアの方法を見ていきましょう。

●抗原を鼻の中に入れないようにする（１３６ページ参照）

アレルギー性鼻炎は、ハウスダストなどの抗原が鼻の中に入らなければ起こりません。ですから、鼻の中に抗原が入らないようにすることが、アレルギー性鼻炎の治療で第一に行わなければならないことです。抗原が鼻に入らなければ、アレルギー性鼻炎の発症自体を予防することができます。

●抗原を洗い流す（１３９ページ参照）

体に抗原が付着したり、鼻の中に抗原が入ったりしても、きれいに洗い流せば鼻水や鼻づまりはかなり楽になります。洗顔、のどのうがい、鼻をかむなどがよい方法です。さらに鼻うがいもするとかなり効果的です。

●鼻を健康にする

アレルギー性鼻炎にかかってしまうのは、抗原が鼻の中に入ることだけが原因ではありません。ストレスがかかったり、栄養バランスが悪かったりすると、アレルギー性鼻炎の症状は現れやすくなります。まず、体を健康な状態にすることはかなり重要です。

鼻にとっては、適度に温かくて、湿度が高い状態がよい環境です。ですから、お風呂に入ったときなどに温かい濡れタオルを鼻に数分乗せると、鼻の症状が楽になります。

●健康食品を信用しすぎない

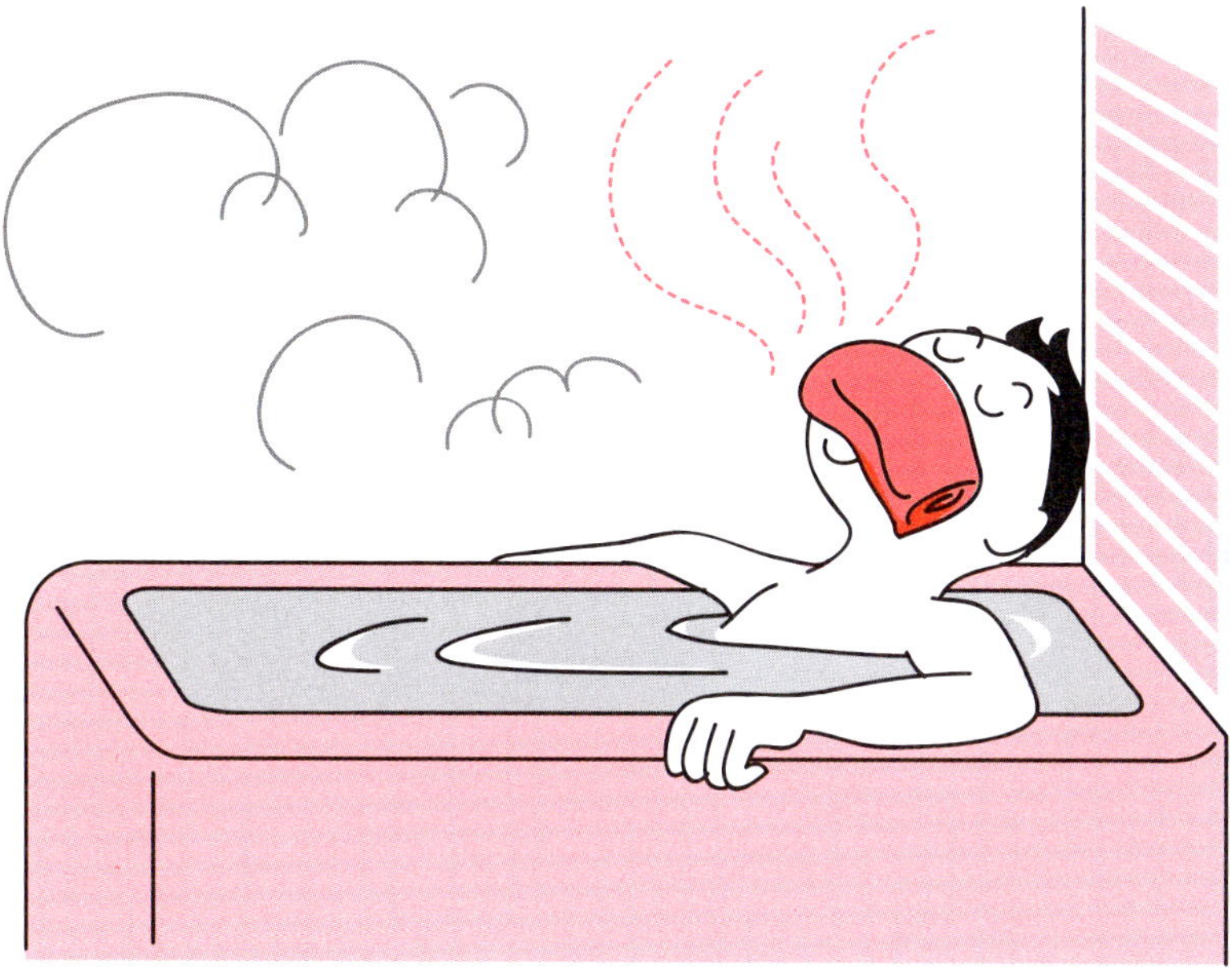

「アレルギー性鼻炎が良くなる！」と銘打った健康食品がたくさん販売されています。しかし、しっかりとした根拠があるものはありません。健康食品の効果は、研究されているものが少ないのです。

乳酸菌については論文での検証が行われています。その中では「日常生活はしやすくなったものの、検査データや症状そのものは改善しない」と報告されています。つまり、はっきりした効果があるかどうかは分からないという結果です。

甜茶《てんちゃ》（甘い中国茶）など、いろいろな商品がありますが、どれもこれといった決め手がないのが現状です。

健康食品について、「良くなるといっているのだから、最低限悪くはならないだろう」などと根拠のない安心感を持つことは危険です。得体の知れないものは使用しないようにしましょう。

まとめ

❶アレルギー性鼻炎は、抗原を鼻に入れないこと、入っても洗い流すことが大切。

❷鼻だけでなく、体の健康にも気をつけること。

治療4　抗原除去と回避

抗原しだいで症状は一年中続く

アレルゲンのいろいろ

花粉はアレルギー性鼻炎の抗原の筆頭格

抗原除去と回避のセルフケア法の前に、まずはアレルギー性鼻炎を引き起こす「抗原（アレルゲン）」を知っておくことが大切です。

アレルギー性鼻炎の抗原になるものは、ちょうど鼻の粘膜に付着する程度の大きさの粒子に限定されます。粒子が大きすぎれば鼻の中に入りませんし、小さすぎれば気管や肺まで到達します。

次のような物質が、アレルギー性鼻炎を引き起こします。

●花粉

花粉症の抗原は、植物の花粉です。地域によって、植生が異なるため、抗原となる花粉の飛散は、地域や時期によって異なります。

以下、植物ごとに特徴をまとめてみました。

・スギ

2～5月に北海道以外の地域で花粉を飛散します。スギは全国で多く植樹されたため、飛散する花粉量が多く、スギ花粉症の患者数はもっとも多くなっています。最近ではスギが植えられなくなったり、花粉を飛散しにくい品種が植えられたりしています。

・ヒノキ

3～5月に北海道以外の地域で花粉を飛散します。スギ花粉症に次いで日本に多い花粉症です。ヒノキとスギの花粉症を合併することも多いです。ヒノキの植林は現在も行われているため、今後さらにヒノキ花粉症が増加すると予想されています。

・ハンノキ

1～4月に日本全国で花粉を飛散するカバノキ科の植物です。ハンノキとシラカンバ（シラカバ）の二つの花粉症を合併することが多いです。

ハンノキ花粉症では食物を摂取したときに、口やのどに急激なアレルギー反応が起こる「口腔アレルギー症候群」に注意が必要です。軽ければ口やのどにいがらっぽさやかゆみを感じる程度ですが、ひどくなると気道が狭くなって呼吸困難になることがあります。リンゴ、梨、桃といったバラ科の果物を食べると高率でこの病気を発症します。

・シラカンバ

北海道や東北ではシラカンバの花粉症が4～6月にかけて起こります。それ以外の地域ではシラカンバは自生していないため、花粉症は起こりません。

・カモガヤ

5～8月に花粉を飛散するイネ科の植物です。世界でもっとも普及している牧草で、オーチャードグラスともいいます。北海道には広く生育しており、カモガヤ花粉症の患者が多くいます。

・ブタクサ

8～10月に花粉を飛散するキク科の植物です。秋の花粉症として代表的な植物です。北海道以外の全国の空き地や道端で生育しています。メロン、スイカ、きゅうりなどのウリ科の植物やバナナを食べると、口腔アレルギー症候群を起こすことがあります。

・ヨモギ

8～10月に花粉を飛散するキク科の植物です。セロリ、ニンジン、マンゴーを食べると、口腔アレルギー症候群を起こすことがあります。

花粉以外にもあるさまざまな抗原

以下は、花粉以外でアレルギー性鼻炎を引き起こす抗原です。

●ハウスダスト

ハウスダストとは、室内のホコリのことです。通年性のアレルギー性鼻炎の原因になります。ハウスダストというと糸くずや人の毛髪などがイメージされますが、アレルギー性鼻炎の主な抗原になるのは、ダニの死骸、フン、動物の皮屑《ひせつ》（イヌ、ネコ）、昆虫の死骸などです。

特にダニは、ハウスダスト1グラム中に数百匹～数千匹が含まれています。なかでもヤケヒョウヒダニとコナヒョウヒダニの2種が多く検出されます。ダニは夏から秋の温度・湿度が高い時期に増えます。ハウスダストへのアレルギーは一年中起こりますが、特にこの季節は症状が悪化しがちです。

●動物（ネコ・イヌのフケ、ハムスターの上皮）

室内で動物を飼うことが多くなったため、動物由来のアレルギー性鼻炎は増えています。特にネコへのアレルギーは起こりやすく、少し触っただけでも鼻水や鼻づまりを発症することがあります。

●昆虫（ガ、ユスリカ、ゴキブリ）

秋は昆虫の抗原がもっとも多くなる季節です。死骸が粉状になったものを吸入することで、アレルギー性鼻炎が引き起こされます。

●真菌（カビ）

真菌は胞子が小さいため、鼻腔にとどまらず、肺や気管支まで到達することが多くなります。ですから、真菌は、アレルギー性鼻炎よりも肺や気管支の病気を引き起こしやすいという特徴があります。

・アスペルギルス

真菌の一種であるアスペルギルスに対する抗体（ＩｇＥ抗体）が見つかった場合は、アレルギー性気管支肺アスペルギルス症（ＡＢＰＡ）の可能性があります。診断には、さらにアスペルギルスＩｇＧ抗体があるかを血液検査で調べます。この抗体は肺や気管支を破壊する物質のため、この抗体が検出された場合はＣＴで肺の状態を調べる必要があります。

・カンジダ

カンジダは酵母菌に分類され、健康な人にも棲んでいる腸の常在菌です。カンジダへのアレルギーがあると、その他の酵母菌へもアレルギーを起こすことがあります。酵母菌はパン、みそ、ビールといった発酵食品で用いられるため、これらの食品に対してもアレルギーを起こすことがあるのです。

・アルテルナリア

アルテルナリアは、浴室や窓など湿気が多い場所で繁殖するカビです。別名ススカビとも呼ばれ、スス状に黒く広がって繁殖します。胞子はアスペルギルスよりも大きいため、鼻腔にとどまりやすく、アレルギー性鼻炎の原因になりやすいです。

まとめ

❶アレルギー性鼻炎の抗原には、花粉、昆虫、動物、真菌などがある。
❷特に花粉は大量に飛散するため、症状がひどくなりやすい。
❸ハウスダストには、特にダニが多く含まれている。

花粉症の原因になる主な花粉と飛散時期

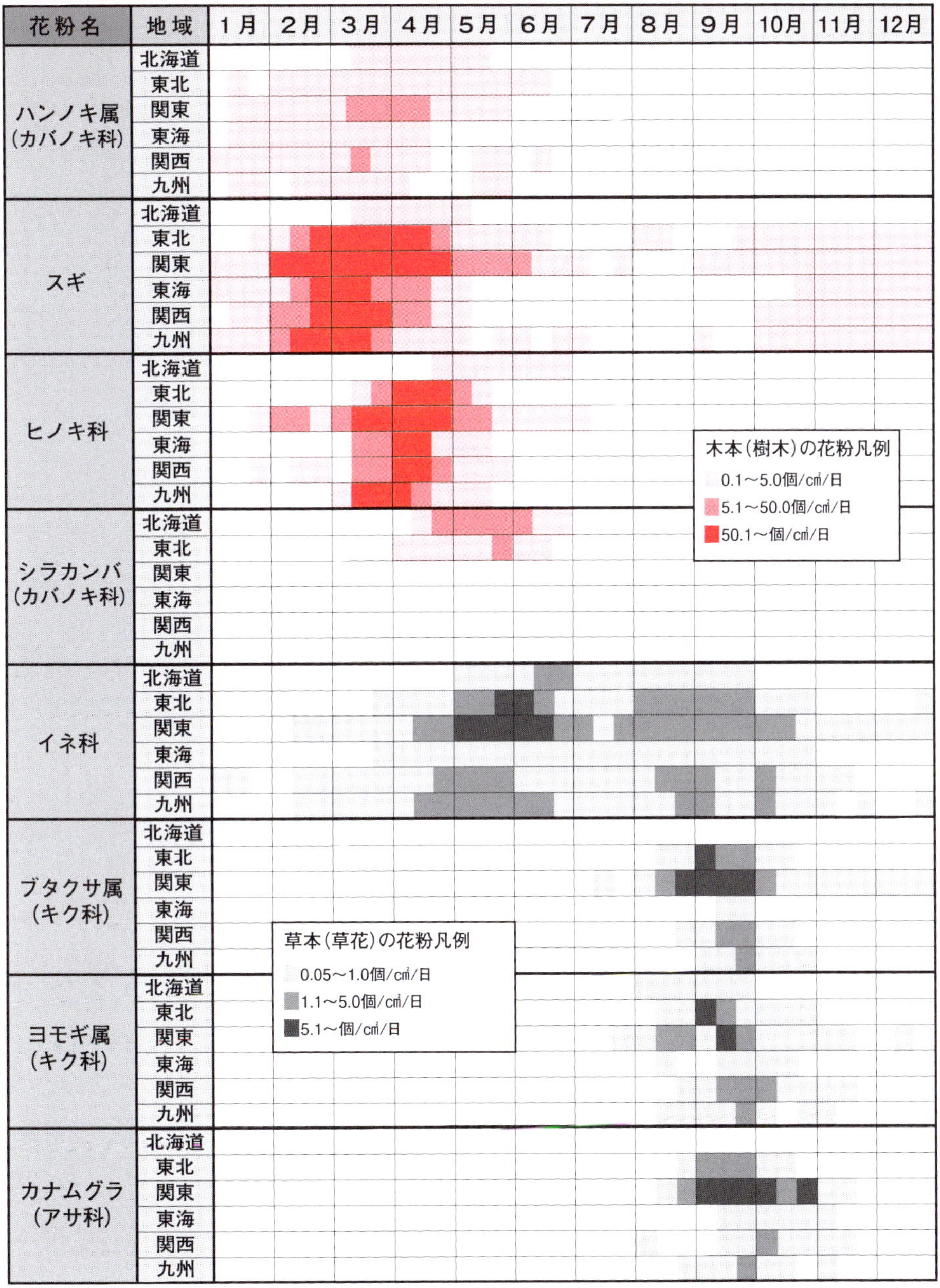

鼻アレルギー診療ガイドライン2016年版より

抗原を鼻の中に入れない生活の工夫

抗原除去と回避の方法①

布団や枕に付着するダニを除去しよう

ハウスダストの成分の7割はダニです。ダニを増やさないようにする環境づくりが、ハウスダストへのアレルギーを改善する第一手になります。

ダニは、湿気が高く気温が高い場所を好みます。ですから、夏から秋に増えやすくなります。できれば部屋の湿度を50%、室温を20~25℃くらいに維持しましょう。

ダニはフケが好物なので、シーツや布団カバーを清潔にすることが重要です。これらは週1回以上洗濯してください。フケのにおいがしやすい枕は、布団よりもダニが近寄りやすいので要注意です。最近はダニを寄せつけない枕も販売されているので、使ってみるのもいいでしょう。

簡単にダニを掃除できる環境も大事です。じゅうたんや畳、布製のソファや椅子は避けましょう。

実は、ダニは洗濯しても簡単には除去できません。布団のダニが増えないようにするためには、二つのステップが必要です。

①ダニを殺す

布団を外で干して叩いても、ダニは死にません。布団を日光に当てたり叩いたりしても、裏側に逃げるだけであまり効果がないのです。また、水洗いをしてもダニはほとんど落ちません。

ダニは50℃で20~30分、60℃なら一瞬で死にます。ですから、ダニは乾燥機にかけると死滅します。家庭用の乾燥機かコインランドリーを使って、高温で乾燥させましょう。乾燥させるとカビも発生しなくなるので、一石二鳥です。

②ダニの死骸を吸引する

ダニの死骸もアレルギーの原因になります。それゆえ、ダニを殺すだけでは不十分で、死骸を取り除

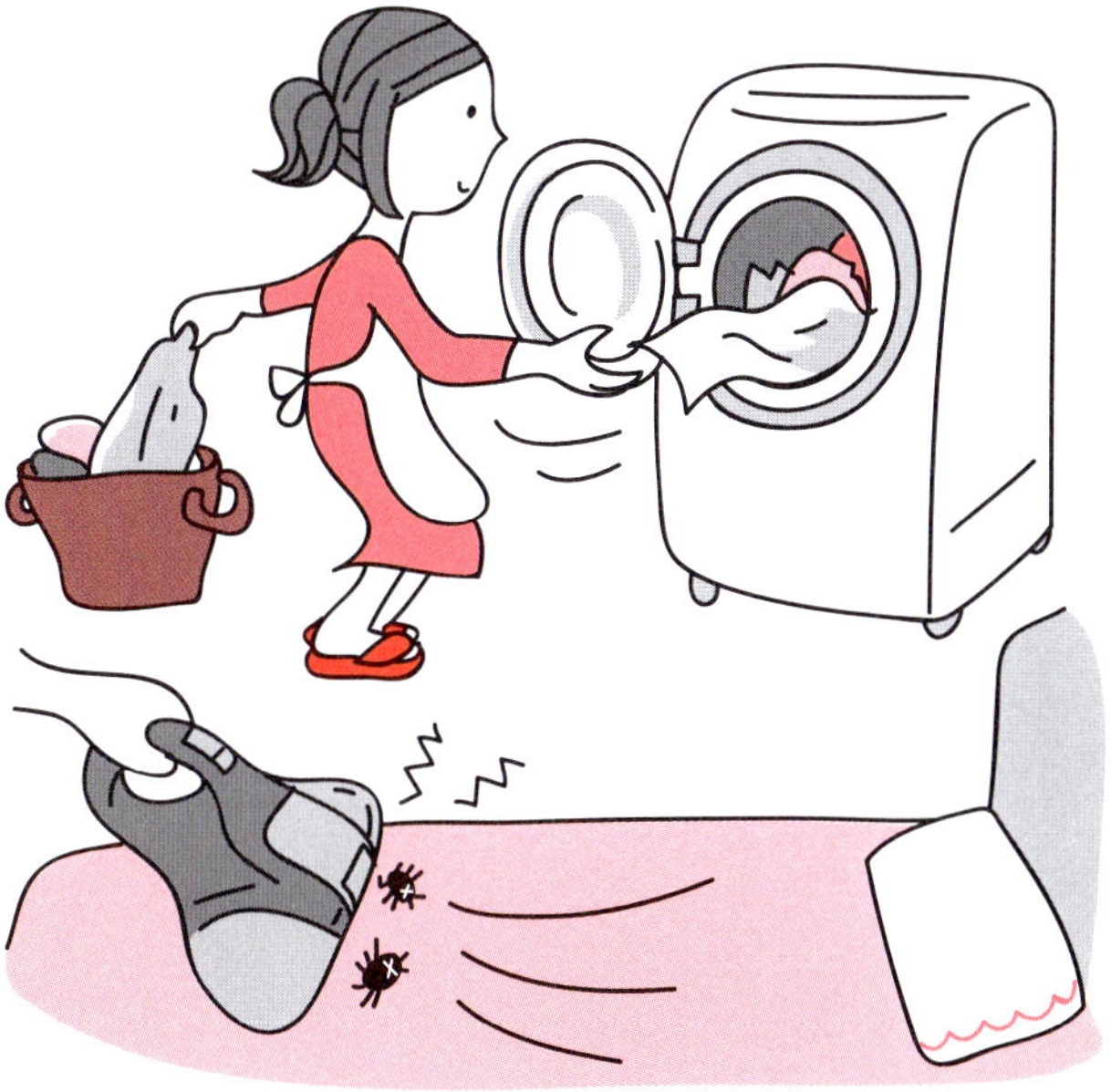

かなくてはなりません。ダニの死骸を取り除くには、掃除機がもっとも適しています。ふとん専用の掃除機や、専用のノズルなども使い、ダニを吸い取りましょう。

吸引時間は、大人用のふとんで片面1分、両面で2分くらいです。夏から秋は、特に念入りに掃除するようにしましょう。

暮らしの中で花粉を遠ざける工夫をしよう

花粉は、特定の時期になると一気に大量に飛散します。したがって、その時期にしっかりと対処すれば症状は抑えやすくなります。

まず、どの花粉にアレルギーがあるのかを検査で調べましょう。そうしないと、どの季節に花粉症対策をしたらよいか分かりません。

●外出するときは……

花粉飛散が多くなる時間帯には外出しないようにしましょう。スギ花粉は、晴れて気温が高い日、空気が乾燥して風が強い日、雨上がりの翌日や気温の高い日が2〜3日続いた後に大量に飛散します。飛散しやすい時間帯は、138ページで確認してください。花粉の飛散が多い日は、テレビやインターネットでも調べられます。

外に出るときにはマスクをつけましょう。マスクと顔の表面にすき間ができると効果は半減します。ワイヤーなどですき間ができないタイプのものを選びましょう。

●家に帰ったら……

外出すると衣服や髪に花粉が付着します。家に入る前にできる限り付着した花粉を払い落としましょう。表面が毛羽立ったニットなどの服は払って取り除くことが難しいので、できれば表面がつるっとした素材のものを選びましょう。

●家の中では……

スギ花粉の飛散が多い時間帯

東京都千代田区（2007年3月9日）

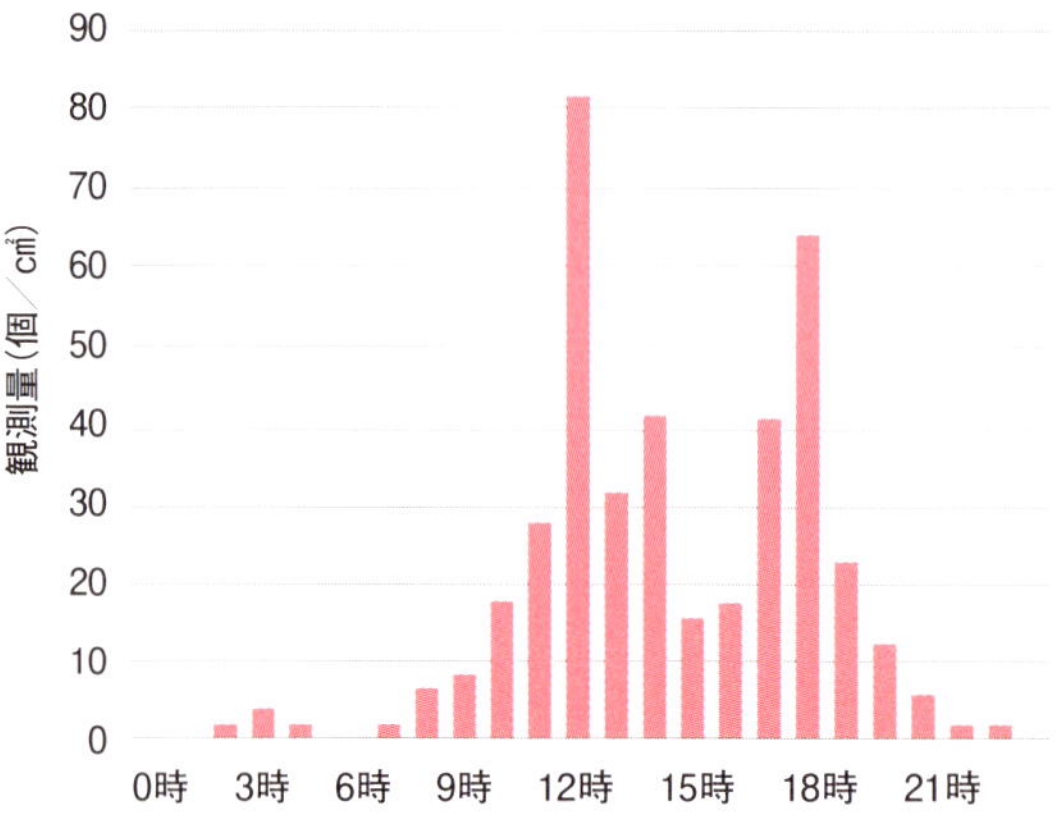

スギ花粉の飛散は、昼前後（12時、13時）と日没後（18時、19時）に多い。0時〜6時までは少ない。
参考:環境省花粉症環境保健マニュアル2014

花粉が家の中に入らないよう工夫しましょう。花粉の飛散が多いときは戸や窓を閉めておきます。換気をする場合でも窓を小さく開け、開ける時間も短くしましょう。このとき、レース状のカーテンを閉めておくと、花粉が部屋の中に入りにくくなります。

工夫をしても花粉は家の中に入ってきます。花粉を簡単に掃除できるよう、部屋に置く荷物を最小限にするなどの配慮をすることも重要です。ハウスダストと同様、表面に凹凸があると目に詰まりやすいので、床をフローリングにする、ソファを革張りするなどの対策も有効です。

また、空気中にも花粉は飛んでいるので、空気清浄器で除去しましょう。

まとめ

❶ダニはハウスダストの主要成分で、夏から秋に増える。
❷ダニを取り除くには、乾燥機で殺した後、死骸を掃除機で吸い取る。
❸花粉症対策としてどの花粉に対してアレルギーがあるかを調べておく。
❹鼻の中に花粉が入らないような環境づくりをする。

治療4　抗原除去と回避

抗原除去と回避の方法②

付着した抗原を洗い流す

鼻の中をきれいにするには鼻うがいが効果的

鼻の中をきれいにするのに効果的な方法が「鼻うがい」です。鼻うがいは、正しく行うと鼻が痛くなく、とても気持ちのよいものです。また、一度器具を買ってしまえば、残りの費用は食塩にかかるだけなので経済的です。

●鼻うがいの方法

・塩水をつくる

真水をそのまま鼻の中に入れてしまうと、鼻が痛くなってしまいます。しかし、生理食塩水（血液の塩分濃度と同じ水）であればあまり痛くありません。

生理食塩水は濃度が0・9％なので、1リットルに9グラムの食塩を入れて作ります。ただし1リットルも使わないので、分量は調整してください。

食塩は、にがりなどの不純物が入っていない「塩化ナトリウム」を使います。公益財団法人の塩事業センターが販売しているものが安くて安心です。

塩水でなくても、鼻うがい専用の薬剤も販売されているので、使ってみるのもよいでしょう。

・鼻に塩水を入れて、鼻を洗う

鼻うがい専用の容器やポンプが市販されています。使用するときはのどに塩水が流れ込まないように気をつけましょう。そのためにはまず、前かがみになります。そして急に圧力をかけず、ゆっくりと容器をもみましょう。あまり勢いよく水を流すと、水が鼻の奥から鼓膜の内側に入ることがあります。そうなると中耳炎になってしまうこともあるので注意が必要です。

そして「アー」と言い続けて、のどに塩水が流れ込まないようにしましょう。

両鼻腔で200〜500ミリリットルを、一日1〜2回までが目安です。

鼻うがいのしかた

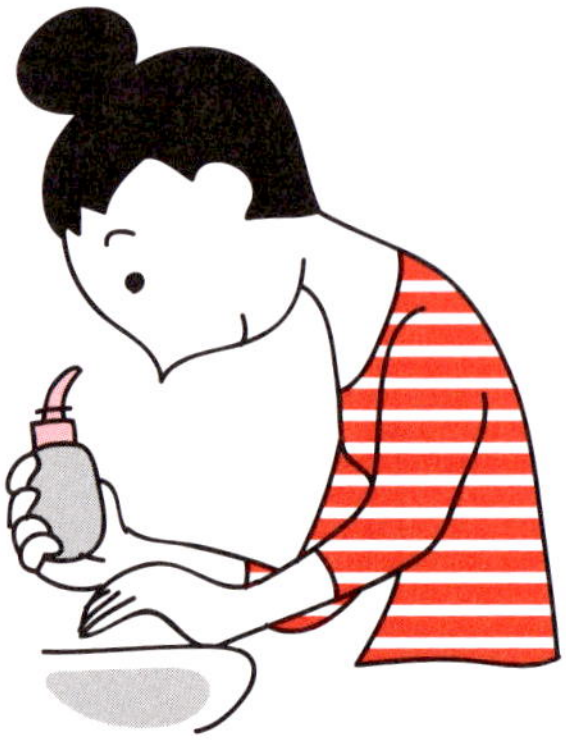

①のどに塩水が流れ込まないように、前かがみになる。

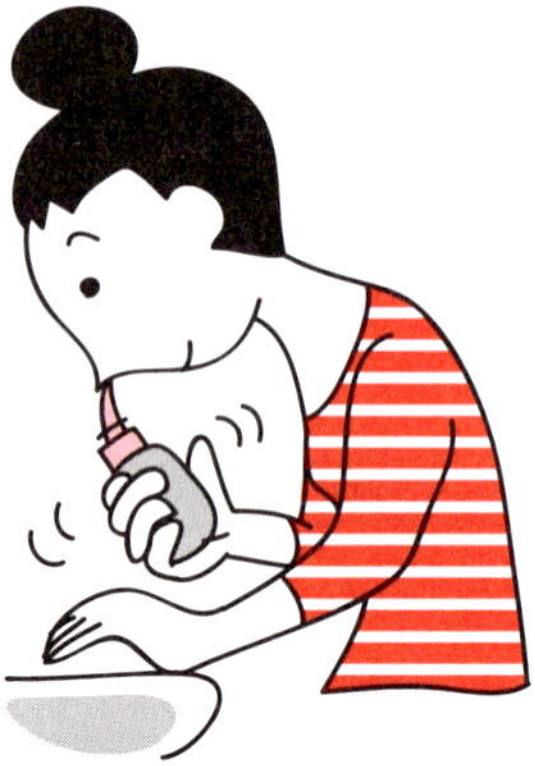

②急に容器に圧力をかけず、ゆっくりと容器をもむ。

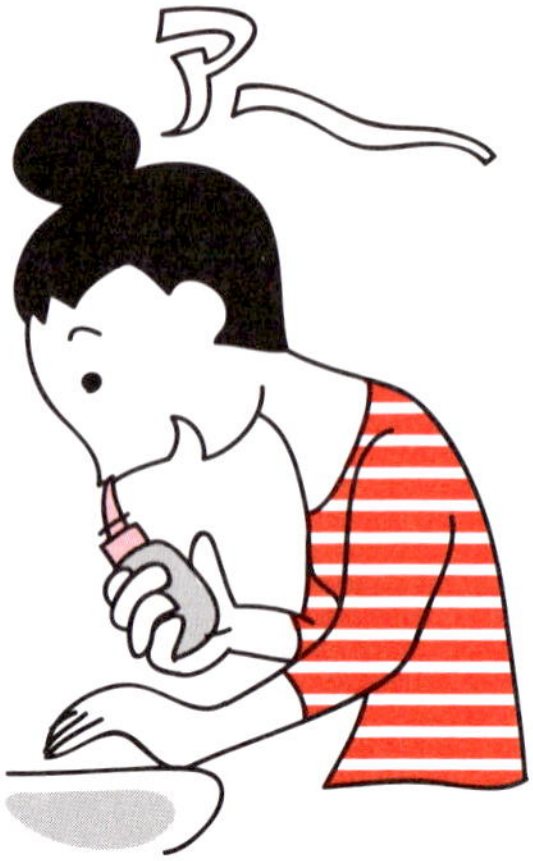

③「アー」と言い続けて、のどに塩水が流れ込まないようにする。

・容器をよく洗う

洗い終わったら、容器をしっかり洗いましょう。水は水道水で十分ですが、気になる場合は水道水を煮沸して使ってください。

鼻うがいの道具や洗浄液

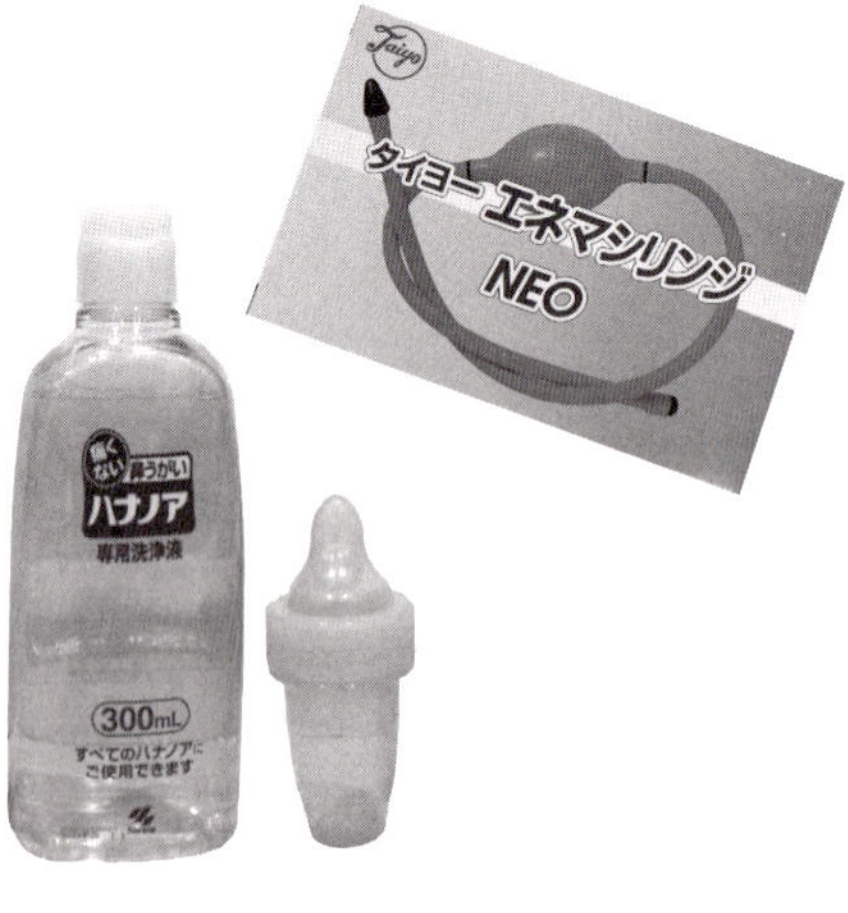

花粉だけでなく鼻の奥の雑菌まで洗い流せるので鼻うがいは風邪予防にも効果がある。
左から、ハナノア®、エネマシリンジ(鼻洗浄)。

まとめ

❶鼻うがいは花粉などの抗原を洗い流すのに効果的。
❷鼻うがい専用の器具が市販されている。
❸生理食塩水を使い、正しい方法で行えば痛くない。

子どもと妊婦の治療

子どもと妊婦のアレルギー性鼻炎

発見しにくい子どものアレルギー性鼻炎

子どもは発達途上なので、鼻の機能がしっかりしていません。はっきりとした病気がなくても鼻水が出ることがありますから、子どものアレルギー性鼻炎は分かりにくいのです。

では、どうすれば子どものアレルギー性鼻炎が分かるでしょうか。

透明な鼻水やくしゃみが2週間以上続けば、アレルギー性鼻炎を疑ってください。

しかし、子どもは少しくらい鼻に問題があってもそれを自覚していないことが多くあります。

①鼻をこするような仕草、②鼻血がよく出る、③口呼吸の時間が長い、といった様子に注意してあげてください。

アレルギー性鼻炎を放っておくと副鼻腔炎や中耳炎にもかかりやすく、気管支ぜんそくを発症しやすくなります。気管支ぜんそくは大人になるにつれて改善することが多いのに対して、アレルギー性鼻炎は自然に治ることはあまりありません。

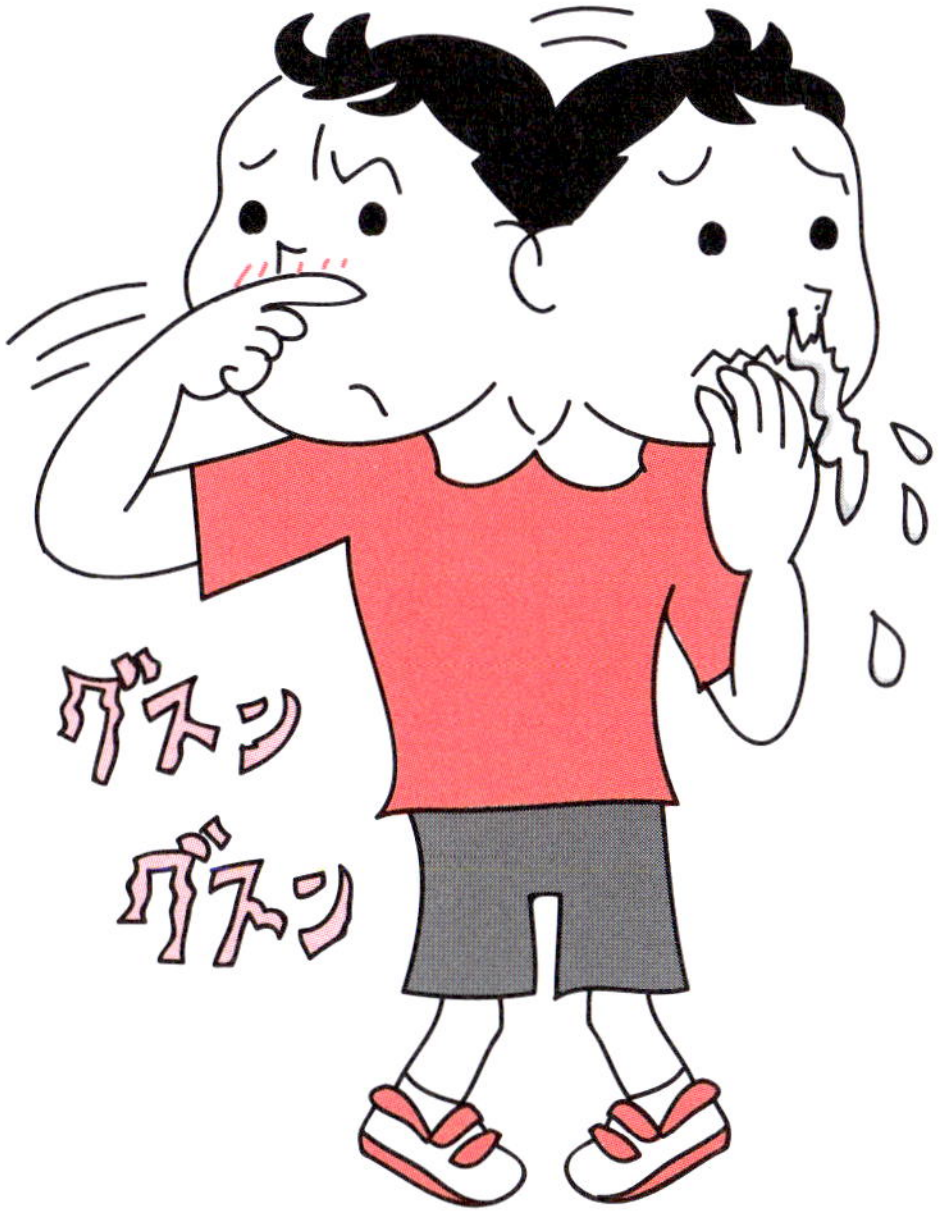

子どものアレルギー性鼻炎は、症状が現れにくいのが特徴。鼻をこするしぐさや鼻出血が2週間以上続いたら疑う。

子どもも大人と同じ検査でアレルギー性鼻炎を診断できるので、このような症状があれば早めに耳鼻咽喉科を受診しましょう。

気管支ぜんそくの発症から少し遅れて、小学生くらいからハウスダストを抗原とするアレルギー性鼻炎を発症します。そして中学生くらいからはスギ花粉症を発症するようになります。

子どものアレルギー性鼻炎はだんだん低年齢化していて、1歳くらいでもうアレルギー性鼻炎にかかっていることもあります。

以下は、子どものアレルギー性鼻炎の治療についてまとめてみました。

●薬物療法

以前に比べると、小児に使用できる薬は増えました。また、小児が飲みやすいドライシロップや細粒も増えています。

●アレルゲン免疫療法

皮下免疫療法は8～10歳から、舌下免疫療法は12歳から始められます。

●手術療法

成長するにつれて鼻の機能ができ上がってくるので、あまり低年齢での手術はおすすめしません。

レーザー治療であれば、鼻に器具を10分くらい入れて耐えられるくらいの年齢からできます。10歳くらいから始められます。

それ以外の手術は施設によって異なりますが、12歳くらいから行います。

妊娠中の薬の服用には注意が必要

妊娠中はアレルギー性鼻炎の薬を使用しないことが無難です。特に妊娠4週～4カ月は、胎児のさまざまな器官ができてくる時期なので、薬はすべて使うことができません。

妊娠4週以前であれば、薬の影響によって受精卵が発育しなくなり、妊娠が続かなくなることがあります。妊娠5カ月を過ぎると、一部の薬が使用できるようになります。

いずれにせよ、薬がどのような影響を及ぼすかははっきりしないので、使用は最低限にしたほうがいいでしょう。

また、使用できる薬物であってもジェネリック薬は避けましょう。ジェネリック薬は、薬効成分が同じでも先発薬と完全に同じ成分の薬ではありません。ジェネリック薬は後発薬なので使用されている期間が短く、胎児にどのような影響があるか分からないのです。

使える薬は次の3種類です。

①抗ヒスタミン薬

第1世代抗ヒスタミン薬は古くに開発された薬なので、内服できるものが複数あります。しかし、これらは眠気が起こりやすいので、医師としてはあまり処方したくない薬です。

眠気が少ない第2世代抗ヒスタミン薬で安全性が高いのは、クラリチン®とジルテック®です。ザイザル®はジルテック®の成分の一部分なので（72ページ参照）大丈夫なはずです。

②鼻噴霧ステロイド

点鼻薬はステロイドの量が少なく、体内に吸収されにくいので、使用しても大丈夫でしょう。実際にこれまで問題が起こったという報告はありません。

③遊離抑制薬

吸入薬では、これまで問題が起こったという報告はありません。

抗ロイコトリエン薬は、アメリカの基準ではキプレス®やシングレア®が使用可能です。しかし、日本では使用できない決まりになっています。

授乳期はどうでしょうか。

ほとんどのアレルギー性鼻炎の薬は、お母さんの血液から母乳に移行します。乳児が飲んでも問題ないと証明するのは難しいので、薬の説明文書では授乳中は内服しないように書かれています。

しかし、薬が母乳に移行する量は100～200分の1程度なので、乳児が摂取する薬剤量はごくわずかしかありません。子どもが飲んでも大丈夫な薬を少し飲むくらいなら、過剰に心配する必要はないでしょう。

まとめ

- ❶子どものアレルギー性鼻炎は低年齢化している。
- ❷子どもの鼻をこする仕草、鼻血の頻発などの様子に注意。
- ❸妊娠中の薬の服用は最小限にとどめたほうがよい。

アレルギー性鼻炎の薬一覧

	種類	商品名®
内服薬	第1世代抗ヒスタミン薬	アレルギン、タベジール、ネオレスタミン、ヒベルナ、ピレチア、ベナ、ベネン、ペリアクチン、ホモクロミン、ポララミン、レスタミン
	第2世代抗ヒスタミン薬	アゼプチン、アレグラ、アレジオン、アレロック、エバステル、クラリチン、ザイザル、ザジテン、ジルテック、ゼスラン、セルテクト、タリオン、ダレン、デザレックス、ニポラジン、ビラノア、レミカット
	抗ロイコトリエン薬	オノン、キプレス、シングレア
	ステロイド内服薬	コートリル、コートン、デカドロン、プレドニゾロン、プレドニン、プレドハン、メドロール、リンデロン、レダコート
	遊離抑制薬	アレギサール、ソルファ、ペミラストン、リザベン
	抗プロスタグランジンD_2・トロンボキサンA_2薬	バイナス
	Th2サイトカイン阻害薬	アイピーディ
	第1世代抗ヒスタミン薬・経口ステロイド配合薬	セレスタミン
	第2世代抗ヒスタミン薬・血管収縮薬配合薬	ディレグラ
	漢方製剤	小青竜湯
外用薬（点鼻薬）	鼻噴霧ステロイド薬	アラミスト、エリザス、ナゾネックス、フルナーゼ、リノコート
	第2世代抗ヒスタミン薬	ザジテン、リボスチン
	遊離抑制薬	インタール
	点鼻用血管収縮薬	トラマゾリン、ナシビン、プリビナ
	点鼻用血管収縮薬（副腎皮質ホルモン含有）	コールタイジン

第4章

アレルギー性鼻炎とまちがえやすい鼻の病気

慢性副鼻腔炎とは

副鼻腔の粘膜が腫れたり、膿がたまる状態が続く

慢性的に副鼻腔の中に炎症が起きる病気

アレルギー性鼻炎にかかると「慢性副鼻腔炎」にもかかりやすくなります。

慢性副鼻腔炎の患者さんの実に約6割がアレルギー性鼻炎です。あなたがもしアレルギー性鼻炎なら、副鼻腔炎にもかかっているかもしれません。

慢性副鼻腔炎は、あまり聞きなじみのない病名かもしれません。でも、「ちくのう症」といえば聞いたことがあるでしょう。患者数は200万人と言われていますから、かなり多い病気といえます。

「慢性」とはずっとその病気にかかっているということ、「副鼻腔炎」とは副鼻腔の中で炎症が起こっているということです。つまり慢性副鼻腔炎とは、副鼻腔の中でずっと炎症が起こり、膿がたまったり、粘膜が腫れたりしている状態です。

副鼻腔の構造

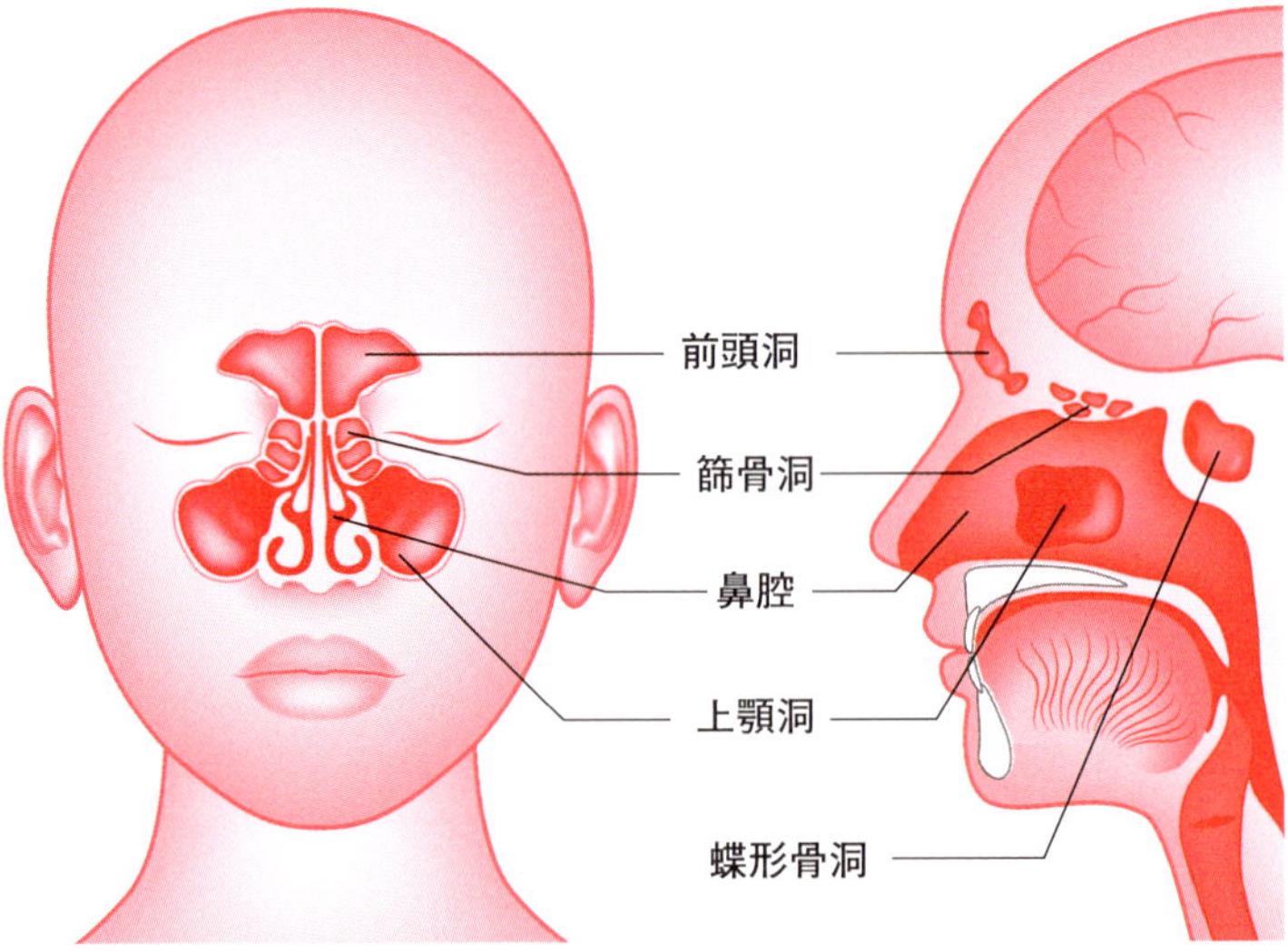

副鼻腔は、顔の中にある空洞。上顎洞《じょうがくどう》、篩骨洞《しこつどう》、前頭洞《ぜんとうどう》、蝶形骨洞《ちょうけいこつどう》がある。

副鼻腔は、鼻腔のまわりにある骨に囲まれた空洞です。この空洞は蜂の巣のように小さな部屋の集まりで、鼻腔のまわりを覆っています。

副鼻腔は、正常であれば何もない空間です。ＣＴで空気は黒く写るので、正常な副鼻腔は真っ黒に見えます（１６８ページを参照）。

また、副鼻腔は骨に囲まれています。頬を指で叩いてみてください。皮膚の内側に硬い骨があるのが分かります。これはぎっしりつまった骨のかたまりではありません。空箱のように骨の中はからっぽの空洞なのです。この空洞が副鼻腔です。

副鼻腔の表面は粘膜で覆われており、鼻腔と狭い通路でつながっています。副鼻腔の中でつくられた鼻水は、鼻腔を通ってのどに流れていきます。しかしさまざまな理由でこの通路が狭くなると、副鼻腔の粘膜が腫れたり、中に膿がたまったりします。この状態が副鼻腔炎です。

副鼻腔の粘膜は、少しくらい腫れてもほとんど症状はありません。しかし、ひどくなると副鼻腔に常に膿汁がたまり、鼻づまりや鼻水が流れ出る症状が起こるようになります。

副鼻腔炎には慢性と急性がある

副鼻腔炎には、「急性」と「慢性」があります。

急性副鼻腔炎は副鼻腔の粘膜が急に腫れてしまう病気で、細菌やウイルスの感染によって起こります。急性副鼻腔炎にかかると頬や目のまわりが痛くなったり、膿のような鼻水がたくさん出たりします。

急性の場合は、細菌をやっつける抗生剤や痰を流しやすくする薬を飲んで治します。抗生剤を水蒸気に溶かして、鼻の中に入れるネブライザー治療を行ったりもします。手術は行いません。

一方、慢性副鼻腔炎は、副鼻腔炎がずっと続いてしまう病気です。副鼻腔の粘膜に炎症が起こると、副鼻腔に膿がたまってしまいます。

ちくのう症の「ちくのう」は漢字で書くと「蓄膿」ですから、この状態を指しているわけです。

慢性副鼻腔炎では、通常黄緑色で粘りのある膿のような鼻水が出ます。

アレルギー性鼻炎はさらっとした透明な鼻水が出ますから、違いがありますね。この鼻水がのどに向かって流れてのどや口に膿がたまると、ネバネバとした嫌な感じが続きます。このような症状を「後鼻漏」といいます。

慢性副鼻腔炎でも鼻水が透明になることがあります。気管支ぜんそくやアレルギー性鼻炎に合併して、慢性副鼻腔炎にかかったような場合です。

このようなアレルギー性疾患にかかると、副鼻腔の粘膜が腫れたり、鼻水が増えたりします。しかし、細菌が感染していない副鼻腔炎だと、鼻水が黄緑色にはならないのです。

近年、気管支ぜんそくやアレルギー性鼻炎の患者さんは増加していて、慢性副鼻腔炎も増えています。

鼻腔の粘膜がポリープとなることもある

慢性副鼻腔炎がひどくなると、鼻水が鼻腔にたまって鼻がつまります。そして、鼻腔の粘膜も赤く腫れてしまいます。

粘膜の腫れが続くと、粘膜がポリープとなってしまうことがあります。ポリープとは「鼻茸《はなたけ》」とも呼ばれ、粘膜が透明でぶよぶよと腫れてしまった状態のことをいいます。鼻腔の粘膜が赤く腫れたり、ポリープができてしまったりすると、鼻腔が狭くなってさらに鼻がつまります。

慢性副鼻腔炎は急激な痛みを伴うことは多くありません。ですから、気がつかないうちにじわじわと悪化してしまうこともあります。

副鼻腔炎がひどくなると、目のまわりなどが重くなるような痛みを感じるようになります。副鼻腔は目のまわり、頬のあたりにあるので、そこに痛みが起こるのです。また、副鼻腔の周辺、つまり上顎の奥歯や頭に痛みを感じることもあります。

さらに慢性副鼻腔炎は、鼻腔が狭くなったり、粘膜が腫れたりするので、においを感じにくくなります。

まとめ

❶副鼻腔炎は副鼻腔の中に炎症が起こる病気。粘膜が腫れたり、膿がたまったりする。
❷副鼻腔炎は慢性と急性がある。慢性副鼻腔炎は、いわゆる〝ちくのう症〟。
❸悪化するとポリープができたり、痛みを伴ったり、においが感じにくくなる。

慢性副鼻腔炎の原因①

高齢化で「慢性副鼻腔炎」が増えている

細菌やカビの感染が原因になっている

ちくのう症というと、日本が貧しかった時代、栄養が不足している子どもが青ばなをたらして……、などとイメージしていませんか。いまはそんな子どもは見かけなくなったから、ちくのう症の人はあまりいない。そう思いがちです。

しかし現在は、細菌や真菌（カビ）に感染した高齢者に起こる慢性副鼻腔炎が増えています。

ここでは、感染が原因で起こる慢性副鼻腔炎を説明しましょう。

●細菌感染をくり返して起こる慢性副鼻腔炎

細菌が副鼻腔の粘膜に感染すると炎症が起こります。これを何度もくり返すと、粘膜が腫れたままになってしまいます。そうなると、ずっと副鼻腔炎が続く状態になってしまうのです。

細菌が感染する経路は二通りあります。

一つは副鼻腔と鼻腔の間の細い通路から細菌が入って感染する場合です。

鼻腔の粘膜の炎症が副鼻腔にも伝わってしまい、

左慢性副鼻腔炎（CT①）

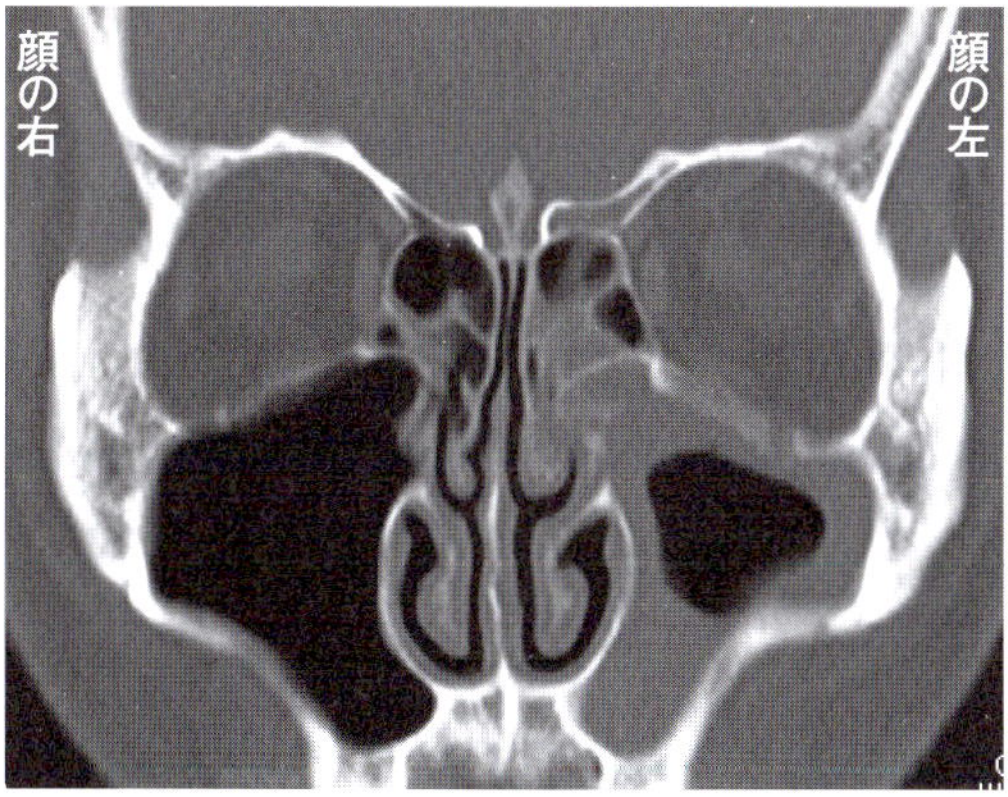

黒く写っている右はほぼ正常。左の副鼻腔に病変がある。灰色の部分が、腫れた粘膜か膿がたまっているところ。

※CTの見方は168ページを参照

粘膜が腫れてしまいます（ＣＴ①）。

戦後、栄養状態が悪かった頃は、このタイプの副鼻腔炎が多くありました。

現在は、栄養状態がよくなったことに加えて抗生剤の種類が増えたため、若年者ではこのタイプの慢性副鼻腔炎は減っています。

一方で、日本では高齢化が進んでいます。

年をとると、どうしても細菌への免疫力が弱くなってきます。また、病気からの回復力も弱くなってしまいます。そのため高齢者では、急性副鼻腔炎がうまく治らずに慢性化してしまうことがよくあります。したがって、高齢で鼻水や鼻づまりが気になる場合は、慢性副鼻腔炎を疑わないといけません。

もう一つは、上顎に虫歯ができて、その細菌が頬にある副鼻腔（上顎洞）に感染する場合です。

このようにして起こる副鼻腔炎を「歯性上顎洞《しせいじょうがくどう》炎《えん》」といいます。以前は虫歯になってもしっかり治療しないことがあり、よく見られる病気でした。

いまは、歯の治療がしっかり行われるようになり、減っています。

カビが原因で発症する副鼻腔炎にも要注意

●真菌（カビ）が感染する副鼻腔真菌症

副鼻腔の粘膜に感染するのは、細菌やウイルスだけではありません。真菌である「カビ」も副鼻腔に感染します。

副鼻腔に真菌が感染する病気を「副鼻腔真菌症」といいます。高齢化が進むにつれて増えているのが、この副鼻腔真菌症です。

真菌は湿ったところで増殖しやすいので、骨に囲まれ換気しにくい副鼻腔は格好のたまり場になります。ちょうど風呂場にカビが生えやすいのと同じですね。

免疫力が高ければ、自分の力で真菌の感染を防ぐことができます。しかし免疫力が弱くなると、それができずに真菌が副鼻腔に感染してしまうのです。

細菌に感染すると、副鼻腔には膿がたまります。ところが真菌に感染するとそれとは異なり、黒っぽいカビのかたまりが副鼻腔にたまります。

副鼻腔真菌症では、副鼻腔に真菌のかたまりだけがあることはあまりなく、細菌と一緒に感染していることがほとんどです。この場合は、腫れた粘膜の中に膿と真菌のかたまりがある状態になります（CT②）。

この病気になると薬で治すことができません。

真菌がたまった状態で放置していると免疫力が落ち、急激な炎症が起きた場合に目や頭の中に炎症が広がることがあります。そうなると目が見えなくなったり、意識がなくなったりしてしまいます。そうならないために、早めに手術をして真菌のかたまりを取り除く必要があるのです。

右副鼻腔真菌症（CT②）

右　　左

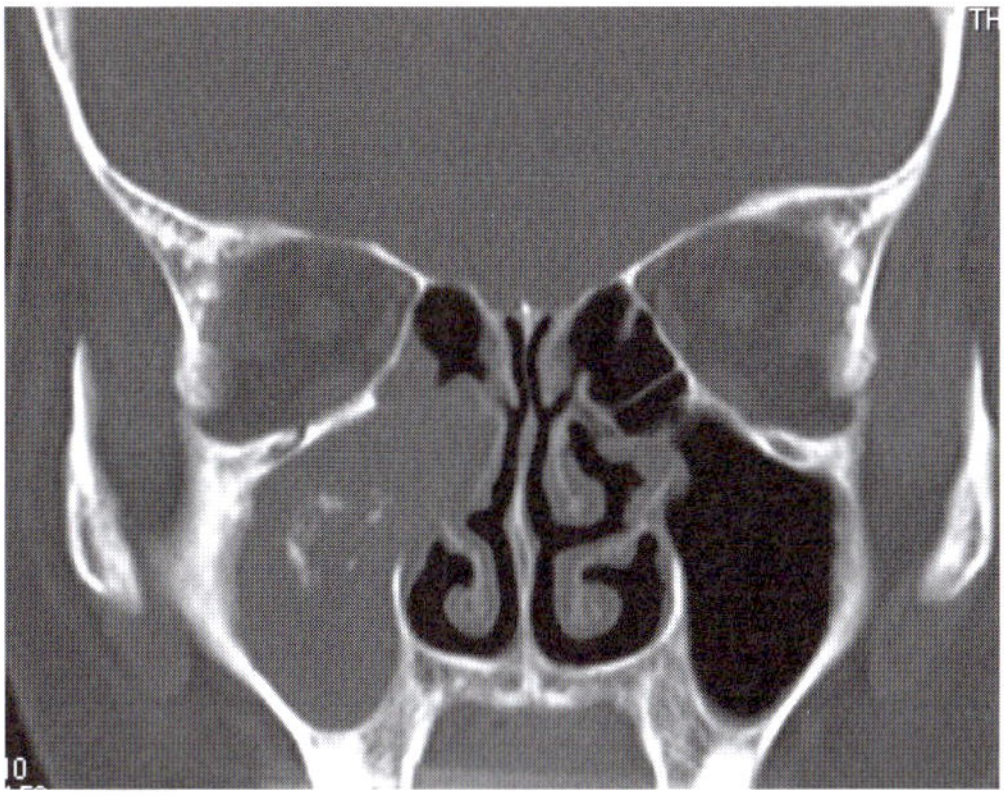

右上顎洞に病変がある。白い部分が真菌（カビ）のかたまり。灰色の部分は粘膜が腫れ膿がたまっているところ。

※CTの見方は168ページを参照

まとめ

❶免疫力の弱い高齢者に慢性副鼻腔炎が増加している。

❷真菌（カビ）の感染で発症する副鼻腔真菌症は、早めの手術で真菌を取り除くこと。

アレルギーによる慢性副鼻腔炎

慢性副鼻腔炎患者の6割はアレルギー性鼻炎

アレルギー性鼻炎にかかると、慢性副鼻腔炎にかかりやすくなると前項で説明しました。

アレルギー性鼻炎は、鼻腔の粘膜が腫れてしまう病気です。鼻腔の粘膜が腫れると副鼻腔の出口が狭くなり、副鼻腔で細菌やカビが増えやすくなってしまうのです。

また、副鼻腔の表面も鼻腔と同じように粘膜で覆われていますから、アレルギーによって副鼻腔の粘膜も腫れてしまうことがあります。

アレルギー性鼻炎にかかっているのであれば、副鼻腔炎がないかも調べておかなくてはなりません。

気管支ぜんそくの患者さんがかかりやすい慢性副鼻腔炎「好酸球性副鼻腔炎」にも注意が必要です（CT③④）。

好酸球性副鼻腔炎（初期）（CT③）

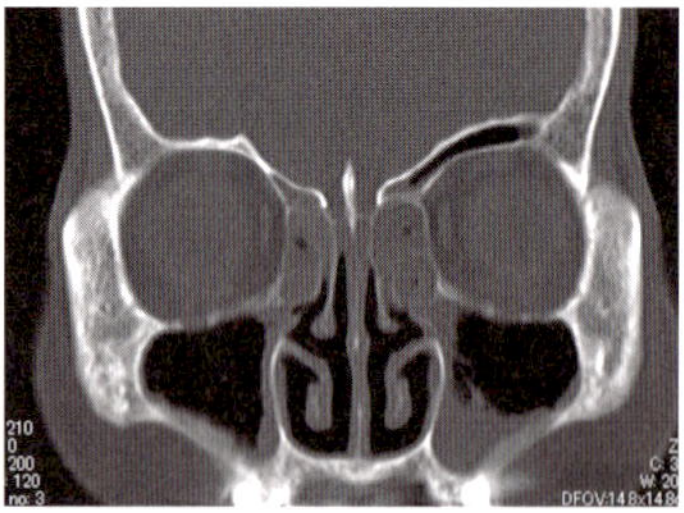

好酸球性副鼻腔炎の初期は、副鼻腔の一つである篩骨洞に粘膜の腫れや膿があり、灰色に写る。

悪化した好酸球性副鼻腔炎（CT④）

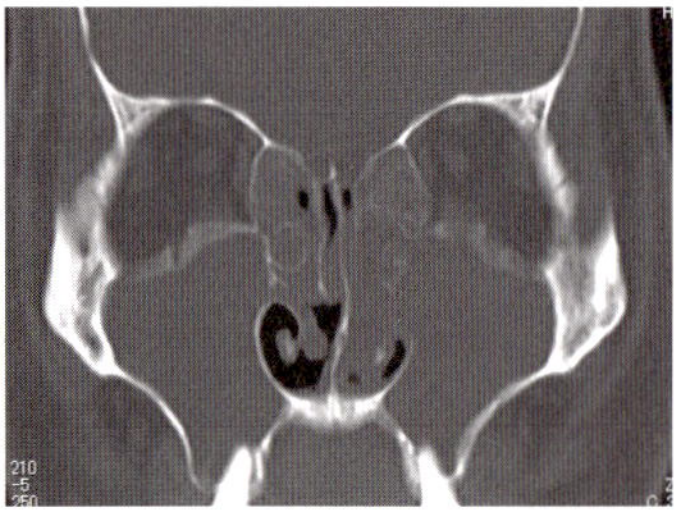

好酸球性副鼻腔炎が悪化すると、すべての副鼻腔が病変で埋めつくされてしまう。

※CTの見方は168ページを参照

なぜ「好酸球性」なのでしょうか。

それは、この副鼻腔炎でできるポリープの中に好酸球（54ページ参照）が多く含まれているからです。アレルギー性鼻炎の鼻水には好酸球が多く含まれていますが、この病気もアレルギーに深く関係しています。

好酸球性副鼻腔炎はポリープができやすく、２０１５年に難病指定されているほど治すのが難しい副鼻腔炎です。この病気にかかると症状がひどくなりやすく、鼻水、鼻づまり以外にも、においを感じにくくなることがよくあります。

好酸球性副鼻腔炎は、ステロイドを内服するといったんは改善します。しかし、ステロイドを飲み続けると、副作用が心配です。ステロイド以外の薬を使いたいところですが、それではなかなかポリープを抑えきれないことが多いのです。

ステロイドの内服以外の治療には手術があります。手術でポリープを取り除き、できるだけ副鼻腔を大きく広げてポリープができにくくするのです。それでもポリープが増えてくることがよくあります。

好酸球性副鼻腔炎は、気管支ぜんそくの患者さんがかかりやすく、注意が必要と書きました。というのも、気管支ぜんそくの患者さんはその治療だけに集中してしまい、鼻の治療がおろそかになることがあるからです。

気管支ぜんそくにかかると、ふつうは内科を受診します。もちろんそれでいいのですが、内科を受診すると鼻の病気が見逃されやすくなるのです。

内科では、気管支ぜんそくは吸入ステロイドを中心とした治療薬で症状をコントロールします。しかし、鼻の治療はほったらかしになることが少なくありません。

気管支ぜんそくにかかって鼻の病気を放っておくと、気管支ぜんそくが治りにくくなります。気管支ぜんそくの治療が続く場合は、鼻の病気も併せて治療することが大切です。

まとめ

❶気管支ぜんそくの患者は好酸球性副鼻腔炎にかかりやすい。

❷好酸球性副鼻腔炎はポリープができやすく、ステロイドの内服や手術で治療する。

慢性副鼻腔炎の正しい診断には画像検査が必要

CT、X線、MRIなどの画像が判断材料

慢性副鼻腔炎を診断するためには、どんな検査が必要なのでしょうか。

本当に副鼻腔炎かどうかを調べるためにはＣＴ、Ｘ線、ＭＲＩといった画像の検査が必要です。

鼻の穴の中をのぞき、副鼻腔炎を推測することはできます。しかし、それでは副鼻腔は見えないので、あくまで推測にすぎません。画像の検査をすれば、副鼻腔の様子が映し出されます。

画像の検査をしていないのに慢性副鼻腔炎と診断され、数年間治療を受けているという患者さんが来院することがあります。

その患者さんにＣＴ検査をすると、まったく副鼻腔炎ではなかったり、もはや鼻の処置や投薬ではどうにもならないほどひどい状態だったりすることがよくあるのです。

ですから、もしこのような画像検査をしていないのに「慢性副鼻腔炎（ちくのう）ですね」などと断言されたら、ちょっと怪しいと思ってください。

内視鏡で分かることは鼻腔の状態

副鼻腔は骨に囲まれている空洞です。

ですから、鼻腔しか見られない内視鏡を用いても副鼻腔の中を見ることはできません。しかし、ＣＴやＸ線検査を行うと副鼻腔の様子を確認できます。

ＣＴ検査を行い、副鼻腔が正常であれば空気と同じで黒く写ります（ＣＴ⑤）。しかし副鼻腔炎になると、灰色の陰影で満たされてしまいます。

Ｘ線は1枚だけの写真なので、副鼻腔をたくさんの断面で見られるＣＴより副鼻腔炎があるかどうか分かりにくくなります。

ＭＲＩはＣＴより費用がかかるので、ＣＴよりよい画像が撮影できると思いがちです。ところが、ＭＲＩには骨が写らないので、副鼻腔炎を調べるのにはＣＴで十分です。ＭＲＩは軟らかい組織の質を見分けやすいので、腫瘍が疑われるときにはＭＲＩを撮影します。

内視鏡は鼻腔を確認する装置なので、骨で囲まれている副鼻腔の中は見えません。

では、内視鏡で鼻腔を見ることにどんな意味があるのでしょう。

内視鏡では、二つの異常がないかを確認しています。

一つは、**鼻腔に膿があるかどうかを診ます。**副鼻腔炎になると、副鼻腔にたまった膿が鼻腔に流れてくるからです。

もう一つは、**鼻腔にポリープがないかどうかを診ます。**副鼻腔炎がひどくなると、粘膜の腫れが副鼻腔の中だけにとどまりません。ポリープとなって副鼻腔から鼻腔に飛び出してくるからです。

この二つの所見のいずれかがあれば、慢性副鼻腔炎があると考えます。

まとめ

❶慢性副鼻腔炎かどうかは、CT、X線、MRIといった画像の検査が必要。
❷内視鏡は鼻腔の異常を確認し、慢性副鼻腔炎の所見の一つにする。

正常の副鼻腔と鼻腔（CT⑤）

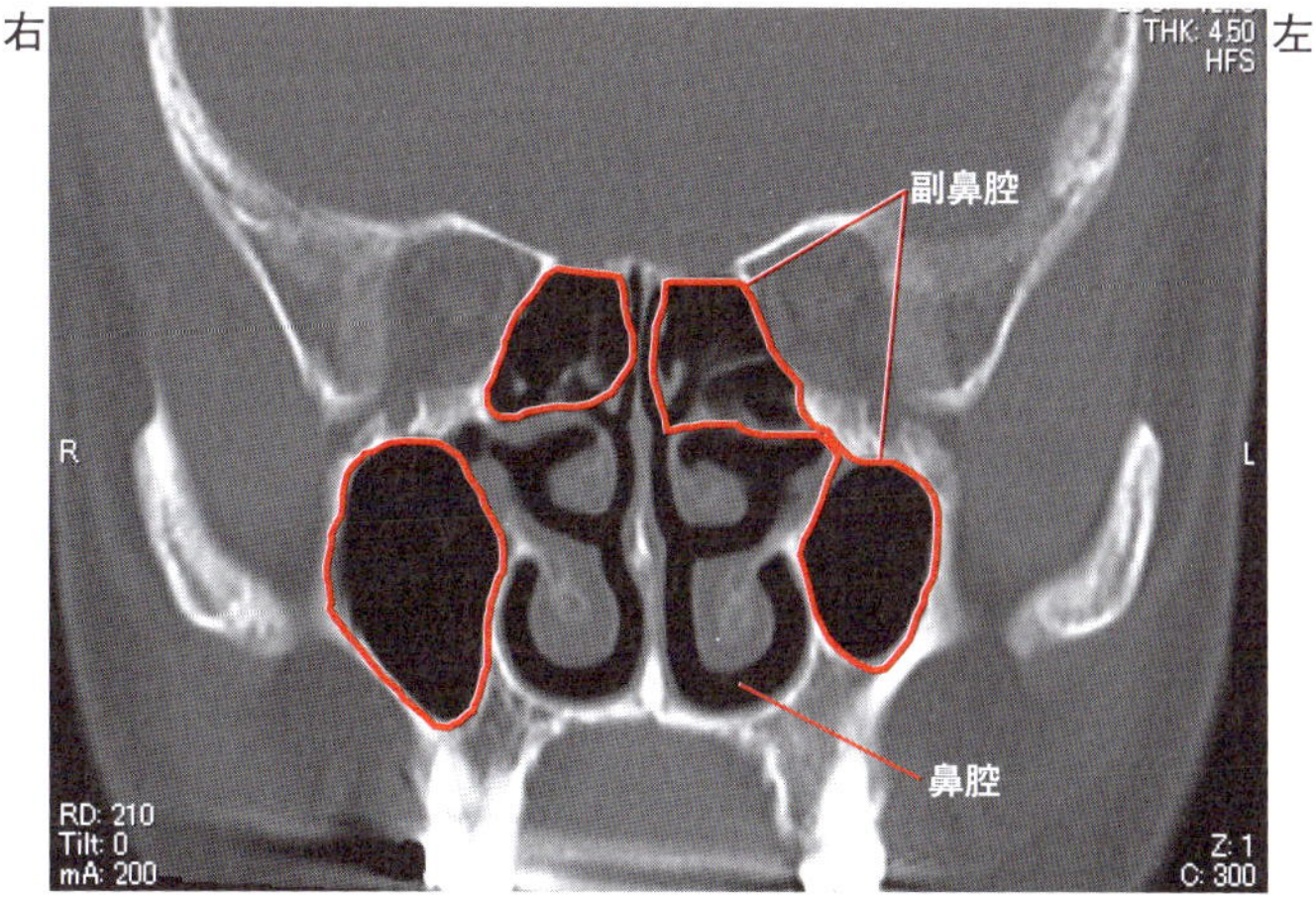

副鼻腔は、骨に囲まれているので内視鏡では見えない。鼻腔は、内視鏡で見える。

※CTの見方は168ページを参照

抗生剤を少しずつ投与して粘膜の状態を改善させる

マクロライド系抗生剤を2～3カ月服用する

慢性副鼻腔炎はどのように治すのでしょうか。

細菌感染による慢性副鼻腔炎であることが分かれば、まず薬での治療を始めます。

薬物治療では、マクロライド系の抗生剤を2～3カ月程度内服します。マクロライド系の抗生剤には、粘膜の働きを高めて粘膜自体をきれいにする効果があるので、この効果を期待して処方するわけです。

このような処方をすると「抗生剤をこんなに長い期間飲んで大丈夫ですか?」と聞かれます。確かに、ふつう抗生剤は1週間くらいの短い期間しか処方されません。

その理由は、抗生剤を飲み続けると体に悪いからではありません。ほかの薬に比べて、抗生剤の副作用が多いというわけではないのです。

長期間、抗生剤を服用してはいけないとされるのにはほかの理由があります。それは、薬が効かない細菌（耐性菌）を出現させないようにするためです。抗生剤を長い期間飲むと、薬が細菌に効かなくなってしまいます。ですから、抗生剤の効き目を守るために長期間飲まないようにしているのです。

マクロライド系抗生剤による治療は、細菌をやっつけるためではなく、粘膜の機能を活性化させるために行います。そのためには、1カ月単位で薬を飲み続けなくてはなりません。

ですから、一般的な抗生剤の投与に比べて長い期間の服用が必要なのです。

投与する量は通常の半分です。その結果、細菌感染による慢性副鼻腔炎の7～8割は改善します。しかし、鼻腔にポリープが出てきている副鼻腔炎は治りにくいのが実情です。

好酸球性副鼻腔炎や副鼻腔真菌症には、マクロラ

治療後の副鼻腔炎

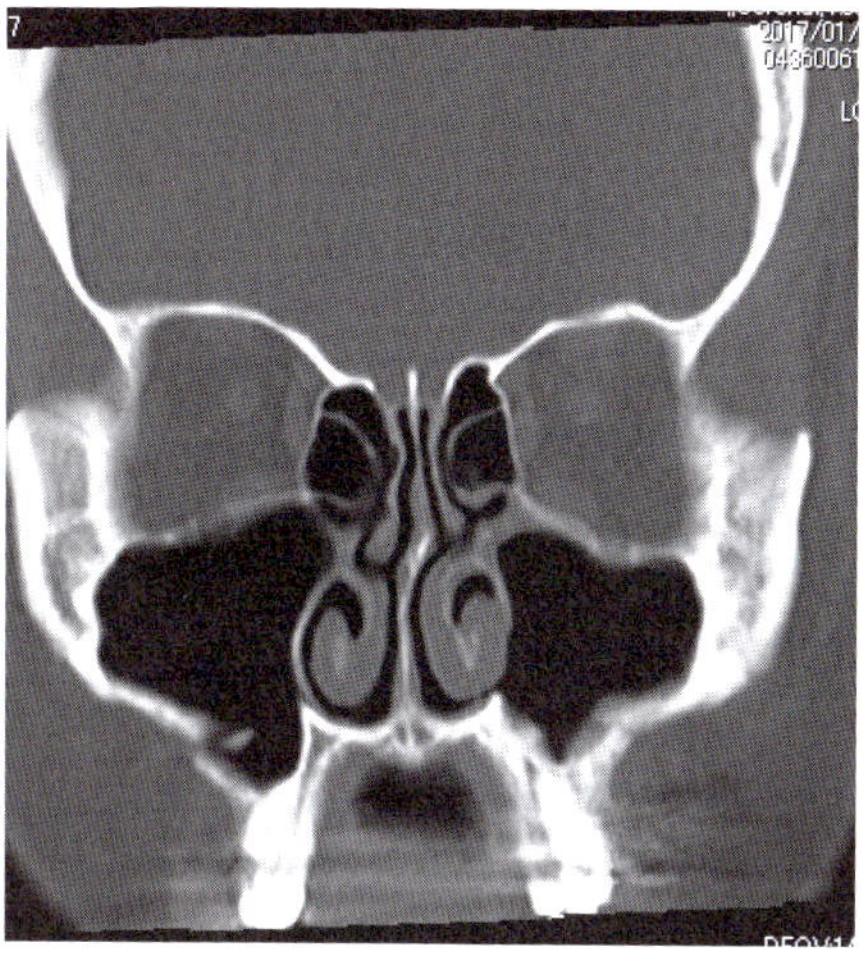

マクロライド少量持続投与によって、副鼻腔炎が改善した。

治療前の副鼻腔炎

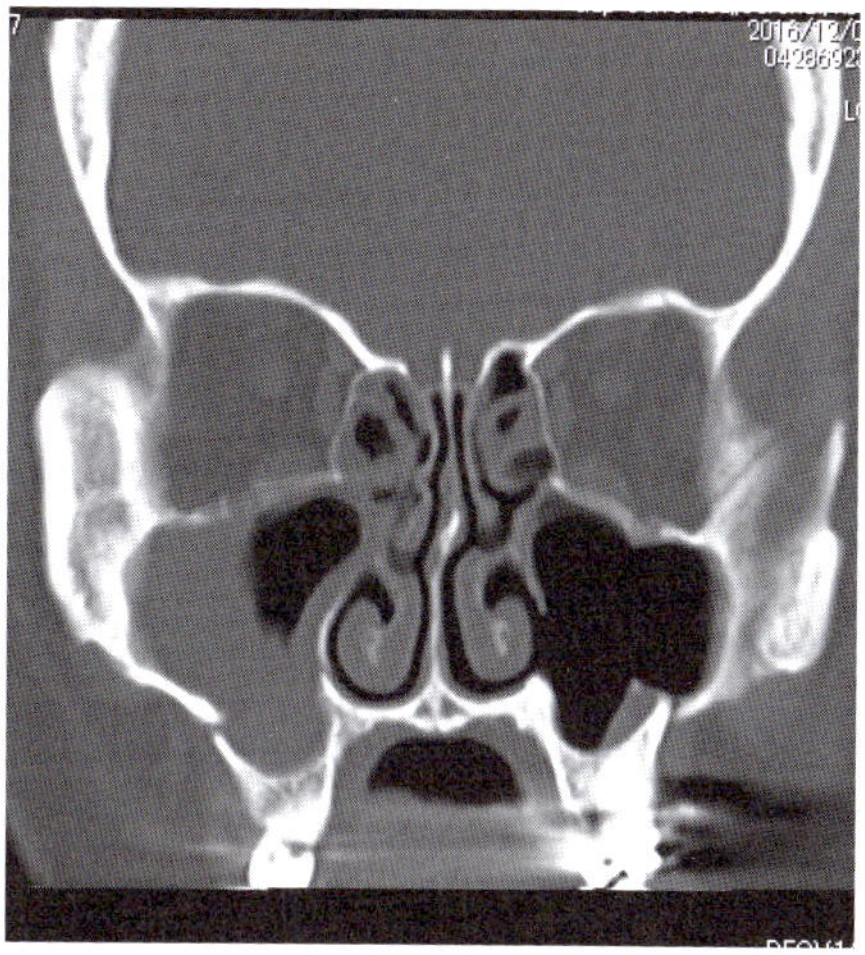

右上顎洞の粘膜が腫れて、内側のかなりの部分が灰色になっている。

※CTの見方は168ページを参照

イド系抗生剤の長期投与はほとんど効果がありません。

マクロライド系抗生剤の主な副作用には下痢がありますが、飲み続けても重大な副作用はほとんどありません。

この薬物治療で改善しない場合は、手術をするかどうかを考えます。慢性副鼻腔炎で手術をするかどうかは、副鼻腔炎がどれくらい悪いかによります。

軽い副鼻腔炎で手術をしないときは、鼻の症状を抑える治療を続けることがあります。その場合は、痰を切りやすくする薬を飲んだり、鼻の中に霧状の薬を入れるネブライザー治療を行ったりします。

まとめ

❶慢性副鼻腔炎の薬物治療は、まずマクロライド系抗生剤を2～3カ月服用する。
❷マクロライド系抗生剤は粘膜の機能を活性化させる。
❸症状の改善が見られない場合は手術を検討する。

慢性副鼻腔炎の手術方法

医療技術・システムが格段に進歩している

悪性腫瘍かどうかは病変を実際に採取して判断

どんな場合に手術をするのでしょうか。

副鼻腔に腫瘍ができていることが疑われる場合は手術をすすめます。手術は、診断と治療を兼ねており、悪性腫瘍でなさそうであれば、そのまま副鼻腔の中をきれいにします。

CTで両方の副鼻腔に同じような病変がある場合などは、腫瘍の可能性は低いと考えられます。その場合は慢性副鼻腔炎と考えられるので、マクロライド系抗生剤で症状が改善するかどうかを見てみます。

効果がない場合には、患者さんと相談してどうするかを決めます。副鼻腔の粘膜が少し腫れているくらいでは、手術をせず様子を見ることが多いです。

副鼻腔がほぼ病変で占められているような場合や、副鼻腔の病変があまり多くなくても、鼻の症状を改善したい場合は手術をすすめます。

「副鼻腔炎だと思っていたけれど、実はがんだった」ということは絶対に避けなければいけません。片方の副鼻腔だけに病変がある、特に副鼻腔の病変がでこぼこしているなど、形がおかしい場合は腫瘍の可能性があるのできちんと調べる必要があります。

正しい診断をするには、病理検査が必要です。実際に採取した病変を顕微鏡で見る検査です。

病理検査では鼻の穴から内視鏡を入れて、副鼻腔の出口を大きく開いて副鼻腔の病変を取ります。それを検査して、粘膜の腫れなのか腫瘍なのかを調べます。

内視鏡によって大きく進化している鼻の手術

手術のしかたについて説明しましょう。

副鼻腔は、薄い骨で仕切られ多くの部屋に分かれています。副鼻腔炎は、その部屋の中の粘膜が腫れたり、膿がたまったりしています。

手術ではこれらの薄い骨を取り除き、腫れた粘膜や膿を取り除きます。そして副鼻腔の出口を大きく広げます（CT⑥）。

なぜ副鼻腔の出口を広げるのかというと、出口が狭いままだと鼻水が副鼻腔にたまり、再び副鼻腔炎が起こりやすいからです。

鼻水には鼻の中の不要なものを外へ流し出して、鼻の中をきれいにする役割があります。しかし、鼻水が副鼻腔にたまるとうまく副鼻腔を掃除できず、細菌感染しやすくなってしまいます。

ですから副鼻腔を大きく開いて、副鼻腔炎を起こりにくくするというわけです。

鼻の手術は、以前と比べるとその技術が格段に進歩しています。

手術の話をすると必ず「手術をしたら、顔が腫れるのでは？」などと尋ねられます。

かつては手術の視野を確保するため、歯ぐきの上を切って手術を行っていました。そのような手術の後には、頬が腫れたり、痛みが起こったりしました。

いまは、鼻の穴に内視鏡を入れて副鼻腔だけを操作する細かい手術ができるようになりました。そのため、慢性副鼻腔炎の手術では、顔が腫れたり、傷つけたりすることはなくなったのです。

痛みや止血の苦労も大きく軽減されている

「鼻の手術はかなり痛いのでは？」

などと聞かれることもあります。いまは、全身麻酔の手術が増えているので、意識のない状態で手術を受けられるようになっています。局所麻酔でも痛みを抑える技術が進歩しています。

また「手術の後に鼻に詰め物を入れるのでは？」と心配する人もいます。

かつては手術後に出血を防ぐために、鼻の中に何枚もガーゼを詰めていました。なにせ奥が見えなかったので、しっかりとガーゼを詰めないと出血が不安だったのです。鼻の中にパンパンにガーゼが詰まっていると苦しいし、それを抜くときに鼻が痛みます。

現在は、内視鏡を使うことで手術を行う範囲が狭くなり、出血が少なくなりました。また、内視鏡でしっかりと血が止まっていることを確認できるようにもなっています。そうなると、たくさんのガーゼを鼻の中に詰める必要がありません。

止血用の新素材も開発されており、副鼻腔炎の手術後には、自然に溶ける綿状の素材や止血効果のある薄い素材を鼻に詰めることが多くなっています。

患者さんの負担はかなり軽くなっているのです。

もちろん、術後に通院して鼻の中をきれいにする処置が必要なので、まったく痛みがないわけではありません。しかし、いまの副鼻腔の手術は、以前に比べると格段に楽になっていることはまちがいありません。

ナビゲーションシステムでより安全に

「鼻の手術は危険なのでは？」

などと思っている人も多いようです。

たしかに副鼻腔は目や頭に接しており、目の中を傷つけてしまった場合は視力が落ちたり、ものが二重に見えるようになったりします。

鼻の手術では目を傷つけないよう、最大限の配慮をしなければなりません。

目のまわりは骨で囲まれています。以前は手術中に目を外から押して、目を囲っている骨が破れていないかを確認するといった原始的な方法でした（CT⑥）。

骨が破れていれば、目を外から押すと眼《がん》窩《か》内《ない》の脂肪や眼球を動かす筋肉が出てきます。が、それは骨が破れてからしか確認できないことでした。目の中に問題が起こってからしかできない確認法だったわけです。

しかし、いまはこのような方法はとりません。現在は、ナビゲーションシステムで目や頭の位置を確認できるようになりました。

ナビゲーションシステムとは、手術で使う画像誘導支援システムのことです。車のナビゲーションと同じしくみと考えれば分かりやすいと思います。

車を運転していると目の前の信号や建物は見えます。しかし、交差点を曲がった先に何があるかは分かりません。ナビゲーションがあると、車の位置と目的地を地図で指し示してくれるので、私たちは見えない目的地の位置が分かります。

それと同じように、鼻の手術でナビゲーションシステムを使うと、どこまで操作すると目や頭なのかが、手術をしながら事前に分かるのです。このシステムによって目や頭への合併症はかなり減りました。

もちろん、ナビゲーションシステムを導入していない医療機関もあります。ですから、副鼻腔の手術を受けるときは、ナビゲーションシステムがあるかどうかがかなり重要なポイントになります。

手術後の副鼻腔（CT⑥）

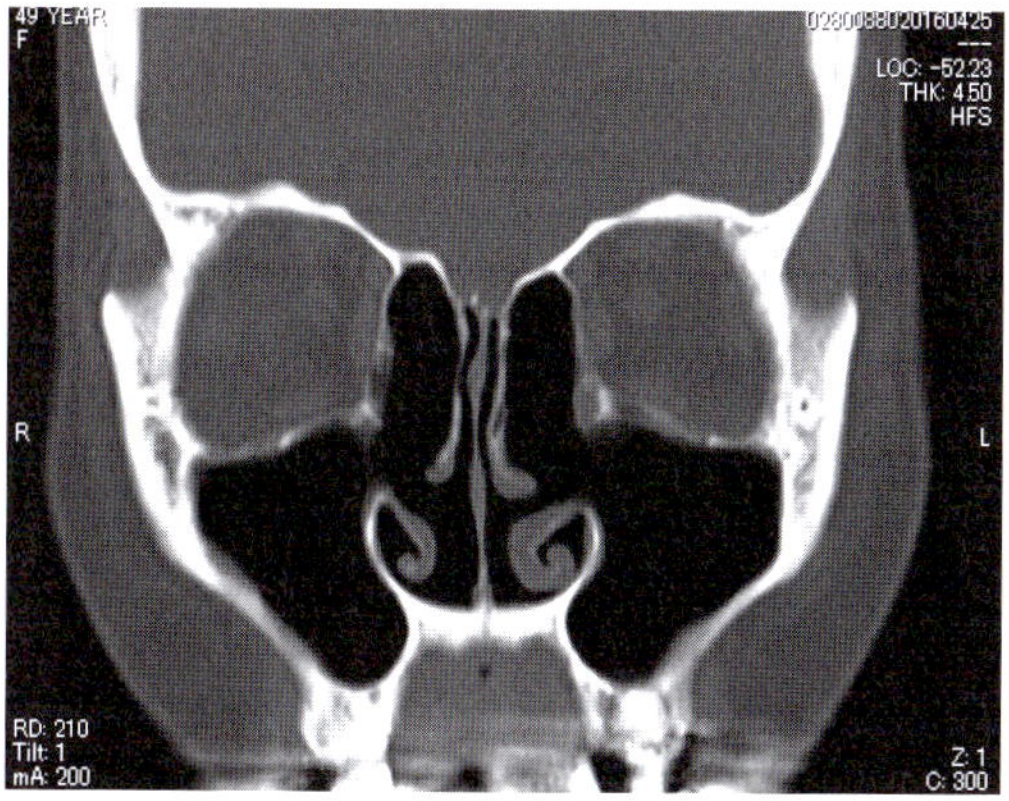

副鼻腔の壁を取り除いて一つの空洞（部屋）にする手術を行った。目と頭蓋底が近いので、手術では慎重な操作が必要となる。

※CTの見方は168ページを参照

まとめ

❶副鼻腔に腫瘍がある場合は手術を検討する。
❷内視鏡を用いる手術によって、痛みや出血が最小限に抑えられるようになった。
❸ナビゲーションシステムを用いる手術によって、目や頭部を損傷するケースも減少した。

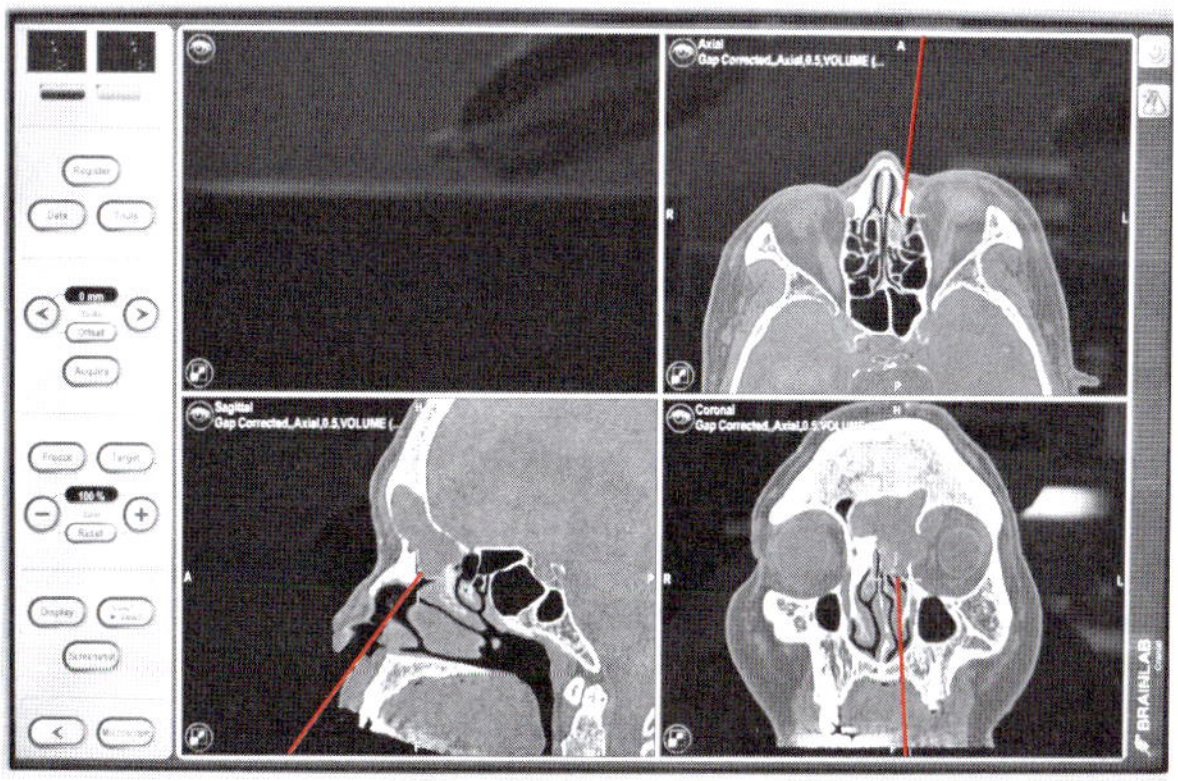

ナビゲーションでは、手術前に撮影したCT画像を用いる。先が尖った金属の細い棒を鼻の中に入れると、棒の先がどこにあるかがCT画像の上に写るようになっている。このシステムを使うと、どこまで操作すると危険な場所に行きつくのかが事前に分かるようになる。

鼻中隔弯曲症とは

鼻の構造が問題なら薬を飲み続けても治らない

鼻中隔の曲がりが鼻をつまらせているなら手術を

鼻中隔は、左右の鼻の穴を分ける仕切りです。

「鼻中隔弯曲症」とは、鼻中隔が曲がり、左右どちらかの鼻腔がつまってしまう病気です。１６３ページ上のＣＴでは鼻中隔は顔の左に曲がっています（ＣＴ⑦）。

黒いところが狭くなっていますね。黒いところは空気なので、左の鼻の空気の通り道＝鼻腔が狭くなっているわけです。

ＣＴを見せて「鼻中隔が曲がっている」と説明すると、「昔、鼻をぶつけたのが原因ですか？」と聞かれることがよくあります。

しかしそのような外傷が、鼻中隔が曲がる原因になることはほとんどありません。

鼻中隔は顔が成長するにしたがって大きくなっていき、15歳くらいで完成します。その成長の過程で鼻中隔は曲がってしまうのです。

日本人のおよそ8割は鼻中隔が曲がっているといわれています。しかし、その人たちが全員手術をしないといけないわけではありません。鼻づまりを感じるほどの曲がりがあれば手術を行います。

また、鼻中隔が曲がっていることで慢性副鼻腔炎が起こっている場合も手術を行います。

鼻中隔が曲がると、副鼻腔の出口が狭くなって、慢性副鼻腔炎が起こりやすくなります。この副鼻腔炎が慢性化して薬でも治らない場合は、副鼻腔炎の手術と一緒に鼻中隔を治す手術も行います。

「閉塞性睡眠時無呼吸症候群」の治療の一環で手術を行う場合もあります。

閉塞性睡眠時無呼吸症候群は、寝ているときにのどがつまって呼吸がしにくくなる病気です。

その治療のために、鼻から空気を送り込んでその空気の圧でのどのつまりをなくす「CPAP」という鼻マスクを使いますが、鼻がつまっていると送り込む空気の圧が高くなり、装置を鼻から外してしまう人がいます。そこで鼻中隔に曲がりがある場合は、手術を行って鼻の通りをよくするのです。

患者さんによっては、鼻中隔の手術を行うだけで鼻呼吸が改善し、睡眠時無呼吸症候群が治ることもあります。

鼻中隔弯曲症（顔を正面から見たCT）（CT⑦）

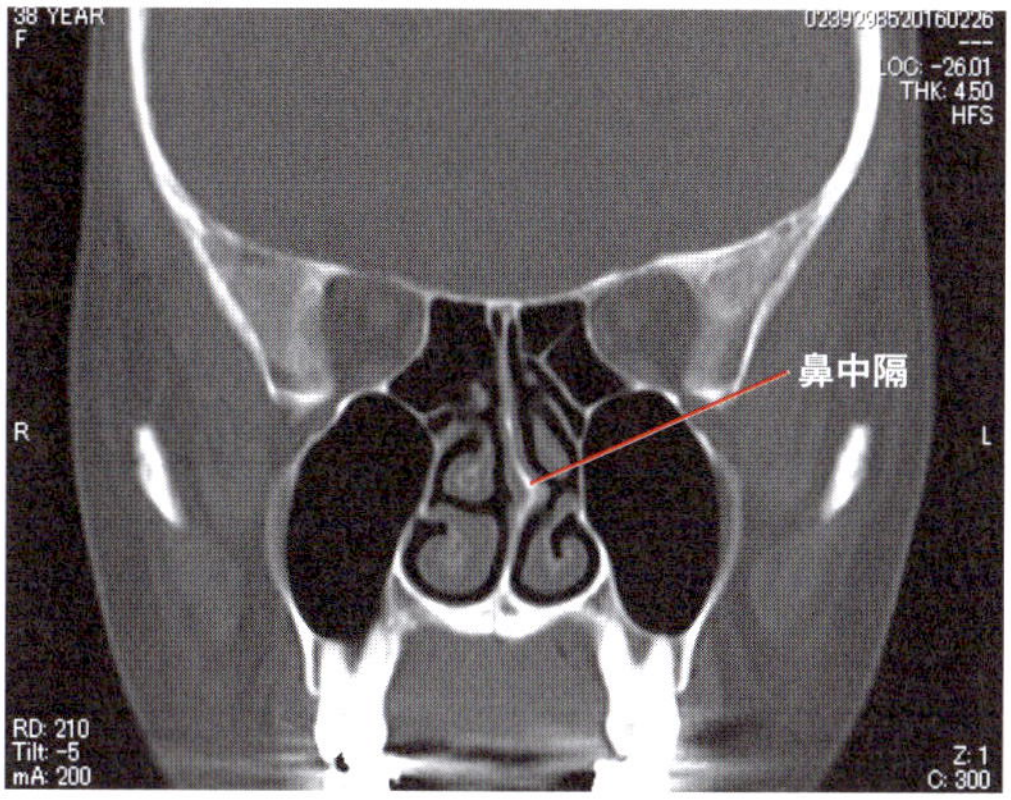

鼻中隔が左に曲がっている鼻中隔弯曲症。

※CTの見方は168ページを参照

粘膜の間の曲がっている骨を切除する手術

鼻中隔の曲がりは薬ではどうにもならず、手術でしか治せません。アレルギー性鼻炎に違いないと思って薬を飲み続けてもまったく治らないという人が、鼻中隔弯曲症だったということはよくあることです。

鼻中隔を真っすぐにする手術を、「鼻中隔矯正術」

鼻中隔弯曲症（地面と水平に切ったCT）（CT⑧）

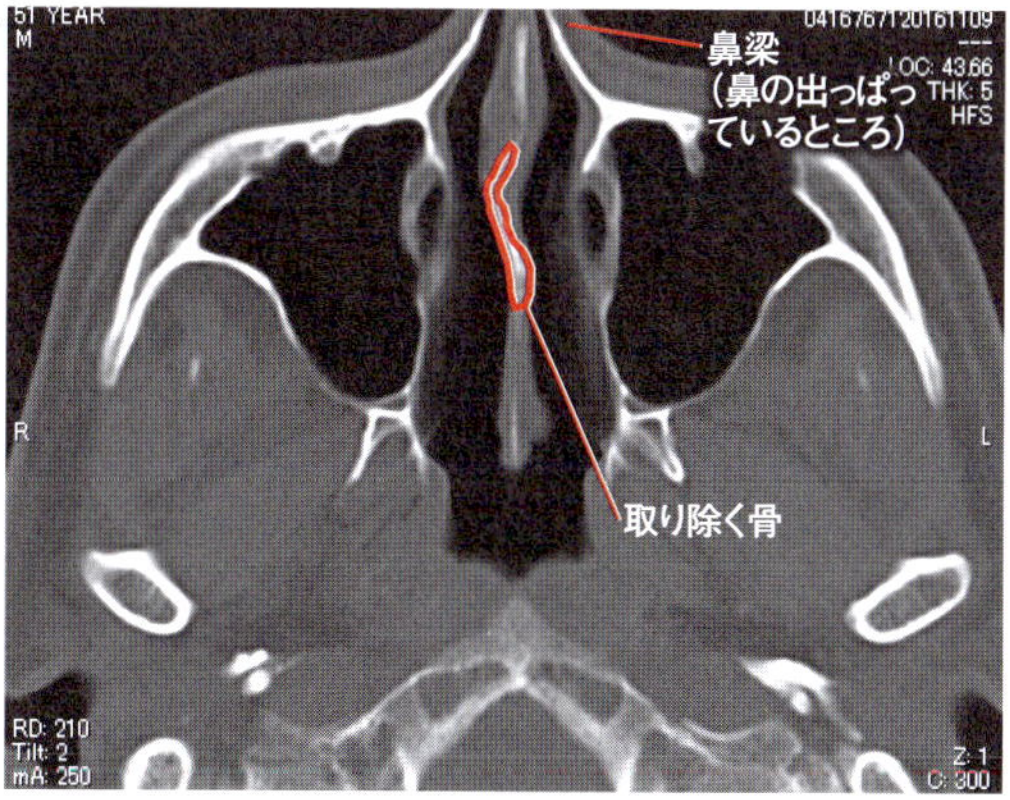

鼻中隔が右に曲がっている鼻中隔弯曲症。鼻の前方は手術しないので、鼻が低くなることはない。手術では、粘膜に挟まれている骨だけを取り除く。

※CTの見方は168ページを参照

といいます。

一般的な鼻中隔矯正術について説明しましょう。

鼻中隔は、粘膜の間に骨が挟まっている構造です。鼻中隔が曲がるのは、硬い骨が曲がってしまうからです。粘膜は軟らかいので、骨の曲がりがなくなると真っすぐになります。

ハムサンドイッチにたとえると、パンが粘膜でハムが骨です。ハムがかちかちに硬くて曲がっていると、曲がったサンドイッチになります。曲がったハムを抜いてパンだけを合わせればハムなしサンドイッチとなり、真っすぐになります。

実際の手術では骨をすべて抜いてしまうのではなく、曲がっている部分だけを最小限取り除きます。それで鼻中隔の曲がりを抑えて、左右の鼻腔の通りに差がないようにするわけです。

「骨を取り除く」と聞くと怖そうですが、手術をする範囲は狭く、手術時間も15分ほどです。

切除した骨は、鼻中隔の前のほうの粘膜を縦に切って、そのすき間から骨を取り出します（CT⑧）。

外から見える部分を切ることはないので、顔に傷が残ることはありません。また、鼻が低くならないように鼻中隔の前のほうは操作しないようにしています。しっかりした手術を行えば、鼻の形が変わることも、顔が腫れることもありません。

内視鏡を使った手術でより安全に

現在は、内視鏡によって安全に「鼻中隔矯正術」の手術ができるようになりました。

内視鏡を使っていない時代は鼻の奥がちゃんと見えていなかったため、粘膜を傷つけたり穴をあけてしまったりし、出血することも多くありました。

手術を内視鏡で行うようになって、手術する場所をしっかり確認できるようになると、このような問題は起こりにくくなりました。しかし、現在でも昔ながらの方法で手術を行っている施設もあります。

内視鏡を使って不利な点はまったくありませんから、手術を受ける場合は内視鏡を使って鼻中隔矯正術を行う医療機関をおすすめします。

手術は局所麻酔と全身麻酔のどちらでも行うことができます。

私が手術をする場合は全身麻酔をすることが多い

です。なぜかというと、患者さんは鼻の中を触られている感じがしますし、骨を取る音も聞こえてしまうからです。声掛けをしながら行う局所麻酔の手術では、どうしても気を使ってしまいます。

全身麻酔だと患者さんの意識がないので、お互いに気にせず手術ができるというわけです。

鼻中隔矯正術は、全国的にも全身麻酔で行うところが増えているようです。

手術後は鼻にスポンジを詰める

鼻中隔矯正術は、鼻中隔の粘膜をきれいに骨から外すところに技術が必要です。

うまくできれば、ほかの鼻の手術に比べて出血が少ない手術です。鼻の中に血が少したまる程度です。

手術をした後は、鼻の中にスポンジを詰めることが多いです。なぜ鼻にスポンジを詰めるのかというと、鼻中隔の粘膜を左右から圧迫して、骨を取り除いた箇所に血がたまらないようにするためです。

私自身もかつてはスポンジを詰めていました。しかし鼻の中にスポンジが入ると、鼻が完全につまって患者さんは苦しくなります。そこでいまは、しっかり止血できているかを内視鏡で確認し、鼻にスポンジは詰めないようにしています。

鼻中隔に血がたまった場合は、血を吸引して取り除きます。そのほうが患者さんの負担が少ないと考えています。

多くの施設では手術後、鼻にスポンジを詰めるので、その場合はスポンジを抜く翌日まで辛抱しなくてはなりません。

鼻中隔矯正術を行う場合は、症例数が多い施設で行うことをおすすめします。少なくとも年間20例以上行っている医療機関で受けるのがいいでしょう。

まとめ

❶鼻中隔弯曲症は手術で治す。
❷鼻中隔矯正術は鼻中隔内の曲がった骨を切除する手術。
❸現在は内視鏡を使って、より安全に、患者の負担が少ない手術ができるようになっている。

自律神経が乱れ鼻水がコントロールできない

高齢者に多い血管運動性鼻炎

透明な鼻水が多く出るという点で、アレルギー性鼻炎に似ているのが「血管運動性鼻炎」です。こちらはアレルギー性鼻炎とまちがえて抗ヒスタミン薬を飲んでも効きません。

血管運動性鼻炎は、鼻粘膜の自律神経がうまく働かなくなり、鼻水をコントロールしにくくなる病気です。

たとえば朝起きたときにだけ多量の透明な鼻水が出る。うどんやラーメンといった温かいもの食べたり、急に寒いところに行ったりすると多量の鼻水が出る。このような症状が血管運動性鼻炎にはよくあります。

アレルギー性鼻炎と区別をするためには、鼻水を顕微鏡で確認します。アレルギー性鼻炎では、鼻水に好酸球（54ページ参照）が多く含まれています。しかし、血管運動性鼻炎の鼻水には好酸球はほとんど含まれていません。

血管運動性鼻炎は、自律神経が乱れやすい高齢者に多く見られる病気です。外来でもこの病気だと診断することがよくあります。

診断ができても、その治療はなかなか難しいものがあります。治療にあまり選択肢がないのです。

薬では、鼻噴霧ステロイドを処方することが多いです。しかし、使用してもなかなか効果がないこともあります。

手術治療も選択肢としてはありますが、症状がひどいことは少ないので、手術を行うことはほとんどありません。

鼻にも悪性腫瘍が発生することがある

腫瘍とは「できもの」のことで、細胞が増えて「かたまり」になったものです。

一方「ポリープ」は炎症によって粘膜が腫れたもので、腫瘍とは違います。

鼻にも腫瘍が発生します（CT⑨）。

腫瘍には悪性と良性があり、悪性腫瘍は「がん」と呼ばれます。鼻に発生する悪性腫瘍でもっとも多いのが「上顎《じょうがく》がん」です。

上顎がんは、副鼻腔のひとつである上顎洞に発生する悪性腫瘍です。上顎がんは進行すると、ほかの悪性腫瘍と同じように全身に転移してしまいます。

手術を行うと悪性腫瘍ではない部分も含めて大きく切らないといけなく、眼球や上顎の骨を切除することもあります。つまり、手術によって目が見えなくなったり、顔の形が変わったりすることもあるのです。

上顎がんは年間に1000例ほどあり、それほどまれな疾患ではありません。

この上顎がんは、慢性副鼻腔炎にかかると発生しやすくなります。慢性副鼻腔炎によって粘膜の状態が悪くなり、悪性腫瘍の温床となるからです。

悪性腫瘍を発生させないためにも、慢性副鼻腔炎はしっかり治療したほうがよいのです。

右鼻腔腫瘍（CT⑨）

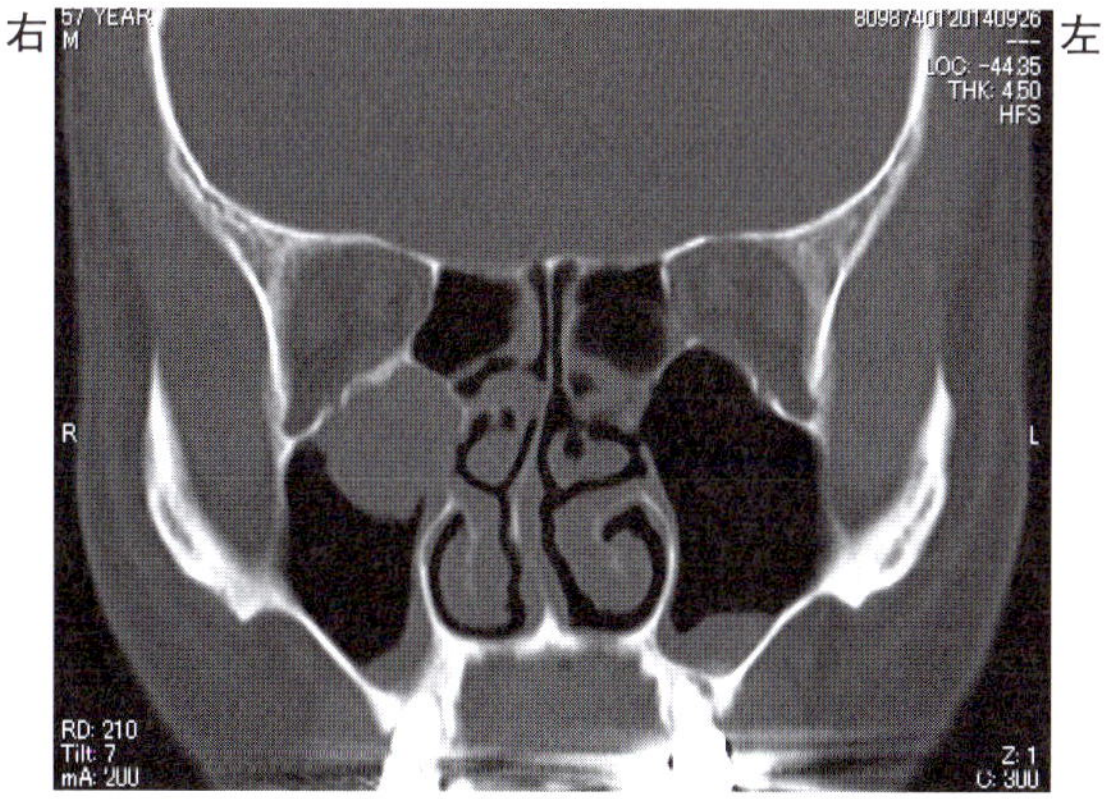

右上顎洞に腫瘍がある。

※CTの見方は168ページを参照

まとめ

❶血管運動性鼻炎はアレルギー性鼻炎と症状が似ているが違うもの。

❷上顎がんは鼻にできる悪性腫瘍。慢性副鼻腔炎がその遠因にもなるので注意。

CTの見方

CTをどのように見るかを簡単に説明します。空気、つまり何もないところは「黒」、骨は「白」、粘膜や鼻水などの軟らかいものは「灰色」です。まず、これだけ覚えてください。

　副鼻腔は、骨に囲まれた空洞が蜂の巣のように集まった構造なので、正常であれば、内部は「黒」、骨は「白」です。副鼻腔炎になると、副鼻腔の粘膜が腫れたり、鼻水がたまったりするので、この黒い部分が灰色に変化します。

　下鼻甲介は、骨のまわりに粘膜がくっついた構造なので、中が「白」、外側は「灰色」に写ります。アレルギー性鼻炎では、鼻腔の粘膜が腫れるので、下鼻甲介・中鼻甲介の「灰色」が大きくなり、鼻腔の「黒」が狭くなります。

　鼻中隔は、骨または軟骨が左右の粘膜に挟まれているので、中が骨なら「白」、軟骨なら「灰色」、粘膜は「灰色」に写ります。

腫瘍やポリープは軟らかい組織なので灰色に写ります。

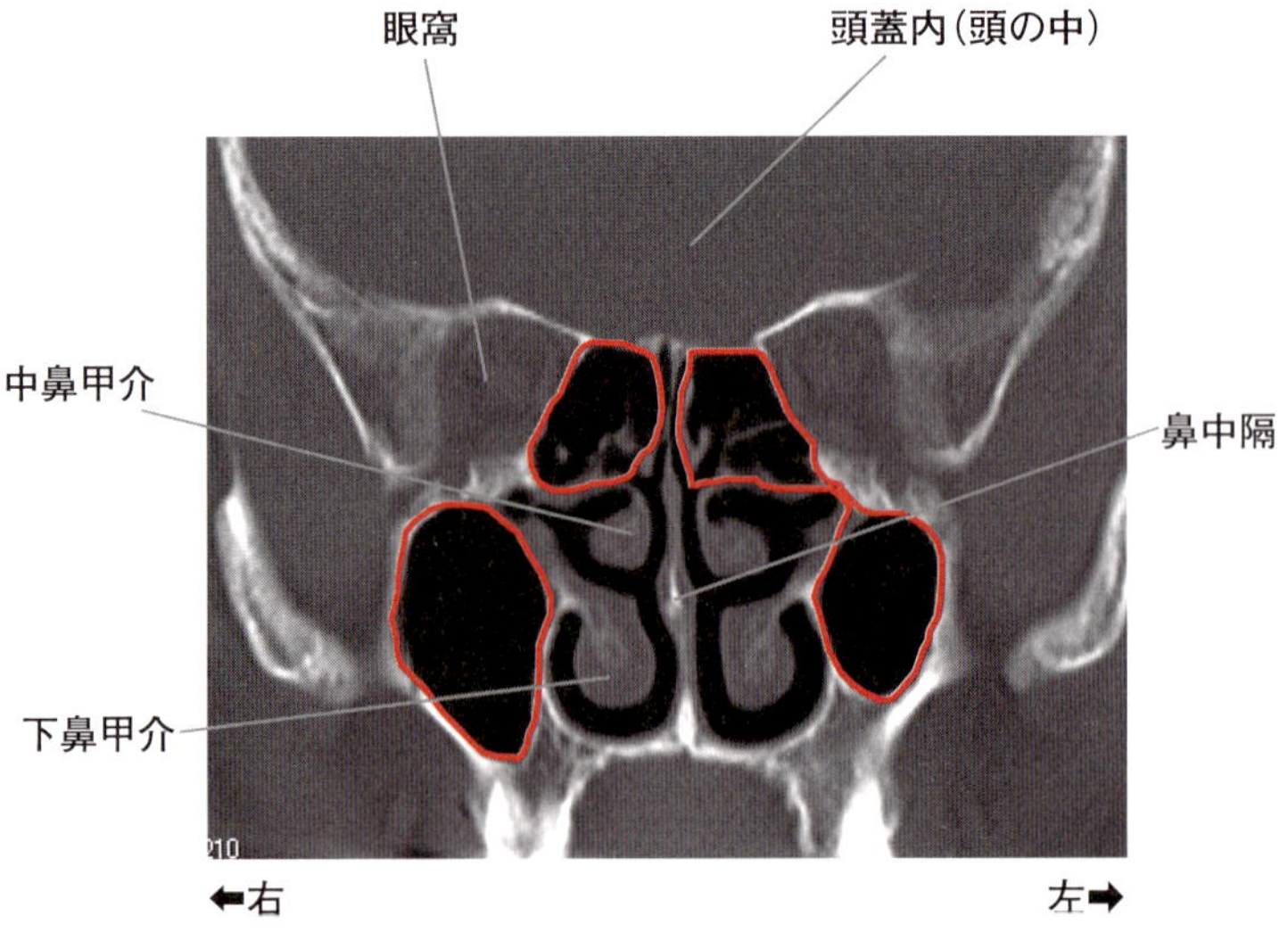

赤線で囲った部分が副鼻腔

第5章

病院に行く前にこれだけは知っておこう

よい医療機関の選び方①

診療所と病院の守備範囲を知っておこう

日本の医療システムにもいいところはたくさん

世界でいちばん病院が多い国はどこでしょうか。実は日本なのです。CTやMRIといった検査機器も日本はすごく多い。ほかの国に比べて医療費が安くて受診しやすいから、患者も病院も多いのです。

病院が多いから、専門医にも簡単に受診できます。日本では当たり前のことですが、世界では簡単に耳鼻科の専門医を受診することはできません。

では、外国では風邪やアレルギー性鼻炎はだれが診るのでしょうか。

それは「家庭医」です。お腹やら足やら鼻やらを、広く浅く診る「かかりつけ医」が診察します。欧米では、重い病気にならないと耳鼻科の専門医が診ることはほとんどありません。

世界では、専門医と一般医の役割がまったく違うのです。

日本では同じ診療なら、経験豊富で上手な医師でも初心者の医師でも金額は同じです。

ところがアメリカでは、耳鼻咽喉科の専門医が「アレルギー性鼻炎」と診断するだけで1万円はかかります。能力に応じて報酬が異なるのは当たり前。専門医の価値がそれだけ高いということです。

ヨーロッパでも専門医をなかなか受診できません。かかりつけ医の紹介がなければ、専門医を受診することはできないからです。しかも、耳鼻科の専門医がいる病院は少なく、通院するのも大変です。

つまり、世界では費用が高かったり、受診しにくかったりで、専門医を簡単に受診できないようになっているのです。

これに対して、日本はだれでもすぐに耳鼻科の専門医を受診することができます。

また、欧米の病院というと、広く静かな診察室で、

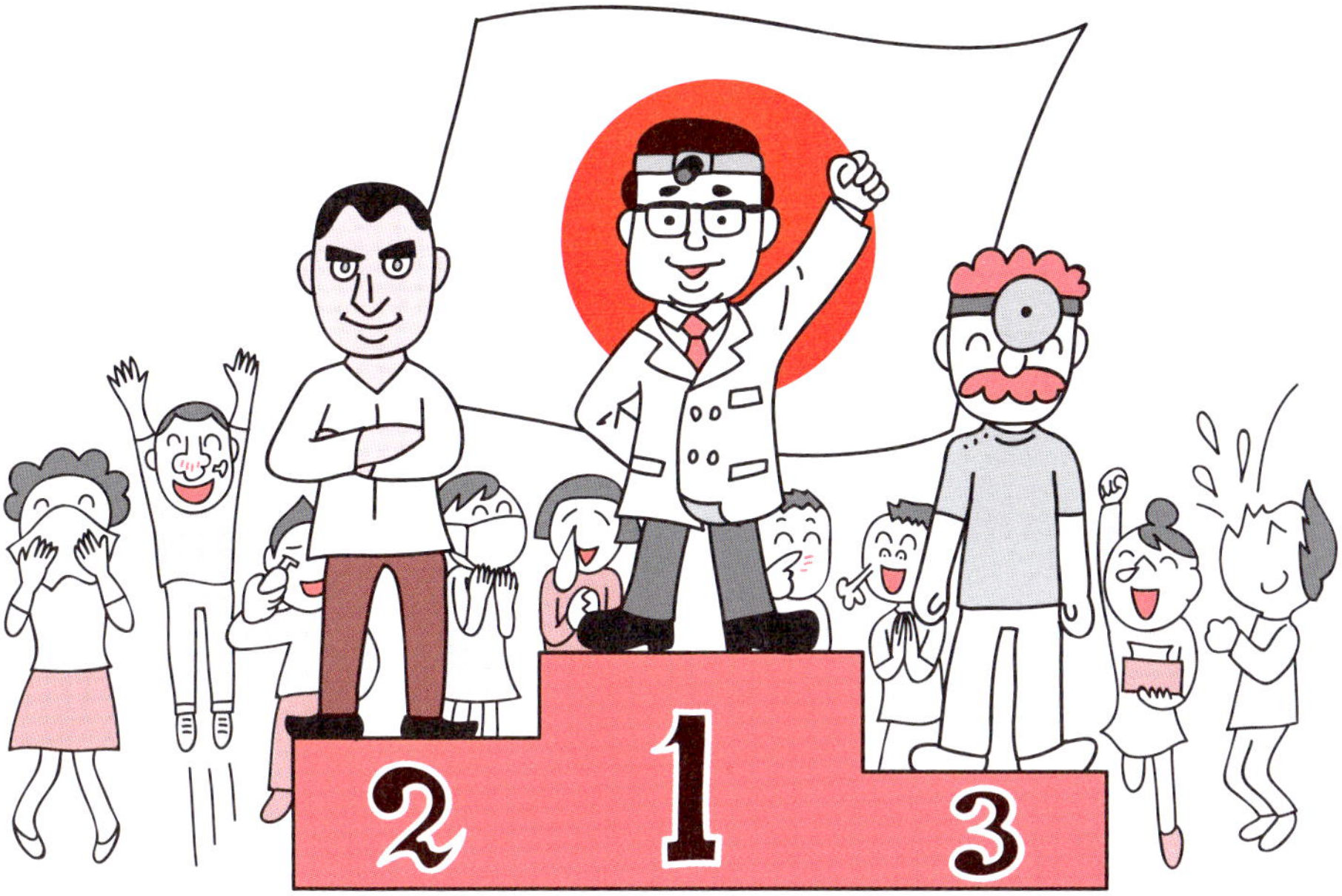

医師と患者がゆっくり対話をしながら診察するスタイルが思い浮かびますね。

日本では〝2時間待ちの1分診療〟などと揶揄もされますが、欧米のゆっくりとした診察にはからくりがあります。

欧米の専門医は、外来患者が少ないので時間がたっぷりあります。なかなか専門医を受診できない患者さん側も必死。聞き逃したら損ですから、自分でも一生懸命に調べてから診療にのぞみます。そんな理由で、ゆっくりとした受診になるのです。

ひるがえって日本では、いつも病院が混み合っていると不満もあります。しかし、それはだれもが、すぐに、安い診察料で診療が受けられるからです。そう考えると、日本の診療システムはそんなに悪いわけじゃない。ほかの国からは、いいシステムだと評価もされているのです。

となれば、そのシステムの中でいかにいい医療機関を選び、事前の準備をするかが大切です。前もって準備すれば医師との対話をスムーズに進められ、短時間で質の高い医療を受けられるのです。

口コミだけで医療機関を選ぶのは早計

耳鼻咽喉科は、どのような診療範囲を持っているでしょうか。

実は耳鼻咽喉科は、かなり守備範囲の広い診療科です。頭の中（脳神経外科）、目（眼科）以外の、首から上の範囲をすべて治療します。

具体的には、耳、鼻、のど、首（耳下腺、顎下腺、甲状腺）です。めまいも診ますし、顔面神経麻痺も原因が頭の中でなければ、耳鼻科で治療します。

実際にはどのようにして耳鼻科を選べばよいでしょうか。

「耳鼻咽喉科」といえば「診療所」を思い浮かべる人が多いと思いますが、「病院」にも耳鼻科はあります。どちらがいいのでしょう。

多くの人が重視するのは、口コミだと思います。しかし、口コミだけではよい医療は受けられません。大きな病院は、口コミでよい評価を得にくいと思います。かなり長い待ち時間になったり、医師の対応が悪かったりすることもあるからです。いわゆる「感じが悪い」わけです。だからといって、大きな病院がダメかというとそうではありません。

口コミは、たいてい感じがよいサービスかどうかが評価の基準になります。もちろん医師の感じのよさは大切ですが、それよりも患者側が医療機関の役割を理解して受診することが重要です。実は、医療機関によって診療の守備範囲はかなり違うのです。

かかりつけ医として診療所を活用する

ここからは、耳鼻咽喉科の診療所と病院の違いを見ていきましょう。

●診療所

診療所（クリニックや医院も含む）とは、入院用のベッドがまったくない、もしくは19床以下の医療施設です。一般的な診療所では、アレルギー性鼻炎、風邪、中耳炎といった外来で治療できる疾患を診療します。入院・手術が必要な患者さんが来院した場合や、より詳しい検査が必要な場合には、大きな病院を紹介するという役割もあります。

診療所は気軽に相談できる、かかりつけの医療機関の役割を果たします。ですから、定期的に薬を処方されたり、鼻の処置やネブライザー治療を行ったりするのに向いています。

診療所は小規模で、かかりつけ医として多くの外来患者を診るので、一人の診療時間は短くなります。ですから、確認したいことがあれば、前もってアレルギー性鼻炎についての質問をメモにまとめておいたほうがいいでしょう。

では、診療所でどのようなアレルギー性鼻炎の診療を行っているか見てみましょう。

検査では、鼻汁好酸球検査や抗体を調べる検査（特異的ＩｇＥ検査）を行うことができます。Ｘ線を置いている診療所は多いですが、ＣＴがある診療所は多くありません。

薬での治療はどうかというと、診療所は病院とまったく同じ種類の薬を処方することができます。

病院で診療していると、「せっかく病院に来たので、診療所でもらっている薬より効くものがほしい」と求められることがあります。しかし、診療所と病院で、処方できる薬に違いはありません。

ただし、診療所が処方する薬は30日分くらいまで。定期的な処方のためには１カ月に１回の通院が必要です。

ネブライザー治療なら、診療所のほうがいいでしょう。なぜなら、ネブライザー（霧状の吸入薬を鼻から入れる装置）を置いていない病院も多いからです。

診療所では、レーザー手術（１２２ページ参照）を行っていることはあっても、そのほかの手術は行っていないことが多いです。しかし最近は、都市部では、鼻の手術を行う診療所が増えています。内視鏡の普及によって、鼻の中だけを細かく治療することができるようになったためです。

診療所での手術に不安を感じる人もいるかもしれません。しかし診療所で手術を行う医師は、たいてい勤務医時代に鼻の手術を多く行っているので、上手な医師が多いです。

アレルギー性鼻炎の手術は、出血などの合併症が少ないので、日帰り手術を希望する場合は、診療所での手術もいいでしょう。

診療所の医師はかかりつけ医になります。長い付き合いになるわけですから、相性がよく、話しやすい医師を選ぶのがよいと思います。

診療所と病院の違いは?

耳鼻咽喉科は頭の中と目以外の、
首から上の部分をすべて診る診療科

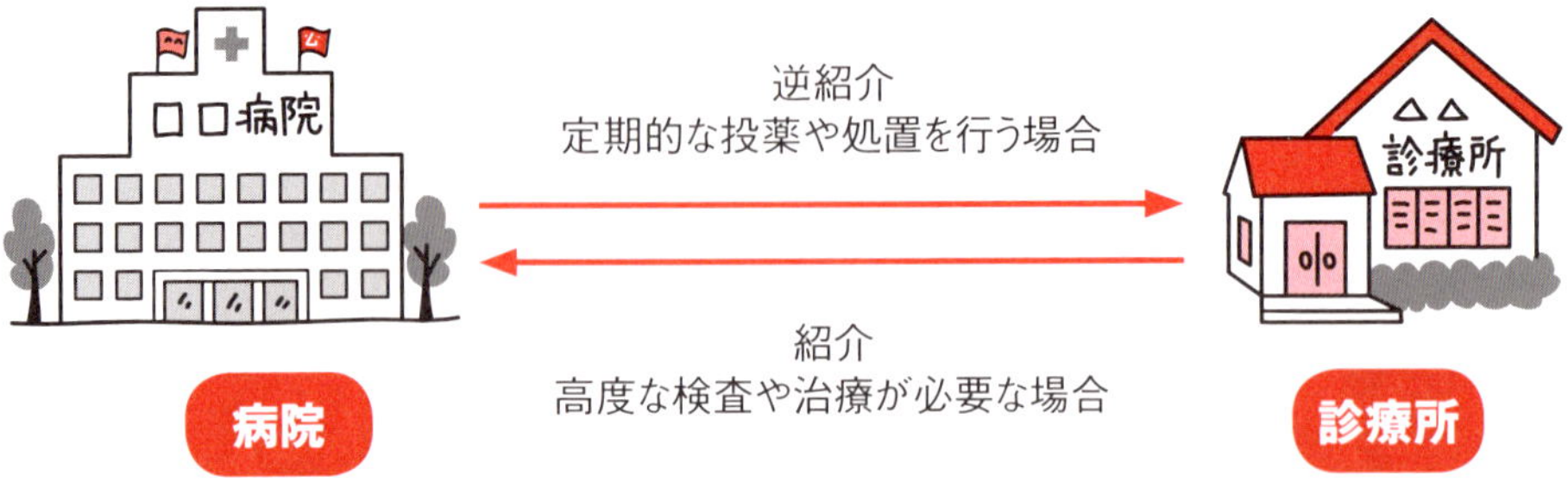

病院

入院加療や手術を行う。耳、鼻、のど、首といったさまざまな器官の手術を行う。顔面神経麻痺、めまいなどの疾患も耳鼻咽喉科の守備範囲。

診療所

耳、鼻、のどを診るかかりつけ医の役割をする。風邪やアレルギー性鼻炎の治療、鼻汁の吸引や耳垢の除去など、定期的な処置も行う。

たいていの診療所にはホームページがあります。雰囲気をつかむために確認しておくとよいでしょう。

診療所でできない検査や手術は病院で受ける

●病院

鼻の病気で病院を受診するのはどんなときでしょうか。ちなみに、病院とは入院用ベッドが20床以上ある医療機関を指します。

一般的な診療所との違いは、CTなどの検査機器が揃っていることと、入院や手術加療を行っていることです。つまり病院の耳鼻科の役割は、手術や入院が必要な患者さんを中心に診療することです。

病院の耳鼻科を評価するときに、まず大事になるのがその規模です。耳鼻科の規模は、耳鼻咽喉科医の人数である程度分かります。

・耳鼻科の医師が、週何回かアルバイトで診察している

病院がアルバイトの医師を雇っている理由は二つあります。一つは、ほかの病気で来院した患者さんが、耳鼻科の受診を希望したときに対応するため。

二つめは、ほかの病気で入院している患者さんが、耳鼻科の病気にかかったときに診察するためです。

アルバイトで診療しているだけですから、手術をしたり、耳鼻科の入院患者を診療したりすることはありません。つまり、耳鼻科医師がアルバイトの場合は、診療所とほとんど変わりません。

もし、診療所以上の検査や治療を求めるなら、病院のホームページを調べて、耳鼻科医師が常勤なのかアルバイトなのかを確認しましょう。

・耳鼻科医師が常勤で1〜2人

常勤医が1〜2人程度の小規模の耳鼻科では、比較的小さな手術まで行っています。

耳、鼻、扁桃腺の摘出、首の腫瘍の摘出まで行っていることが多いです。ただし、常勤医の得意分野が大きく反映されるので、すべての病院が同じような診療を行っているわけではありません。

・耳鼻咽喉科医師が3人以上

常勤医が3人以上いるのは、大学病院や都道府県の中核病院が多く、小規模な病院で行う手術に加えて、悪性腫瘍の治療も行うことが多いです。

耳鼻科の悪性腫瘍だけを専門に診療する病院もあります。このような病院は一般的な耳鼻科診療を行っていないので、「耳鼻咽喉科」ではなく「頭頸部外科」と診療科名をあげています。

医療機器の充実している大きな医療機関は、どうしても患者さんが集中します。そうなると病院が本来診るべき患者さんを診療できなくなってしまいます。そこで、各医療機関は役割分担をして、効率のよい医療を目指しています。

重症の患者さんに集中するため、紹介状がないと大きな病院を受診できないこともありますし、軽い病気は診療所で治療を受けるよう、逆に大きい病院が紹介状を書くこともあります。

まとめ

❶日本では、だれもが安く、耳鼻咽喉科の専門医の診察が受けられる。
❷診療所はかかりつけ医として、日常的な薬の処方や治療に活用する。
❸病院の耳鼻咽喉科は、高度な検査や手術を受けるときに活用する。

よい医療機関の選び方②

鼻の治療に力を入れている病院の探し方

病院のホームページをしっかりチェックしよう

鼻の治療に力を入れている病院は、どのように調べたらいいでしょうか。

病院の耳鼻科のホームページでは、どんな治療を行っているか、きちんと説明されていないことが多くあります。しかし、次の二つのポイントをチェックすることである程度、その実力が分かります。

まず一つは、鼻の手術の件数です。薬での治療では、診療所も病院も違いはありません。ですから、鼻の治療に力を入れている病院は、自然と鼻の手術数が増えるのです。

・アレルギー性鼻炎の手術

下鼻甲介手術（粘膜下下鼻甲介骨切除術、内視鏡下鼻腔手術Ⅰ型〈下鼻甲介手術〉）

後鼻神経切断術（経鼻腔的翼突管神経切除術）

・慢性副鼻腔炎の手術　内視鏡下副鼻腔開放術

・鼻中隔弯曲症の手術　鼻中隔矯正術

これらの手術が多い病院は、鼻の治療に力を入れていると考えてよいでしょう。

下鼻甲介を処理する手術は、たいていがアレルギー性鼻炎の手術です。下鼻甲介の手術が多いということは、アレルギー性鼻炎の治療に力を入れている病院ということになります。後鼻神経切断術は鼻の機能を損なうという側面もあるので、あまり数多くは行われていません。

余談ですが、耳鼻科に限らずすべての手術件数は、その病院がどのような診療を行っているかの参考になります。

手術件数が少ない病院は、診療所とほぼ同じ診療内容になり、かかりつけ医として役割を果たしていることもあります。

手術件数が多い病院は、高度な診療に特化しようとするため、病院での治療が終われば診療所に戻ってもらうことが多くなります。

ただし、大きな病院では、鼻の手術件数が多くても気をつけないといけないことがあります。

それは、技術習得のために若手の医師が、難易度の高くない手術を行うということです。もちろん、ベテランの医師が付き添って指導するので、安全性に問題はありません。しかし、ベテラン医師と同じ内容の手術をすることは難しいです。

大きな病院に限っては、手術件数が多いからといって、術者がうまいかどうかははっきりしないということです。

ホームページから鼻の治療に力を入れているかどうかを見分けるもう一つのチェックポイントは、専門外来を設けているかどうかです。専門外来を設けるのは、時間をかけて診察するためです。

「鼻専門外来」や「アレルギー性鼻炎外来」といった名前の「専門外来」があれば、きっちりとした診療をしてくれる可能性が高くなります。

まとめ

❶鼻の手術件数の多い病院は、鼻の治療に力を入れている。
❷耳鼻科の専門外来のある病院は、鼻の治療に力を入れている。
❸大病院の手術件数は、若手医師の技術習得のための手術の可能性もある。

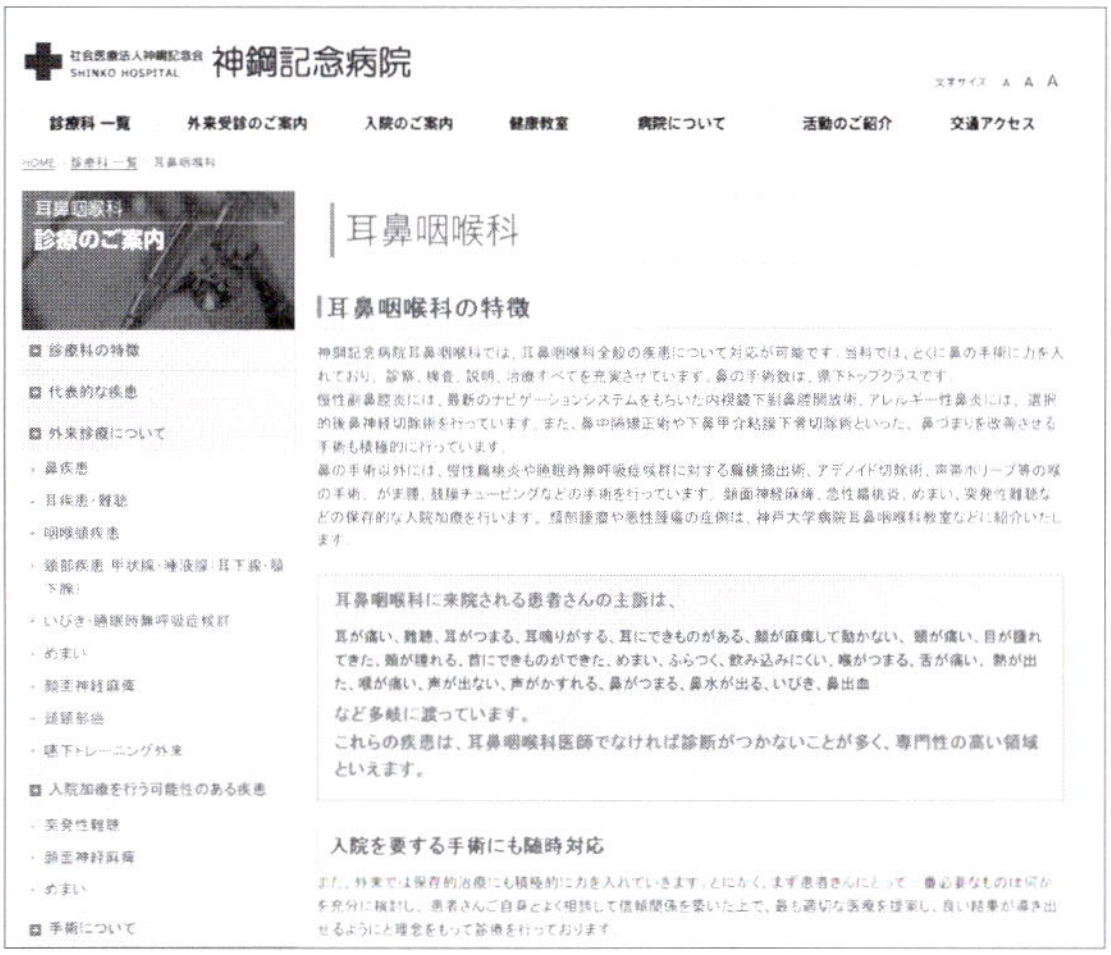
SHINKO HOSPITAL
神鋼記念病院
文字サイズ A A A
診療科一覧
外来受診のご案内
入院のご案内
健康教室
病院について
活動のご紹介
交通アクセス
耳鼻咽喉科
診療のご案内
耳鼻咽喉科
耳鼻咽喉科の特徴
診療科の特徴
代表的な疾患
外来診療について
入院加療を行う可能性のある疾患
手術について
耳鼻咽喉科に来院される患者さんの主訴は、
耳が痛い、難聴、耳がつまる、耳鳴りがする、耳にできものがある、顔が麻痺して動かない、頭が痛い、目が腫れてきた、顔が腫れる、首にできものができた、めまい、ふらつく、飲み込みにくい、喉がつまる、舌が痛い、熱が出た、喉が痛い、声が出ない、声がかすれる、鼻がつまる、鼻水が出る、いびき、鼻出血
など多岐に渡っています。
これらの疾患は、耳鼻咽喉科医師でなければ診断がつかないことが多く、専門性の高い領域といえます。
入院を要する手術にも随時対応

https://www.shinkohosp.jp/shpdir/raiin/shinryo/jibiinkouka/index.html

病院のホームページには、手術の流れや手術法、また「診療実績」には、手術件数が開示されている。

よい医療機関の選び方③

免疫療法を受けられる医療機関の探し方

製薬会社のホームページもチェックしよう

免疫療法は、アレルギー体質を改善する治療です（103ページ参照）。

この治療を受ける場合は、長期間の通院が必要になるので、通院しやすい医療機関を選ぶことが大切です。

舌下免疫療法は、抗原が入った薬を口の中に毎日投与します。口の中がかゆくなるなどの軽い副作用が起こることがありますが、体全体に関わる重い副作用が起こることは少なく、安全性は高いです。

処方する薬の量を考えると、最低でも診療所には1カ月に1回、病院には3カ月に1回通院が必要です。

舌下免疫療法は、どの医療機関で受けられるのでしょうか？　実は、医療機関のホームページを見ても免疫療法をしているかどうかを書いていないことが多いのです。そこでチェックするのが、製薬会社のホームページです。

舌下免疫療法を行う医療機関は、製薬会社のホームページで確認できます。舌下免疫療法を行うためには、医師は講習を受けなくてはなりません。このため舌下免疫療法を行っている施設は登録制になっていて、その登録施設は製薬会社のホームページに掲載されているのです。

製薬会社のホームページは、次の二つです。

・鳥居薬品（シダトレン®〈スギ〉、ミティキュア®〈ダニ〉）

トリーさんのアレルゲン免疫療法ナビ

http://www.torii-alg.jp/

・シオノギ製薬（アシテア®〈ダニ〉）

ダニによるアレルギー性鼻炎に関する情報サイト

http://www.dani-allergy.jp/

シオノギ製薬
ダニによるアレルギー性鼻炎に関する情報サイト

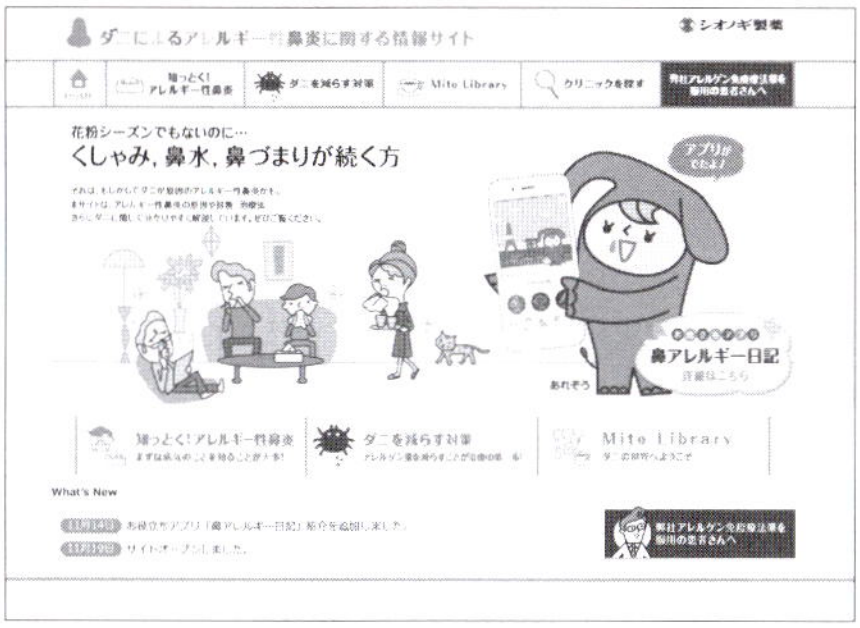

http://www.dani-allergy.jp/

鳥居薬品
トリーさんのアレルゲン免疫療法ナビ

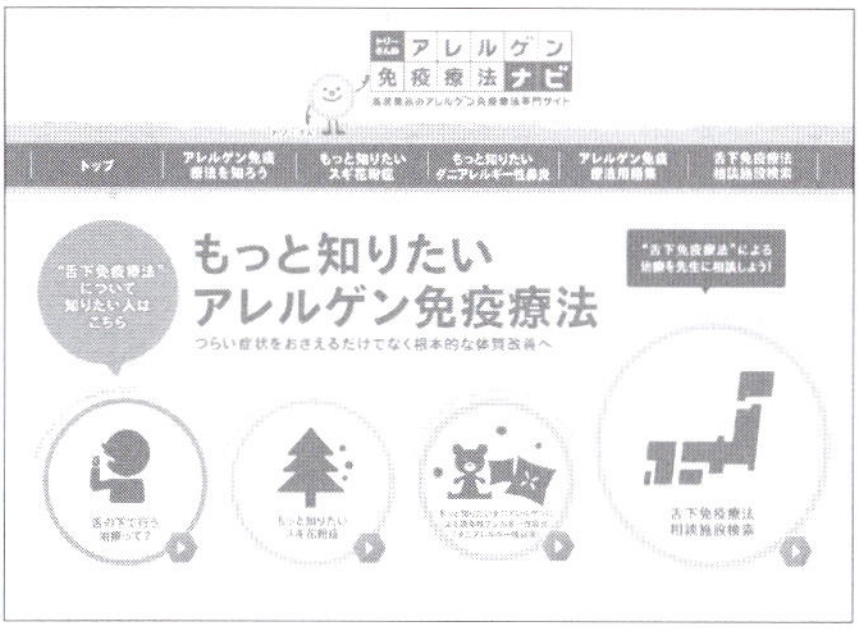

http://www.torii-alg.jp/

登録施設の数は多いので、あなたの住んでいる場所の近くで通院しやすいところを探してみましょう。一方、皮下免疫療法を行っている医療機関は多くありません。

この治療も通院回数が多くなりますから、できるだけ通院が楽な近くの医療機関を選びましょう。

急速減感作療法（109ページ参照）は入院が必要なために、行っている医療機関は極端に少ないです。皮下免疫療法を行いたい場合は、選んだ医療機関に電話をして、治療を行っているかどうかを確認してください。

まとめ

❶舌下免疫療法を行っている医療機関は、製薬会社のホームページで探す。
❷免疫療法は長い時間がかかるので、自宅から通院しやすい病院を選ぶ。

どんな医療機関で手術を受けるのがいい？

診療所と病院、両者の違いを理解しておこう

手術は、アレルギー性鼻炎の症状を抑える治療としてもっとも強力なものです。

アレルギー性鼻炎の手術は医療機関によって、少しずつ方法が違うのですが、どのような医療機関で受けるのがよいでしょうか。

まず、どのような方法で手術を行うかを医師にしっかり確認することが大切です。

質問するポイントは二つです。

一つは、手術するのが鼻の粘膜と神経のどちらなのかということです。

粘膜を焼灼したり、削り取ったりする場合は、鼻づまりを改善する効果が高いです。しかし、その効果が一時的であることもあります。

一方、鼻の神経を切断する場合は、鼻水を抑える効果が高く、その効果は長く続くことが多いです。

確認すべきもう一つは、手術する範囲です。

レーザー手術（１２２ページ参照）や下鼻甲介手術（１２４ページ参照）では、鼻の下鼻甲介の部分が手術範囲です。後鼻神経切断術（１２８ページ参照）は、鼻腔すべてが手術範囲となります。手術範囲の広いほうが、鼻水や鼻づまりを抑える効果が高いです。しかし、効果が高すぎると鼻の機能を弱くしてしまうという問題が起こる可能性もあり、注意が必要です。

自分が受けるべきなのはどんな手術なのか、医師とよく相談することが大切です。

では、手術はどの医療機関を選んで受ければいいでしょうか。診療所と病院、それぞれの違いを説明しておきましょう。

●診療所

アレルギー性鼻炎の手術は、ほとんど局所麻酔で

できるので、診療所でも十分に行えます。しかし、手術を行うためには設備が必要です。また、通常鼻の手術は一人で行うので、術者の技術がそのまま反映されます。

手術を行う診療所は少しずつ増えています。そのような診療所は、しっかりとしたホームページを作成しているので確認しましょう。その中で、手術内容や費用などを分かりやすく説明しているので、かなり参考になります。

診療所には入院施設がないことが多いので、日帰り手術が多いです。麻酔は、全身麻酔を行う施設もありますが、局所麻酔で行う施設が多いです。

できるだけ日数をかけずに手術をしたい場合は、診療所で手術を受けることをおすすめします。ただし、入院しなくても手術をしたことに変わりないので、術後に鼻はつまりますし、出血のリスクもあります。手術後２、３日はできるだけ体に負担をかけないよう、ゆっくりしたほうがいいです。

●病院

病院では、入院して手術することが多くなります。もちろん、術後にある程度の出血が起こるので、入院して手術するほうが安全といえます。

アレルギー性鼻炎の手術に加えて、副鼻腔や鼻中隔の手術を行う場合は病院で行ったほうがいいでしょう。病院には耳鼻科以外の診療科もありますから、循環器系に異常があるとか、生活習慣病があるなど、ほかの診療科での管理が必要な場合は、病院での手術をおすすめします。

●費用

手術はすごく費用がかかるのではと、手術を受けることに二の足を踏んでいる人もいるかもしれません。しかし、治療費に「高額療養費制度」が適用されるため、驚くほど高額にはなりません（１９０ページ参照）。

まとめ

❶診療所では日帰り手術が多く、時間のない人にはおすすめ。
❷病院での手術はほかの鼻の手術と併せて行う場合や、ほかの診療科の管理が必要な人などにおすすめ。
❸費用は高額療養費制度が適用され、どんなに高額でも一カ月の支払い上限は決まっている。

病院で言いたいこと・聞きたいこと①

医師に必ず確認すべきこと、伝えるべきこと

自分は本当にアレルギー性鼻炎なのか確認を

耳鼻科に限らず、日本の多くの医療機関は診察時間が短いです。すると、何となく診療が終わってしまったなんてこともよくあります。

たとえ診察時間が短くても、絶対確認しておかなくてはならないことがあります。

それは「あなたの病気は何なのか」です。

これが決まらないと、どのように治療するかが見えてきません。あなたはそもそもアレルギー性鼻炎なのでしょうか?

診察をしていると、「ほかの医療機関で薬を処方してもらっているけれど、アレルギー性鼻炎の検査はしていない」という患者さんがよくいます。

鼻水・鼻づまりが起こる病気には、アレルギー性鼻炎以外にも慢性副鼻腔炎、急性鼻炎、血管運動性鼻炎などいろいろあります。

アレルギー性鼻炎の代表的な薬である抗ヒスタミン薬は鼻水・鼻づまりを抑えるので、どの病気にも効果があります。だから、この薬は市販の風邪薬にも配合されています。

患者さんの立場から考えると、「アレルギー性鼻炎の薬を使って症状が改善しているのだから、自分はアレルギー性鼻炎なのだろう」と思うのは無理もありません。でも、薬を使って鼻水や鼻づまりが改善したからといって、アレルギー性鼻炎とは限らないわけです。

ですから、大切なのは検査でアレルギー性鼻炎かどうかを確認することなのです。

また、アレルギー性鼻炎以外の病気にかかっていることも考えておきましょう。症状が改善するのでなんとなく薬を使い続けていたけれど、実はほかの病気でした、ということはよくあります。

薬をずっと使っていてもすっきりしないときは、慢性副鼻腔炎や鼻中隔弯曲症といった病気も疑い、調べるようにしましょう。

そして、しっかりとした検査を希望するのであれば、それを医師に伝えるようにしましょう。

「絶対に治したい」本気度を医師に示す

私が外来をしていると「この患者さんはどこまで求めているのかな?」と迷うことがあります。患者さんによってどこまで検査をして、どこまでの治療法を示したらいいか迷うのです。

なぜそんなことを考えるかというと、診療への本気度が患者さんによってかなり違うからです。われわれ医師は、アレルギー性鼻炎をどこまで診療するか、患者さんの様子で決めている部分もあります。

「様子によって違うの?」と思うかもしれません。けれども、アレルギー性鼻炎で受診する場合、考え方が人によってかなり違うのです。

患者さんの中には、細かいことはどうでもいいから、医師におまかせで診察を受ける人も多くいます。このような患者さんは、ちゃんとした検査や説明を求めません。そんなことはややこしいので嫌がられます。そういう患者さんには、副作用の少ない、使い方に説明をあまり要さない薬を処方します。

もちろん、この本を読んでいるような本気の人はきっちり検査をして、さまざまな治療法を説明するのですが……。

本気度が高い人とそうでもない人との間には、かなり温度差があります。ですから、前にも述べましたが、医師に自分の本気度を見せないと良質な診療を受けにくくなるのです。

特に診療所では、症状だけをなんとなく治したいと希望する患者さんが多いので、しっかり自分の要望を伝えないと、きちんとした検査をしてくれないこともあるのです。

まとめ

❶抗ヒスタミン薬などで症状が治まったからといって、アレルギー性鼻炎とは限らない。

❷患者さんがどこまで本気になっているか、医師は探りながら診察している。

薬選びの希望ははっきり言おう

医師は患者さんの気持ちを聞かせてほしい

医療機関で行う治療には、「薬物療法」「免疫療法」「手術療法」があります。重症度や費用などを考えて、この中から治療法を決めていくことになります。これらの治療はどれか一つだけではなく、組み合わせることもできます。人によってはおすすめできないものもあるので、医師と相談して納得のいく治療を受けるようにしましょう。

治療を決める段階では、あなたの希望をはっきりと伝えることが大切です。

医師は治療法を提示しますが、それにはさまざまな方法があるので、唯一の答えがあるわけではないのです。

薬物治療を望むのであれば、薬を多く使ってしっかり症状を抑えたいのか、最小限の薬で症状をやわらげたいのかをはっきりさせておくといいでしょう。

アレルギー性鼻炎の薬は、それぞれに症状を抑える効果があります。ですから、薬をいろいろ処方したほうが症状は治まりやすくなります。かといって薬が多くなりすぎても副作用が心配です。

医師は問診や検査で、どれくらいの薬を処方すべきか推測できるのですが、患者さんが納得するかどうかまでは踏み込めません。

薬を多く使ってもしっかり症状を抑えたいと考える人は、処方される薬が少なくて効果があまり現れなかったら、「あの先生が処方した薬はあまり効果がなかった」となります。

逆に、最小限の薬で症状を抑えたいと考える人は、たくさんの薬が処方されると「薬が多くて、体が心配」となります。

医師は、症状や鼻の状態に加えて、話している患者さんの雰囲気でどれくらい薬の処方をするかを探ります。診察では「先生におまかせします」とよく言われるのですが、患者さんには希望があれば伝えていただけるとありがたいと思っています。

スムーズな処方のための決まり文句を102ページでお伝えしましたが、いくら希望しても、その薬の副作用が心配されたり、ほかの薬との飲み合わせに問題があったりすれば処方されません。

その場合は医師に従い、処方された薬を使うようにしてください。

薬が効かなかったときはどうするか

医師は当然、患者さんにとって最善の組み合わせで薬を処方したいと考えています。しかし、患者さんの期待に沿えないこともあります。

医師は「薬は最小限で効果があるものを」と考えています。しかし、薬の効き方には個人差があるので、期待どおりの効果が現れるわけではありません。ですから、どのような効果が現れるかを試しながら、もっともよい薬の組み合わせは何なのかを探っていくのです。

最初の診療での処方では、うまくいかないこともよくあります。患者さんに合う薬の組み合わせを見つけるために、少なくとも2～3回は薬を変えることがあると考えておくといいでしょう。

薬の効果が十分でなかった場合は、次の診察で効果がどうだったかを説明しましょう。すると医師は、薬を追加したり、変更したりします。

薬の効果がうまく現れないからといってすぐに医療機関を変えてしまうと、また検査をやり直すことになって効率が悪いです。

薬の数が増えると、明らかな副作用がなくても体への負担は増しますし、費用もかかります。薬を減らしたいと感じたときは、「十分効果が現れているので、薬を少なくしてほしい」と素直に言ってみるのがいいでしょう。

言いにくければ「薬を飲みすぎるとお腹の調子が悪くなる」などと婉曲に表現してもいいですね。

まとめ

❶薬の処方について、患者が希望をはっきりと伝えることは大切。

❷自分に合う薬の組み合わせを見つけるために、2～3回薬を変えることもある。

聞きにくい質問に答えます

ここでは、かかりつけの医師などに聞きにくい質問を、私が代わってお答えしましょう。

Q　大きな病院に行きたいので、紹介状を書いてほしいときはどうするのがいい？

A　いまは、ほかの医療機関を紹介することへのハードルは高くありません。「紹介状を頼む＝医師を信用していない」ではないので、気軽にかかりつけ医に相談してかまいません。かかりつけ医に適切な医療機関を紹介してもらってもいいし、口コミやインターネットで調べた病院への紹介もしてくれます。

紹介状を書く場合は、「なぜ、大きな病院を受診するのか？」という理由が大事です。

大きな病院を紹介する理由は、

・CTや生検（鼻腔のポリープや腫瘤を採取して顕微鏡で調べる検査）といった詳しい検査を要する場合

・手術治療など、特別な治療を要する場合

つまり、診療所では対応しきれない状況のときです。ですから「副鼻腔をCTでちゃんと調べたい」「鼻の手術について一度相談してみたい」などと言うと、大きな病院に紹介される可能性が高くなります。

逆に、アレルギー性鼻炎の薬物治療をするために病院に紹介するようなことはありません。薬物治療は診療所でも病院でもほとんど変わらないからです。

また、必ずしも大きな病院が診療所よりもよい治療をしてくれるわけではありません。大きな病院では、鼻水を吸い取る処置を定期的に行いませんし、ネブライザーがないことも多いです。

必要性に関係なく患者さんが大きな病院の受診を強く希望すれば、診療所の医師は紹介状を書きますが、それは医師との信頼関係を崩しやすいし、大きな病院を受診しても「診療所の通院で十分」と判断されてすぐに診療所に戻ることになりかねません。
費用は上乗せされるものの、紹介状を持たずに大きな病院を受診するのも一つの方法です。

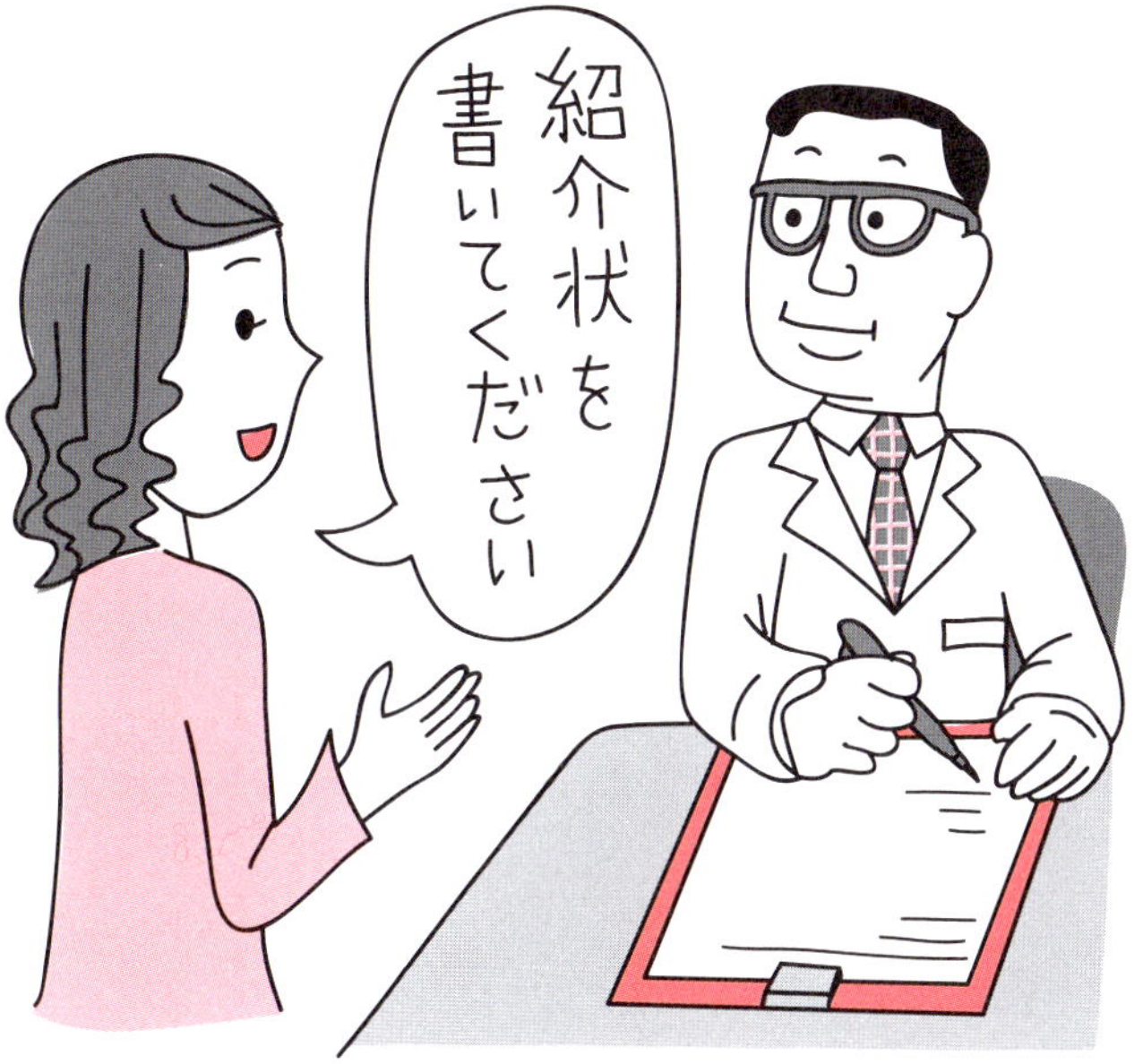

Q 医療機関を変えたほうがいいのはどんなとき？

A 診断がはっきりしないまま同じ治療が続き、症状も改善しない場合は、医療機関を変えることを考えてもいいでしょう。

症状が改善しないときは、まず診断と治療法を確認しましょう。

確認することは「そもそもアレルギー性鼻炎なのか」と「アレルギー性鼻炎以外の病気を合併していないか」です。

ＣＴ、特異的ＩｇＥ検査（採血検査）、鼻汁好酸球検査といった検査を行っていない場合は、検査をして診断を確定させることです。診断が確定すれば、治療は限られてきます。

治療の効果は患者さんによって異なるので、1〜2回うまくいかなくてもすぐに医療機関を変えるのはおすすめしません。安易にいろいろな医療機関を回ると、同じ検査をくり返して無駄な医療費がかかることになります。

検査を行っても診断がはっきりしない場合は、治療が難しくなります。こうなるといろいろな医療機関を回る患者さんが多いのですが、検査はどこも同じで、治療法は対症療法しかありません。このような場合は、「いろいろな薬を試してみる」「加湿をしたり、温かい濡れタオルを乗せたりして鼻の環境を整える」といった方法をとるしかありません。

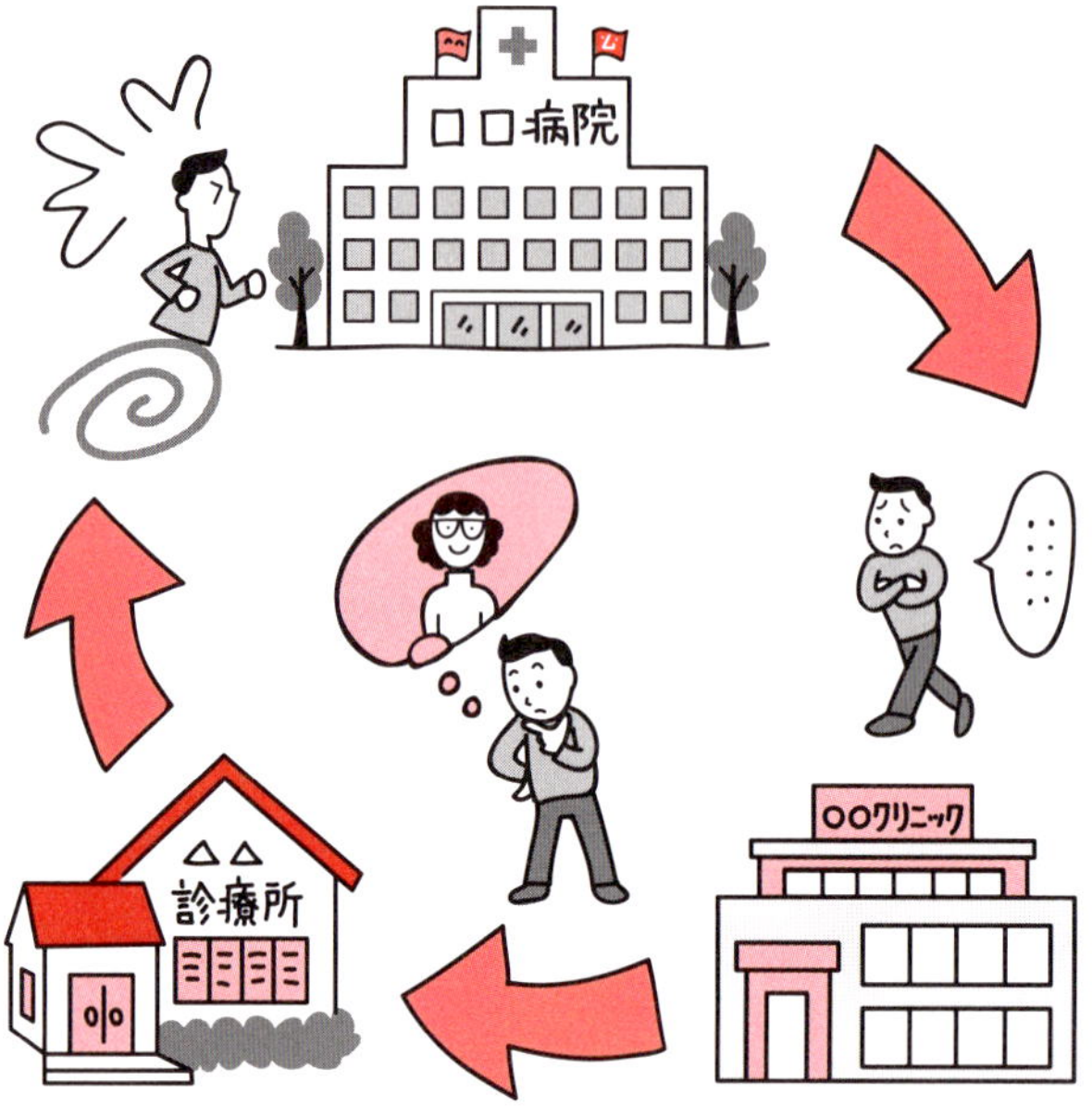

Q かかりつけ医をどう見つけたらいい？

A アレルギー性鼻炎をコントロールするには、信頼できるかかりつけ医を見つけることが重要です。

どのような医師をかかりつけ医にすればよいでしょう？

かかりつけ医は、気軽に話しやすい診療所の医師がいいでしょう。アレルギー性鼻炎の治療は、患者さんとの相談で決まるところがあるので、気楽に話せる医師のほうがいいのです。コミュニケーションには相性も大切ですから。

「説明している意味が分からない」「どうしてその治療をしているかが分からない」というような医師は、当然ですがよくありません。

現在、医療機関の役割分担が進んでいるため、大きな病院の医師をかかりつけ医にすることはほとんど不可能になっています。また、大きな病院の医師は転勤でコロコロ変わることが多いので、ずっとかかりつけ医でいてくれる可能性は低いです。

Q 鼻の手術に保険は適用されるの？

A 鼻を高くする美容整形と違い、耳鼻科の鼻の手術には公的医療保険が適用されます。日本は国民皆保険制度なので、３割負担で手術を受けることができます。医療費が高額になると、「高額療養費制度」も適用されます（１９０ページ）。

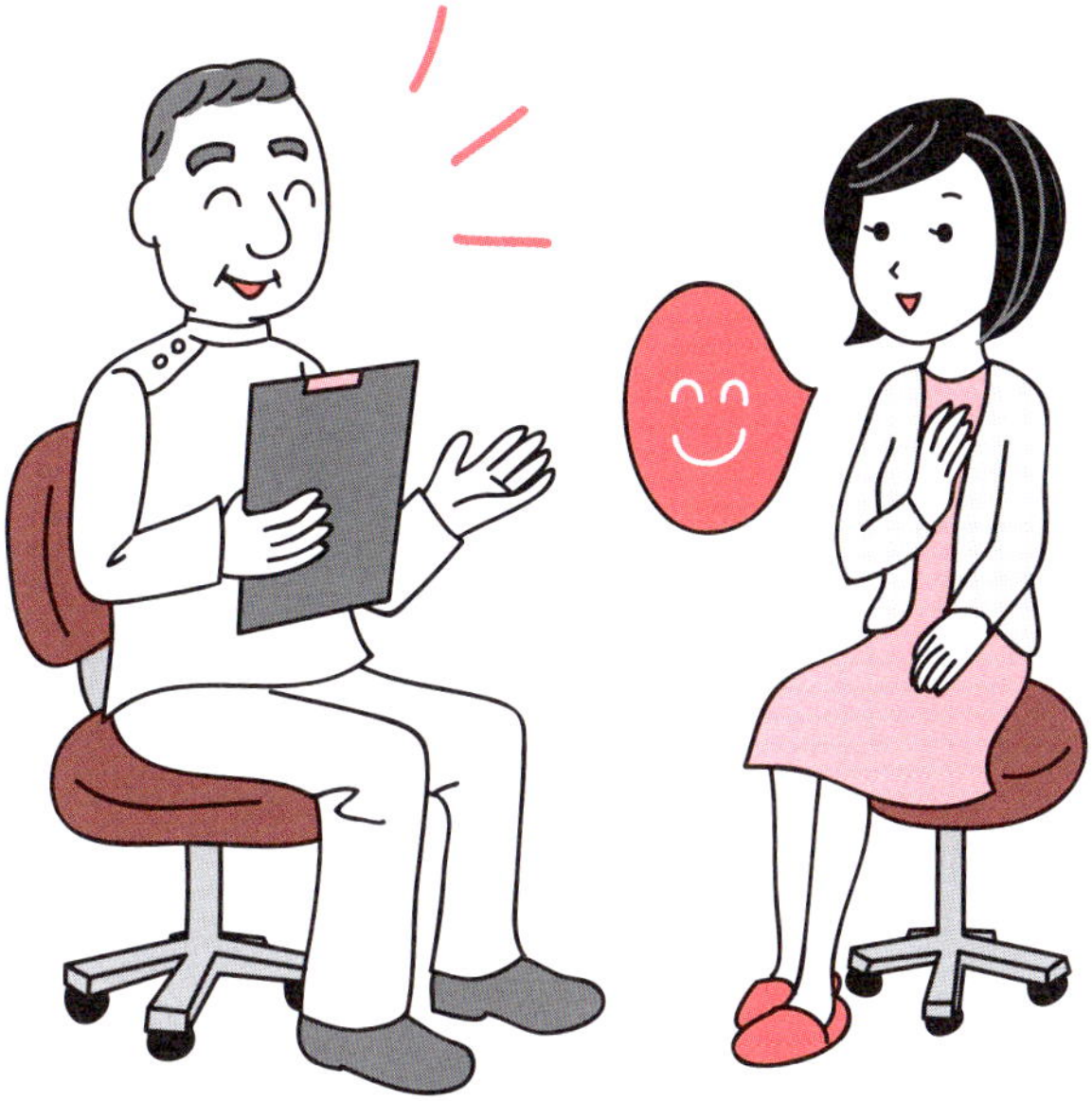

公的医療保険が適用される診療報酬は点数化されており、その点数で料金が決まるしくみになっています。手術の種類によってK-○○○というコードがついており、このコードごとに点数が決まっています（1点＝10円）。これを「Kコード」といいます。

任意で加入している保険では、手術の種類によって適用される場合と適用されない場合があります。つまり、どの手術を行うかによって保険金が支払われるかどうかが決まります。

どの手術が適用になるかは保険会社が決めています。自分が受ける手術のKコードを医師に確認し、保険適用かどうかを保険会社に確認してください。

まとめ

❶検査や手術など、理由がはっきりしている場合は、紹介は比較的簡単。
❷むやみに医療機関を変えるのは、時間と費用の無駄。
❸かかりつけ医は、相性のいい診療所の医師が適任。

高額療養費制度とは

「高額療養費制度」は、医療機関や調剤薬局にかかり自己負担額が高額になった場合に、患者さんの支払額を軽くするための制度です。

ポイントは以下の4点。覚えておきましょう。

①収入が少ないほうが有利

所得に応じて本人が支払う医療費の上限が定められています。収入が少ないほうが、支払額が少なくなるように上限が決められているのです。

②自己負担限度額の計算は「暦月ごと」

月をまたいで入院すると、その月ごとに上限が設定されるので、支払額が高くなります。つまり、1月から2月にまたいで入院するより、1月中だけの入院のほうが、支払額が少なくなることが多いのです。

③手続きのしかたは2通り

あらかじめ高額医療が予想されるときは、事前に医療保険から「限度額適用認定証」を発行してもらい、それを窓口で提示する方法がおすすめです。

会社員なら会社の総務課や健康保険組合などに問い合わせ、自営業（国民健康保険）ならインターネットのホームページからダウンロードをしましょう。

入院時に「限度額適用認定証」を病院に提出しなかった場合は、いったん3割負担分を支払っておき、差額を後で返してもらうことになります。

④年齢でも自己負担限度額が異なる

自己負担限度額の計算は、70歳未満の人と70歳以上の人とでは方法が変わります。左記の表を参考にしてください。

年齢・所得による自己負担限度額の金額一覧（平成27年1月診療分から）

70歳未満の場合

所得区分（標準報酬月額※）	1カ月の負担の上限額
83万円以上の方など	25万2600円+（医療費－84万2000円）×1%
53万円～83万円未満	16万7400円+（医療費－55万8000円）×1%
28万円～53万円未満	8万100円+（医療費－26万7000円）×1%
28万円未満	5万7600円
低所得者（住民税非課税の方）	3万5400円

※給与額を基にして、健康保険で定めた区分に当てはめたもので、保険料や給付の際に使用するものです。

70歳以上の場合

所得区分		1カ月の負担の上限額	
		外来（個人ごと）	世帯合算（入院含む）
現役並み所得者 （月収28万円以上などの窓口負担3割の方）		4万4400円	8万100円+（医療費－26万7000円）×1%
一般		1万2000円	4万4400円
低所得者 （住民税非課税の方）	Ⅱ（Ⅰ以外の方）	8000円	2万4600円
	Ⅰ（総所得金額がゼロの方）		1万5000円

たとえば、128ページの「後鼻神経切断術」（K344）の手術費用の一例を見てみましょう。

手術費　　　53万600円
麻酔費　　　7万8000円
検査費　　　6000円
入院管理費　13万6000円
すべてを加えて　75万600円

3割負担で、22万5180円になります。

所得区分が上の表の「標準報酬月額28万円～53万円未満」に当たるとすると、

8万100円＋（75万600円－26万7000円）×1%=8万4936円

となり、最終的な自己負担額は、**8万4936円**になります。

つまり、上限を超えた分は、1%しか負担しないので、費用が高い診療を受けても支払額はそれほど高くならないわけです。

（費用には、食費が加算されます。また、個室を利用する場合は、個室代が別に必要です。）

【著者紹介】

●浦長瀬 昌宏（うらながせ・あつひろ）

医師・医学博士・耳鼻咽喉科専門医。

神鋼記念病院耳鼻咽喉科科長。

1972年生まれ、大阪市出身。神戸大学医学部卒業、神戸大学大学院医学研究科耳鼻咽喉科頭頸部外科学分野修了。神鋼記念病院耳鼻咽喉科で鼻治療と嚥下障害の予防を中心に耳鼻咽喉科の診療や臨床研究を行いながら、執筆、講演活動も多数こなしている。近著に『健康長寿は「飲みこみ力」で決まる!』（メイツ出版、2015年）。

Email: uranagasejibi@gmail.com

●参考資料
鼻アレルギー診療ガイドライン作成委員会編
『鼻アレルギー診療ガイドライン（2016年版）—通年性鼻炎と花粉症—』
ライフ・サイエンス

通院《つういん》してもちっとも治《なお》らない
アレルギー性鼻炎《せいびえん》を本気《ほんき》で治《なお》す!
——最新治療《さいしんちりょう》から費用《ひよう》・期間《きかん》までスッキリ分《わ》かる

2017年3月31日　初版発行

著　　者　浦長瀬 昌宏
発 行 者　松永　努
発 行 所　株式会社時事通信出版局
発　　売　株式会社時事通信社
〒104-8178　東京都中央区銀座5-15-8
電話03(5565)2155　http://book.jiji.com

STAFF
◆Editor　島上 絹子（スタジオパラム）、三浦 靖史
◆Designer　清水 信次
◆Illustrator　まえだゆかり、手塚 由紀
◆Director　舟川 修一（時事通信出版局）
◆Special thanks　神鋼記念病院

印刷／製本　藤原印刷株式会社

ISBN978-4-7887-1513-4　C0077　Printed in Japan